癫痫的中西医诊疗常规

主编　隋立森　杜宝新　陈子怡　黄　燕

U0272876

科学出版社

北　京

内 容 简 介

全书既系统总结整理了癫痫的中西医病因病机、诊疗常规、诊疗现状等基本知识，又收集归纳了现代医学诊疗的新理论、新技术、新成果，以及传统医学的近、现代名家之先进经验与创新思维，具有较高的可读性及指导意义。

本书不仅可作为癫痫病友深入认识该病的科普工具，也可作为基层神经科临床工作者的实践参考书籍，同时也能为癫痫专科从业者，特别是致力于癫痫中西医结合诊治研究的同行提供一定的循证医学证据。

图书在版编目（CIP）数据

癫痫的中西医诊疗常规 / 隋立森等主编. —北京：科学出版社，2022.3
ISBN 978-7-03-071652-1

Ⅰ.①癫… Ⅱ.①隋… Ⅲ.①癫痫–中西医结合疗法 Ⅳ.①R742.105

中国版本图书馆 CIP 数据核字（2022）第 031509 号

责任编辑：鲍 燕 李 媛 ／ 责任校对：申晓焕
责任印制：苏铁锁 ／ 封面设计：陈 敬

科 学 出 版 社 出版
北京东黄城根北街 16 号
邮政编码：100717
http://www.sciencep.com

北京凌奇印刷有限责任公司 印刷
科学出版社发行　各地新华书店经销
*
2022 年 3 月第 一 版　开本：787×1092　1/16
2022 年 3 月第一次印刷　印张：16 1/2
字数：392 000
POD定价：98.00元
（如有印装质量问题，我社负责调换）

编委会名单

刘　序

中国目前有超过一千万的癫痫患者。癫痫的诊断与治疗，是非常复杂而又烦琐的一门学问，它需要掌握精细的功能解剖、丰富多样的电-临床表现、个体化差异的治疗方法。癫痫诊疗的复杂吸引着一批又一批青年医生深入到这个专业，为之辛勤探索。虽然科学技术进步迅速，癫痫的检查和治疗手段有了很多新的进展，但仍有约30%的癫痫患者无法通过药物控制癫痫的发作，对个人的健康和生活、家庭及社会的发展，均造成很大危害和影响。耐药性癫痫的治疗，是现代医学的难题。实践及临床试验均表明，中西医结合治疗癫痫效果更显著，不良反应更少，耐药的发生率更低。但癫痫的中西医结合诊疗，目前仍存在着缺乏统一的规范和流程、缺乏有力的循证医学证据等问题。寻找有效、安全的中西医结合治疗方法是当前治疗本病的研究热点。

近年来，广东省中医院脑病中心（癫痫中心）经过老、中、青三代人的努力，勇于继承和创新，把西医学的认识和传统中医理论结合，积极寻找精准评估和个体化治疗癫痫的新路径、新方法。他们在拥有高新的现代医学评估手段及外科治疗手段的同时，不满足于现状，充分发掘中医药宝库，寻找中西医结合治疗的切入点，初步形成了系统的理论。该书就是他们中西医结合治疗癫痫的成果总结。全书包括癫痫的中西医诊疗现状、病因及发病机制、诊疗常规及诊断技术、西医治疗法则及用药规律、癫痫持续状态的中西医治疗思路、难治性癫痫的外科治疗及术前评估、中医治疗的难点探讨及经验体会等模块，旨在为临床医生提供规范的、有效的循证医学证据以指导临床实践，进一步促进癫痫专科中西医临床技能与理论的提高，促进中西医结合癫痫专科的学科建设。

该书既全面系统总结、整理了癫痫的中医、西医及中西医结合的概述、诊疗常规等基础知识，又收集、归纳了现代医学诊疗的新理论、新技术、新疗法、新成果，以及传统医学的近、现代中医名家之先进经验与创新思维。务求达到理论联系实际，实事求是，是一套能指导临床实践、提高中西医的癫痫诊疗水平、内容丰富而又新颖的著作。该书的编写，体现了他们善于吸收古人和当代的先进成果、不断进取的精神，中医事业的发展正需要这种精神。作为一名从医50多年的医生，有幸看到中青年医生在中西医结合方面做的努力，很高兴。希望读者抱着"不管中医、西医，治好疾病就是好医生"的宽容态度，阅读该书，相信大家会有所收获。

全国名中医、广东省名中医

中华中医药学会脑病专业委员会终身主任委员

广东省中医药学会脑病专业委员会名誉主任委员　刘茂才

广州中医药大学教授

2021 年 6 月 30 日于广州

周　序

　　癫痫作为一种常见的神经系统疾病,至今仍未被人类完全攻克。癫痫发作不仅影响个人及家庭的生活质量、威胁人身财产安全,也对健康中国普及和提升造成不良影响。为了寻求更好的治疗方法,近 2 个世纪以来,神经内、外科及中西医学医生,神经科学学者,以及药物研发机构努力探索、研究、实践,取得了长足的进步,为全面提升癫痫的规范诊疗提供了可靠的依据。

　　癫痫是什么?为什么患病了?面对这样一组病因和临床表型异质的疾病我们该如何决策?这是癫痫患者和医生共同面临的问题。想要解决这一重大难题,首先要对它有所了解,致知在格物,物格而后知至。《癫痫的中西医诊疗常规》开篇即点明此病发作的病因及影响因素,让读者对癫痫有一个追根溯源的了解。随后循序渐进阐述应对癫痫的策略:由浅入深、由点及面,涉及其诊断和治疗、内科和外科、神经影像和电生理及心理、西医和中医、医疗和护理等多个领域,并综述最新的研究进展,归纳出适用临床的指导方案,可作为医疗工作者的实践参考书籍,也可成为癫痫病友深入认识本病的科普工具。

　　近年来,美国、欧盟、日本、澳大利亚、韩国、加拿大先后启动脑科学研究,经过多年的筹划,中国脑计划也于"十三五"期间正式启动。秉承"一体两翼"的核心,"十四五"规划中,国家将进一步加强脑认知原理解析、脑介观神经联接图谱绘制、脑重大疾病机制与干预研究等脑科学研究,癫痫也有望获得更深入的探索。在"坚持中西医并重,大力发展中医药事业"的规划指导下,《癫痫的中西医诊疗常规》填补了国内这一领域的空白,为现代中西医结合治疗癫痫做出了贡献。同时,借此书出版,希望同行有志之士本着"敬佑生命、敬重职业"的职业素养不断刻苦学习、努力工作,为癫痫患者奉献福音,为推动癫痫领域医教研的全面发展做出贡献。

中国抗癫痫协会副会长

广东省抗癫痫协会会长　　周列民

中山一院神经科教授、中山七院神经医学中心主任

2021 年 8 月 23 日于深圳

目 录

第一章 癫痫的西医诊疗现状

国际抗癫痫联盟（ILAE）在 2005 年提出了癫痫的概念性定义：癫痫是一种以具有持久的致痫倾向和相应的神经生物、认知、社会心理等各方面后果为特征的脑部疾病。这一定义强调了持久的致痫倾向，反复发作的易感性，以及神经、精神方面的并发症，现在仍被众多学者普遍引用。随着医学的发展，对癫痫定义的争论持续且激烈，正因为癫痫的复杂性、多样性及与脑功能密切的相关性，在过去几十年里，国内外癫痫学界从遗传学研究、药物研究和癫痫外科等各种角度去剖析癫痫，剖析人类的大脑，以期望达到控制癫痫发作的目的，并且取得了很多的成果。本章将描述近期癫痫的研究成果。

一、流行病学及疾病负担

癫痫是全球性健康问题，共 5000 万～7000 万患者，占全球疾病负担的 0.75%。全球每年的发病率和患病率分别为 50/100 000 和 700/100 000。估计每年有 240 万患者新诊断为癫痫，据统计，2019 年癫痫损失约 1300 多万残疾调整生命年（disability-adjusted life years，DALY）。

接近 80% 的癫痫患者生活在中低收入国家（如东南亚、拉丁美洲、撒哈拉以南的非洲），社会资源有限，这些地区的新诊断患者数量达到高收入地区的 2 倍。低收入国家的癫痫患者约 3/4 获得合理的抗癫痫药存在困难。另外，对癫痫的概念认识错误、病耻感、歧视等问题仍然是较医学照料不足更加严峻的全球问题。

随着亚洲经济活跃和人口增长，近年来癫痫患者的流行病学和医学照料状况发生急剧变化。亚洲患病率为（1.5～14.0）/1000，不同国家存在差异，如中国大陆患病率为（4.6～7.0）/1000、发病率为（28.8～35.0）/100 000，日本分别为（2.4～40）/1000 和（24～53）/100 000，印度分别为（3.0～11.9）/1000 和（38.0～60.0）/100 000。与西方国家相比，亚洲癫痫高发病率的原因可能与中枢神经系统感染流行和外伤性脑损害有关。亚洲患者的高发年龄段为儿童期和成年早期，不同于发达国家的高峰年龄（儿童期和老年期）。根据国际抗癫痫联盟的癫痫分类标准，亚洲报告的癫痫发作类型分别为全面性发作 50%～69%，局灶性发作 31%～50%，症状性癫痫 22%～53%，特发性癫痫 4%～42%，隐源性癫痫 13%～60%。

与非癫痫患者相比，癫痫患者共患心理精神障碍的概率更大，其中共患焦虑、自杀观念和抑郁报告最多，1/3 的癫痫患者共患焦虑或抑郁，成为影响患者生活质量的重要负面因素。一项加拿大的研究发现，癫痫患者的自杀发生率（25%）明显高于其他患者（13.3%）。但精神障碍共患病的漏诊和治疗不充分是广泛存在的现状。另外，癫痫患者容易共患躯体疾病，导致医疗费用增加。研究发现，我国台湾地区癫痫患者患中风的风险增加了 3 倍。认知功能障碍，包括记忆力下降、反应迟钝、注意力缺陷，常与癫痫共患。上述问题在临床评估时值得关注。

癫痫患者过早死亡明显高于普通人群，特别在诊断后最初两年。癫痫病因和持续癫痫发作是癫痫患者过早死亡的危险因素。中国农村地区癫痫患者过早死亡是普通人群的 3 倍，标准死亡率为 4.92%，惊厥性癫痫病死率为 2.97%，溺水和年龄（10～29 岁）可增加意外过早死亡的风险。癫痫发作相关的死亡风险，亚洲地区明显高于欧美地区。控制癫痫发作是预防过早死亡的重要手段。

癫痫性猝死（SUDEP）是重要的癫痫致死原因之一。儿童发生率为 0.2/（1000 人·年），成人为 1.0/（1000 人·年）。难治性癫痫患者发生率高达（2.46～5.94）/（1000 人·年），占死因的 14.7%～17.4%。亚洲相关研究甚少，丁玎团队报告中国农村地区很可能 SUDEP 的死亡率为 1.0%，而慕洁团队在队列研究报告的 SUDEP 死亡率为 14%，可见癫痫死因地区差异较大。韩国研究报告癫痫发作未控制和多药联合治疗是 SUDEP 的重要危险因素。反复发作的全身性强直-阵挛发作（GTCS）比其他发作类型具有更高的 SUDEP 风险。提高难治性癫痫患者的发作控制率，特别是 GTCS，教育患者避免溺水、合理治疗共患抑郁焦虑等措施有利于减少过早死亡的风险。

因发作相关的驾车事故，癫痫患者常被禁止驾驶，但限制驾驶往往影响癫痫患者的工作能力和生活质量，各国对癫痫患者取得驾驶证需要的无发作年限尚不一致，如英国需无发作至少 12 个月，日本、韩国至少 2 年，新加坡需达到无发作 3 年且停药至少 1 年，印度和泰国无相关限制；而在我国，终身禁止，但不少活动性癫痫患者仍继续驾驶。故处理癫痫患者驾驶问题仍很棘手，需平衡考虑患者及公众的安全和患者需求及生活质量两个方面的因素。

癫痫的治疗缺口在不同地区和国家差异较大，全球平均为 56.0%，亚洲为 64.0%，拉丁美洲为 55.4%，非洲为 49.0%。城乡差距也非常显著，城市为 46.8%，乡村为 73.3%。我国推行六省抗癫痫教育项目成效显著，治疗缺口由 62.6% 降为 49.8%。

癫痫的治疗管理水平在不同地区和国家间存在很大差异。我国已颁布两版癫痫诊治的临床指南，从药物治疗看，第一代抗癫痫药在国内均可获得，第二代抗癫痫药也得到广泛应用，第三代抗癫痫药（如拉考沙胺和吡仑帕奈）2019 年以来也依次上市。还有一些特殊药物（如大麻类药物）也用于某些癫痫综合征。但目前临床处方最常用的仍是传统抗癫痫药，如卡马西平和丙戊酸钠。

癫痫手术是治疗耐药性癫痫的重要手段之一。我国各省均有具备开展癫痫手术的医院，每年癫痫手术量约为 2500 台，全国范围内常规开展专业培训，手术量逐渐增加；香港地区 3 个中心，年手术量约 150 台；台湾地区 3 个中心，年手术量大于 800 台。亚洲其他国家，如日本 43 个中心，年手术量大于 400 台；韩国 17 个中心，年手术量 300～400 台；印度 2 个中心，年手术量约 1200 台。

生酮饮食治疗在亚洲多个国家开展，包括中国、日本、韩国、印度、泰国、菲律宾，疗效同西方国家一致。生酮饮食因其疗效肯定，将成为更多患者的治疗选择。

　　研究发现，与 SUDEP 相关的前十位危险因素依次为：①每年≥3 次 GTCS 发作；②近一年≥13 次发作；③未采取抗癫痫药治疗；④3 种抗癫痫药治疗；⑤近一年≥3 次 GTCS 发作；⑥近 3 个月 11～20 次 GTCS 发作；⑦起病年龄 0～15 岁；⑧智商（IQ）<70；⑨每年更换 3～5 种抗癫痫药；⑩最近一次就诊采用≥3 种抗癫痫药。以上任何两个危险因素同时出现，SUDEP 风险成倍增加。学者们通常考虑 SUDEP 主要的病理生理基础是中枢性呼吸循环衰竭，回顾性 MRI 研究发现，SUDEP 病例小脑内侧和外侧灰质容积明显丢失，导水管周围灰质、左侧丘脑内侧和后部、左侧海马、双侧后扣带回也出现容积丢失。另外发现，双侧杏仁核、内嗅皮质和海马旁回，特别是胼胝体下区容积增大。在 SUDEP 高危组（每年≥3 次 GTCS 发作）也发现了双侧杏仁核、内嗅皮质和海马旁回容积增大。这些容积丢失的区域是恢复呼吸循环的重要脑区，容积增大的区域触发了低血压或阻碍了呼吸模式。惊厥发作停止后立即或延迟出现的呼吸暂停，持续至少 5 秒，这种现象称为惊厥后中枢性窒息（post-convulsive central apnea，PCCA）。该现象不常见，可发生在局灶性癫痫或全面性癫痫，若伴随心搏骤停，提示脑干功能障碍，可导致 SUDEP。惊厥后中枢性窒息可能是预测 SUDEP 的生物学标记。

二、病因学进展

（一）遗传学

　　遗传学病因：癫痫分子遗传学研究的历史可以追溯到 20 年前，全基因组分析、连锁分析、靶向候选基因研究及下一代测序等基因研究技术不断更新、发展及应用。随之而来的是，越来越多的癫痫相关基因被发掘并应用于临床诊断。例如，近年广州医科大学神经科学研究所廖卫平教授及其团队研究发现的"同一基因的不同突变类型、突变位点可以导致不同的癫痫类型及相关疾病"这一理论，从基因的角度为癫痫综合征的诊断指明了方向。

　　随着医学技术、医学相关科学的发展，发现遗传研究与临床的联系愈发密切。目前已确认了遗传性癫痫的致病基因绝大多数是由编码离子通道或其辅助亚基的基因病变所致。例如，编码钠离子通道的 *SCN1A-SCN11A* 基因，编码钾离子通道的 *KCNQ2*、*KCNT1* 基因，编码钙离子通道的 *CACNA1G*、*CNCNA1H* 基因等，以及非离子通道基因——氨基甲基转移酶（AMT）、突触融合蛋白结合蛋白 STXBP1。此外，以癫痫发作为表现的部分遗传代谢性疾病也明确存在基因突变。例如，线粒体脑肌病伴乳酸血症和卒中样发作患者是由基因位点 A3243G 突变所致；齿状核红核苍白球路易体萎缩症是由 *DRPLA* 基因中不稳定的三核苷酸序列（CAG）$_n$ 的杂合性扩增所致。明确这些基因位点的突变，能够指导临床用药。

　　基因组测序的快速发展，使研究人员、临床工作者对基因组有了更加全面的了解，能专注于罕见的变异型癫痫的研究，对患者进行相关癫痫基因测序或全基因组测序能够协助病因的诊断，从而指导临床用药及判断患者的癫痫发作控制效果及预后。

　　在癫痫相关基因学中，药物基因学旨在检测个体的遗传背景如何影响药物疗效，为癫痫患者提供精准化的治疗，如 *CYP2C19* 等位基因缺乏的患者，对苯巴比妥的清除率会降低，该类患者宜加大药量或协同用药。基因突变建模则旨在建立有效的模型系统，从而为癫痫的发生机制、药物研发提供新的方向。目前除常见的将突变基因嵌入单细胞模型外，还有近期新提出的网络模型、全动物模型，新模型的创新及发展，弥补了既往传统实验室模型的缺陷，能够更精准地研究癫痫的神经元网络。

（二）免疫学

免疫介导的神经系统疾病，广义上包括急性播散性脑脊髓炎（acute disseminated encephalomyelitis，ADEM）、Rasmussen 脑炎、系统性自身免疫性疾病（如结节病和系统性红斑狼疮）、神经系统副肿瘤综合征（paraneoplastic neurological syndrome，PNS）和自身免疫性脑炎（autoimmune encephalitis，AE）。癫痫是这类疾病的重要临床表现之一。循环的抗神经原抗体是 PNS 和 AE 不同亚型的生物学标志物，为临床医生鉴别诊断和认识病理生理机制提供了线索。

根据抗体种类不同，与 PNS 和 AE 相关的癫痫分三类。第一类是作用于细胞核或细胞质蛋白的抗体，如 Hu、Ma2 或 CV2/CRMP5，通过 T 细胞介导神经元不可逆性损伤，触发与肿瘤相关的免疫反应。临床上常表现为边缘叶脑炎，特征为意识障碍、顺行性记忆障碍、情绪障碍和癫痫发作。免疫治疗对这类癫痫的效果不佳。第二类是细胞表面抗体介导的免疫反应，如 N-甲基-D-天冬氨酸（NMDA）受体抗体，这类免疫反应与肿瘤关系不太密切，常由病毒感染诱发。患者起病年龄较轻，常伴有其他自身免疫性疾病。富亮氨酸胶质瘤失活 1 蛋白（LGI1）抗体也属于这一类，临床上伴随肿瘤的少见，而与其他免疫球蛋白 IgG4 介导的疾病相似，往往伴随特异性人类白细胞抗原（HLA）单倍体阳性。抗体介导的大脑网络破坏，是致痫性形成的可能机制，早期免疫治疗可有效控制癫痫。第三类是细胞间突触抗原抗体，如谷氨酸脱羧酶 65（GAD65）。临床表现为慢性进展性颞叶癫痫，罕见伴发肿瘤但通常对免疫治疗无效。

1. 抗 NMDA 受体抗体脑炎　这是较早认识的抗体相关脑炎，年轻女性常见，临床表现较为刻板，病毒感染样前驱症状，继而出现精神症状和认知障碍，后期依次出现反应性下降、易激惹、肌紧张、自主神经功能异常及运动障碍。3/4 的患者会出现癫痫发作，通常早期即出现，可表现为局灶性发作或全面性发作。发作期症状学可表现为颞叶的、颞叶外的，或多灶性的。由此可见，抗 NMDA 受体抗体相关脑炎与经典的边缘叶脑炎相比，皮质功能障碍更加弥漫。文献报道的多数癫痫发作仍是颞叶起源的，主要表现为意识水平下降，口面部或手部自动症。也有起源于额中央区的癫痫发作，表现为强直或阵挛等运动症状，6%～40% 的患者出现癫痫持续状态。需要特别注意，过度运动容易与癫痫发作混淆，在 ICU 加量使用抗癫痫药时应警惕这个问题，癫痫发作容易在免疫抑制治疗后逐渐得到控制。

抗 NMDA 受体抗体脑炎的临床表现因年龄和性别不同而存在差异。男性和儿童患者，癫痫发作常为仅有的首发症状。与男性相比，以癫痫发作起病的女性患者，容易迅速出现非癫痫症状，如精神异常、意识障碍和运动障碍。另外，12 岁以下起病的患者，72% 的首发症状为癫痫发作，其中约 42% 呈局灶性发作表现。儿童症状学可出现单侧肌张力障碍或强直姿势，或突发的单侧面臂疼痛，容易对癫痫诊断造成困难；还有部分患儿发作后出现神经功能缺损，如发作后的 Todd 麻痹，在优势半球可出现失语，这些缺损可持续数小时甚至数天，在此期间还需与急性脑血管病相鉴别。

脑电图（EEG）监测对抗 NMDA 受体抗体脑炎具有重要诊断价值，敏感度高达 96%。近期研究发现，病后的首次脑电图特点对预测疾病预后有重要价值，即若存在正常的后头部节律提示预后良好。极度 δ 刷（extreme delta brush，EDB）也是一种特征性的脑电图改变，表现为在连续性 δ 慢波基础上叠加 β 频段的快波活动。1/3 的患者出现 EDB，与疾病严重程度和癫痫持续状态相关。EDB 是抗 NMDA 受体抗体脑炎的诊断线索，但不具备特异性，也可见于其他成人危重疾病。另外介绍两种新的脑电图模式：过度 β 活动（excessive beta activity，EBA）和全部性 δ 活动（generalized delta activity，GDA）。EBA 为过多的 14～20Hz 频段的快活动，GDA 为弥漫性、同步的节律性 δ 活动。这些脑电图改变依次出现，EBA 最早出现，继而 EDB 和 GDA，与疾病的解剖结构损害部位由大脑皮质向皮质下进展一致。EBA 和 EDB 由皮质产生，与癫痫发作、认知障碍和行为异常等表现相关；而 GDA 与肌张力异常等运动障碍同步，对抗癫痫药（AEDs）反应不好，高度提示基底节受累，同时需警惕将 GDA 误判为癫痫持续状态脑电图。因此连续性脑电图监测至关重要，可及时发现达 20% 的患者意识水平下降和临床下癫痫样放电。

癫痫发作是抗 NMDA 受体抗体脑炎的核心症状，但慢性癫痫的风险却较小。癫痫发作均在起病 6 个月内出现，2 年内达到癫痫无发作，因此不推荐长期使用抗癫痫药。

2. 伴 AMPAR 抗体脑炎 临床表现为急性脑病症状，其 MRI 异常可局限于边缘系统，也可累及其他脑区。0～40% 的病例可合并其他抗神经元抗体，这会影响临床表现和预后。癫痫发作不是突出的特征，但危害较大，容易导致时间较长的癫痫持续状态。Rasmussen 脑炎患者也可检测到血清 α-氨基-3-羟基-5-甲基-4-异噁唑受体（AMPAR）亚单位 GluA2/3 或 GluA3 抗体阳性，但这些抗体的病理生理意义尚存在争议。有个案报道，AMPAR 抗体阳性的脑炎患者癫痫发作对三种抗癫痫药不敏感，但对免疫治疗[大剂量皮质类固醇和静脉注射免疫球蛋白（IVIG）]反应良好，随访 31 个月癫痫无发作。因此若急性期患者脑电图和 MRI 正常，无须长时间使用抗癫痫药。

3. 抗 LGI1 抗体脑炎 临床上常见于中老年人，66% 为男性。由于自身免疫反应最易受累的两个脑区为运动皮层和颞叶内侧结构，因此出现两种独立的发作性症状：面臂肌张力障碍发作（faciobrachial dystonic seizure，FBDS）（也称强直/肌张力障碍发作）和颞叶内侧型发作。

FBDS 是抗 LGI1 抗体脑炎特异性症状，发作频率高，每天可达数百次，持续时间短，短于 3 秒。症状学中 76% 出现单侧上臂伴同侧面肌强直，表现为面部鬼脸和上肢姿势性动作；34% 出现同侧下肢强直，这时可造成频繁摔倒甚至外伤；28% 累及躯干。FBDS 在清醒期和睡眠期均可出现，可因躯体性或情绪性因素诱发，很少伴感觉性先兆。病程早期，FBDS 通常为单侧性的，病情进展后期可双侧受累，此时双侧的强直症状先后独立出现，通常对侧 FBDS 稍延迟于同侧。同步脑电图和肌电图记录可见 FBDS 发作期特征性改变：首先出现在额极、额中央区的慢波约 700 毫秒，紧跟着全面性电压递减事件，在慢波结束时出现对侧上肢强直收缩，继而演变为完整的 FBDS 症状。

颞叶发作在 66%～89% 的患者中出现，通常短暂，极其频繁，表现为自主神经症状、内心的幻觉或害怕，伴心动过缓和竖毛反应，是边缘系统和岛叶受累的表现。在病程后期，出现认知功能障碍时，可出现双侧强直阵挛发作。虽然颞叶癫痫发作每日非常频繁，但多数表现为临床下发作，发作间隙期异常非常少见，因此持续脑电图监测非常重要。LGI1 抗体脑炎对过度换气异常敏感，这一特点也可见于免疫介导的局灶性癫痫持续状态和抗体阴性的自身免疫脑炎。

抗癫痫药对 FBDS 无作用，更需注意的是，这些患者使用抗癫痫药更容易出现严重不良反应。据报道，半数 LGI1 抗体脑炎患者因皮肤不良反应调整抗癫痫药，以斑丘疹为主；个别患者甚至出现潜在致死性的药物超敏综合征，即伴嗜酸性粒细胞增多和系统症状的药疹（drug rash with eosinophilia and systemic symptoms，DRESS），这一皮肤反应与 LGI1 抗体脑炎患者中存在部分特殊的 HLA 亚型相关。一方面，抗癫痫药的皮肤不良反应与特异性 HLA 等位基因相关；另一方面，LGI1 抗体脑炎患者存在 DRB1*07：01-DQB1*02：02 和 DRB4 单倍体。选择抗癫痫药时，除考虑药物过敏反应外，还需考虑某些药物（如卡马西平和奥卡西平）会加重低钠血症（如已出现抗利尿激素分泌异常综合征的患者）；当使用左乙拉西坦、吡仑帕奈、唑尼沙胺或托吡酯时，需监控精神方面的不良反应。

免疫治疗，特别是皮质激素，治疗 FBDS 和认知障碍有效，而颞叶内侧发作则采用抗癫痫药有效。LGI1 抗体脑炎患者在治疗方面存在诸多困难，其远期预后仍是乐观的。一项平均随访 4 年的研究显示，71%的患者达到停药无发作状态。

儿童 LGI1 抗体脑炎报道极少，至今少于 10 例，与成人相比，具有如下差异：①未见 FBDS；②未出现低钠血症；③女性稍多，而在成人以男性居多；④未发现伴发肿瘤，成人病例约 11%伴发各种肿瘤；⑤脑脊液中未检测到 LGI1 抗体。即使如此，局灶性癫痫发作仍是儿童 LGI1 抗体脑炎的突出特点，文献报道中的半数患者具有癫痫发作。

在仅有癫痫发作的患者中检测到血清 LGI1 抗体的概率和诊断价值尚不明确。儿童癫痫患者伴 LGI1 抗体阳性者，使用免疫治疗和抗癫痫药均有效，如钠离子阻断剂。

4. 抗 CASPR2 抗体　在多种自身免疫性神经系统疾病中均可见，如临床上以中枢神经系统损害为著的自身免疫性脑炎和过度运动障碍，以周围神经系统为著的周围神经兴奋性增高，两者均受累的 Morvan 综合征。如此复杂的神经系统表现与同一抗体相关的原因尚不清楚。但明确的是，脑脊液 CASPR2 抗体阳性与自身免疫性脑炎相关，而抗体不在脑脊液中表达时仅表现为周围神经过度兴奋或 Morvan 综合征。

癫痫发作常为抗 CASPR2 抗体脑炎的主要表现，文献报道中 71%～89%的患者存在癫痫发作，包括颞叶内侧型发作，也可演变为双侧强直阵挛发作，伴轻或重度顺行性遗忘和额叶功能障碍。另外，1/3 的患者出现小脑共济失调。抗 CASPR2 抗体脑炎通常急性起病，早期出现癫痫发作和顺行性遗忘，病程可迁延数月至数年，其间症状波动，对免疫治疗部分有效。癫痫发作容易被抗癫痫药控制，需维持较长疗程以避免复发，少部分患者发展为耐药性癫痫。

5. 抗 GAD65 蛋白　抗 GAD65 抗体可在多种自身免疫性神经系统疾病中检出，如小脑性共济失调、边缘叶脑炎和僵人综合征（stiff person syndrome，SPS）。抗 GAD65 脑炎表现为突出的颞叶内侧型癫痫，并且通常耐药。常伴短时记忆障碍、执行功能障碍和情绪障碍。有文献报道，15%的病例合并副肿瘤综合征，有报道指出半数以上的患者合并其他系统的自身免疫性疾病，如甲状腺功能低下症和糖尿病。GAD65 相关癫痫女性多见，起病年龄范围广，中位年龄为 30 岁。颞叶内侧癫痫发作的患者中，57%可仅表现为癫痫，43%可伴发其他边缘叶脑炎的症状。这两组患者在病程后期往往相互重叠，最终均表现为耐药性癫痫和认知功能障碍，还常合并额叶功能改变。与其他类型的自身免疫性脑炎相比，抗 GAD65 脑炎病程进展更加缓慢，半数以上患者 MRI 无特异表现，因此单纯以颞叶内侧癫痫起病的抗 GAD65 脑炎容易被漏诊。此病早期诊断极为重要，病程后期免疫治疗效果不佳。在诊断过程中，需注意无神经系统症状的 1 型糖尿病患者可携带 GAD65 抗体，当 GAD65 抗体鞘内合成（intrathecal synthesis，IS）增加时才能确认神经系统症状与 GAD 自身免疫相关。IS 计算方法：脑脊液 GAD 抗体滴度/血清 GAD 滴度/脑脊液白蛋白。持续一段时间的滴度升高，以及相关的免疫介导的神经系统症状，为内科医生诊断提供了重要线索。另外，GAD 抗体滴度水平与癫痫的严重性和病程无直接关系，但也有相关报道，抗体滴度下降的患者癫痫控制理想。免疫治疗也难以达到抗体消失。

一线免疫治疗（皮质激素、IVIG 或血浆交换）仅能部分缓解癫痫发作，常建议慢性期免疫抑制治疗。

6. GABA 受体抗体　GABA-A 受体抗体脑炎，成人和儿童均可发病，临床表现为急性脑炎过程，常出现癫痫持续状态、运动障碍、意识水平下降、认知行为障碍，伴局灶性或全面性癫痫发作。MR-FLAIR 序列可出现相互独立的多灶性、不同步、皮质和皮质下高信号。儿童 GABA-A 受体抗体脑炎更易出现癫痫发作。多数患者免疫治疗有效。

GABA-B 受体抗体脑炎临床表现一致性好，表现为急性起病的癫痫发作和边缘系统功能障碍。癫痫仅在起病最早期出现，表现为局灶性或全面性，往往难以控制，癫痫持续状态也常见。据报道，半数以上患者为中老年人，嗜好吸烟，伴小细胞肺癌。非副肿瘤综合征患者起病较早，免疫治疗相对有效。一项 22 例副肿瘤综合征患者病例队列研究显示，病程早期为孤立癫痫发作期，该期仅出现耐药性癫痫发作；随后为脑炎期，表现为严重的意识障碍和癫痫持续状态。多数伴肿瘤的患者死于肿瘤恶化。因此 GABA-B 受体抗体阳性患者备受癫痫专家关注，特别在早期仅有癫痫发作时，不伴认知和行为症状等边缘系统脑炎的表现，并且头颅 MRI 和间歇期 EEG 表现正常。因此多数患者被诊断为"隐源性"癫痫。若脑脊液出现炎症反应，需考虑免疫介导癫痫的可能性。但遗憾的是，在无脑炎表现时往往不进行脑脊液检查。随病程进展，癫痫发作频率逐渐下降，认知障碍逐渐加重，包括大量顺行性遗忘和定向力下降。肿瘤相关死亡率高，但存活患者中，1 年后癫痫发作明显减少，2 年后均已消失。

7. 髓鞘少突胶质细胞糖蛋白（myelin oligodendrocyte glycoprotein，MOG）**抗体**　以 MOG 为靶点的抗体作为生物学标记的疾病谱包括一组广泛的炎性脱髓鞘疾病：急性播散性脑脊髓炎（ADEM）、视神经脊髓炎谱系疾病（NMOSD）、视神经炎（ON）、纵向广泛横断性脊髓炎（LETM）。年龄是鉴别不同临床亚型的主要因素，儿童 MOG 抗体相关病例常表现为 ADEM，青少年和成人常表现为视神经脊髓疾病[ON 和（或）LETM]，多数患者容易复发，特别在激素减量或停用时。由于大脑灰质中也分布着有髓少突胶质细胞，因此 MOG 抗体出现皮质症状具有病理生理基础。

儿童 MOG 抗体脑炎早期可表现为孤立的癫痫发作，常为丛集性局灶发作，也可演变为双侧强直阵挛发作和癫痫持续状态，常与 ADEM 临床表现（脑病、局灶性神经系统体征和癫痫发作）不一致，头颅 MRI 和脑脊液检查表现为轻微的炎性改变，免疫治疗和抗癫痫药对控制癫痫发作有效，数月及数年后可出现典型脱髓鞘疾病的临床过程。

青年 MOG 抗体脑炎表现为双侧强直阵挛发作，之前或之后出现 ON，偶尔伴其他脱髓鞘事件。脑脊液检查提示细胞增多，MRI 可见双侧皮质液体抑制反转恢复（FLAIR）高信号、病变肿胀，这一影像学改变需与癫痫发作引起的 MRI 改变鉴别，后者在 DWI 上表现更为显著，反映细胞水肿。

总之，不论儿童或成人患者，癫痫都能获得理想控制，仅少数患者延长抗癫痫药治疗仍有非诱发性癫痫发作，可能与胶质增生形成相关。

三、药物研发及作用机制

目前抗癫痫药的作用机制：电压门控钠离子通道、电压门控钙离子通道、电压门控钾离子通道、拮抗谷氨酸受体、突触小泡蛋白 A 结合剂（SV2A）、GABA。

（一）电压门控钠离子通道

电压门控钠离子通道（voltage-gated sodium channels，VGSC）在癫痫发病中起重要作用。哺乳动物 VGSC 由一个 230～270kDa（1Da=1U）的 α 亚基和一个或多个 33～36kDa 的 β 亚基组成。α 亚基是钠离子通道的功能性亚单位，可由同一家族的 9 个基因编码，其中 Nav1.1（SCN1A）、Nav1.2（SCN2A）、Nav1.3（SCN3A）、Nax 和 Nav1.6（SCN8A）在中枢神经系统表达，其中部分基因通过影响神经元的兴奋作用及抑制作用之间的平衡点，引起神经元的异常放电，引发癫痫；β 亚基通常被认为是 α 亚基的辅助性单位，具有调节 α 亚基表达及功能的特性。β 亚基可以通过改变电压敏感性、调节失活过程及调节胞膜上定位，进而调控 α 亚基的功能。

近期各学者对离子通道的关注度依然不减。Sugawara 等首次在全面性癫痫伴热性惊厥附加症（GEFS+）患者的 Nav1.2 通道上筛选出一个错义突变 R187W，此突变引起通道功能障碍，通道开放时间延长，钠离子内流增加，导致神经元过度兴奋，引起癫痫发作。突变使 Nav1.2 通道数目在神经元表面表达异常。Holland 等发现 Nav1.3 通道的错义突变（Lys354Gln），其命名为 K354Q，此突变导致结构域Ⅰ孔道袢环上的赖氨酸变为谷氨酰胺，导致 Nav1.3 通道失活速率减缓，且这种突变通道对抗癫痫药卡马西平和奥卡西平无反应。Mark 等研究表明 K354Q 突变使得海马神经元Ⅰ NaP 增强、电流阈值降低，进而引起神经元发生异常自发放电，以及膜电位出现阵发性去极化，这可能成为神经元异常癫痫样放电的机制。

（二）电压门控钙离子通道

L 型钙离子通道也是高电压门控钙离子通道，分为 Cav1.1、Cav1.2、Cav1.3、Cav1.4 四种不同的亚型，各通道门控失控时，容易引发神经元的异常放电，引发癫痫。P/Q 型门控钙离子通道（即 Cav2.1 通道）是突触前神经末梢的主要电压门控钙离子通道之一，其缺失可以导致癫痫棘波、发作性肌张力障碍、共济失调。阻断 P/Q 型电压门控钙离子通道可以扰乱神经突触正常的自发和诱发神经递质的释放。如 Cav1.1 通道的功能缺失可以减少

GABA 的释放，在皮质锥体细胞的 Cav2.1 通道功能丧失后，使其控制皮质锥体细胞兴奋性的能力降低，使得个体诱发全面性癫痫。

N 型钙离子通道（即 Cav2.2）也是高电压门控钙离子通道，主要分布在不同神经元和胶质细胞的细胞核中，在毛果芸香碱诱导的癫痫持续状态模型中，在急性期中齿状回的颗粒层和 CA3 区的锥体细胞中 Cav2.2 表达下降，但是在 CA3 区的透明层和齿状回的表达都上升，但是在随后的慢性期阶段 N 型钙离子通道在它们中的表达都上升，所以 N 型钙离子通道的增加可能与随后的反复发作的癫痫持续状态有关。

R 型钙离子通道也是高电压钙离子通道，即 Cav2.3，它主要分布在突触前膜，如海马苔藓纤维和苍白球，在神经肌肉接点处也发现有 R 型钙离子通道。实验表明，Cav2.3 优先分布在树突分支，如海马 CA1 区的细胞上。有研究表明，敲除实验鼠 R 型钙离子通道后可以增加其失神性癫痫发作的易感性和改变其发作形式，激活的 R 型钙离子通道可以防止细胞突然出现放电。Cav2.3 的缺失可以引起丘脑皮质的网络振荡的改变。

T 型钙离子通道是低电压激活门控通道，分为三种类型，分别是由基因 *CACNA1G*、*CACNA1H*、*CACNA1I* 编码的 Cav3.1、Cav3.2、Cav3.3。T 型钙离子通道广泛分布于丘脑，其在网状丘脑核、丘脑中继神经元、皮质锥体细胞形成的网状振荡回路中起重要作用。最近研究发现，在杏仁核点燃颞叶癫痫模型中，应用一种 T 型钙通道阻滞剂可以延缓颞叶癫痫的进展。

（三）GABA

GABA 是大脑内主要的抑制性神经递质。它在抑制性神经元的轴突末梢合成，被 γ-氨基丁酸转氨酶（GABA-T）分解。在所有的 GABA 受体中，GABA-A 和 GABA-C 是配体门控离子通道，而 GABA-B 是 G 蛋白偶联受体。

GABA 能抗癫痫药主要是通过抑制 GABA-A 受体治疗大多数癫痫发作类型和激活 GABA-B 受体治疗失神发作。当 GABA 结合 GABA-A 时，氯离子通道开放，CL⁻内流增加，最终导致神经元超极化或者受抑制。GABA-A 受体复合物有 3 个基本结合位点，即 GABA 位点、苯二氮䓬类位点和巴比妥类位点。大多数药物影响 GABA-A 受体的作用是通过调节而非直接兴奋或者抑制，即通过给予一定浓度的 GABA 提高通道开放的频率或者增加开放的时间。GABA-A 受体是苯二氮䓬类和巴比妥类主要的结合位点。苯二氮䓬类衍生物（如氯硝西泮）可以提高氯离子通道开放的频率，而巴比妥类（如苯巴比妥）则延长氯离子通道开放的时间。苯二氮䓬类和巴比妥类还会增强 GABA-A 受体对 GABA 的亲和力。GABA-B 受体是 GABA 跨膜受体，通过 G 蛋白偶联到钾离子通道。丘脑的 GABA-B 受体与失神发作有关。

（四）NMDA 受体与癫痫

研究表明，癫痫的发生与兴奋性神经递质和抑制性神经递质的失衡有关。谷氨酸作为一种主要的兴奋性神经递质，通过受体介导的兴奋性机制在癫痫的发生过程中具有重要作用。谷氨酸受体可以分为促离子型和促代谢型。促离子型受体主要包括海人藻酸（KA）受体、AMPAR、L-2-氨基-磷酰丁酸受体及 NMDA 受体，前三者统称为非 NMDA 受体。NMDA

受体在中枢神经系统中具有重要功能，但其过度激活可导致癫痫发生。Kambe 观察到海马神经元暴露于大量谷氨酸中，神经元线粒体活性明显下降，具有免疫活性的神经元数目也明显减少，而皮质神经元免疫活性及线粒体活性却未受到明显影响，证明皮质神经元对于 NMDA 受体过度激活引起的细胞兴奋毒性敏感性更低，并推测引发这种现象的原因是线粒体膜电位破坏，而不是细胞内的钙超载。癫痫发作时，Ca^{2+} 升高同样也会出现在星形胶质细胞内。

Liu 等对 48 例难治性癫痫和 8 例非难治性癫痫患者脑组织进行研究发现，突触后致密物蛋白-93（PSD-93）在癫痫患者脑组织中的表达增加，在难治性癫痫患者脑组织中的增加尤其明显。可能机制为其 PDZ 结构域与 NM2A 和 NR2B 亚单位结合，可以增加二者的表达，并引起持续性突触后电流，最终导致突触后膜去极化，证明 PSD93 也能通过与 NMDA 受体亚单位结合参与癫痫的发生。

此外，仍存在一些特殊疾病的特定传导信号通路，最为众所周知的是 PI3/mTOR 信号通路，常见于皮质发育不良。近年来皮质发育不良的病理分子分型、多模态影像学诊断、基因诊断应用等方向的深入探讨被众学者一一展开。7T 核磁的临床应用使得其在影像学阴性癫痫这一世界难题上，已经取得了令人瞩目的成绩。

目前临床常用的抗癫痫药（如丙戊酸钠、卡马西平、奥卡西平、氯硝西泮）主要机制为上述机制，但即使经过规范、合理的抗癫痫药治疗，发作缓解率及减药后复发率近年未见明显改善。在随诊观察 10 年和 20 年时，经治疗的癫痫累积 5 年发作缓解率分别为 58%～65% 和 70%。在随诊 10 年时，经治疗的成人癫痫 5 年发作缓解率为 61%。在随诊 12～30 年时，经治疗的儿童癫痫 3～5 年发作缓解率为 74%～78%。对于儿童期发病的癫痫患者，在随诊 30 年时，有 64% 的病例可以达到近 5 年终点无发作，其中 74% 的患者摆脱了药物。目前的证据显示，抗癫痫药治疗通常只能控制发作，似乎不能阻止潜在致痫性的形成和进展。一线抗癫痫药之间没有明显的疗效差别。如果正确选择一种抗癫痫药，新诊断癫痫患者的无发作率能达到 60%～70%。

有研究显示，使用第一种单药治疗后有 47% 的新诊断癫痫患者能达到无发作，再使用第二种及第三种单药治疗时则仅有 13% 和 1% 的患者可达到无发作。如果单药治疗效果不佳，可考虑联合用药。但即使经过积极治疗，新诊断的癫痫患者中有 20%～30% 的发作最终控制不佳。需注意的是，上述数据主要来自传统抗癫痫药，新型抗癫痫药对癫痫长期预后的影响尚缺乏可靠的研究。

一项基于人群的长期研究显示，在停止药物治疗后，癫痫的 5 年终点缓解率为 61%。因此，对于已有 2 年或 2 年以上无癫痫发作的患者而言，可以尝试减停药物。在减药过程中或停药后，癫痫复发的风险为 12%～66%。荟萃分析显示，停药后 1 年和 2 年的复发风险分别为 25% 和 29%。在停药后 1 年和 2 年时，保持无发作的患者累积比例在儿童中分别是 66%～96% 和 61%～91%，而在成人中则分别是 39%～74% 和 35%～57%，说明成人癫痫比儿童癫痫的复发率高。复发比例在停药后 12 个月内最高（尤其是前 6 个月），随后逐渐下降。目前新型的抗癫痫药主要从减小癫痫的复发率和减少原有的抗癫痫药的不良反应方面研发。

目前新型的抗癫痫药主要有拉科酰胺（LCM）、依佐加滨（EZG）、吡仑帕奈（PER）、醋酸艾司利卡西平（ESL）等，部分新药在国际上已启用，有部分尚未进入国内。在药效方面，新药药效相对稳定、安全性较高，甚至对部分神经元具有某些保护作用，对某些特定的难治性癫痫有较好的联用治疗效果，但并没有完整的追踪及长期的临床研究证实。新型抗癫痫药的研究及临床应用仍需要进一步的追踪。

大麻二酚（cannabidiol，CBD）是继屈大麻酚、大麻隆后美国食品药品监督管理局（FDA）批准的第三个用于治疗癫痫的大麻素类药物。FDA批准的适应证是两种儿童癫痫，即Dravet综合征和Lennox-Gastaut综合征。两项国际多中心随机对照试验（RCT）研究，证实了大麻二酚用于癫痫添加治疗的有效性。使用大麻二酚20mg/kg，随访14周，可中度减少儿童和青年Dravet综合征患者的惊厥发作频率，以及Lennox-Gastaut综合征患者的每月发作频率。另一项系统综述汇总大麻二酚治疗难治性儿童癫痫的疗效，纳入4项RCT研究和19项非标准化研究。在癫痫无发作、生活质量、睡眠障碍和呕吐方面，与安慰剂对比，大麻二酚无明显统计学差异，但在减少每月发作频率和腹泻方面，大麻二酚较为有效。这些研究中少有死亡和癫痫持续状态的报道，因此大麻二酚可作为儿童难治性癫痫的添加治疗选择。

当高度怀疑免疫性癫痫时，在获得抗体结果之前即需要探讨启动免疫治疗，包括使用皮质醇、IVIG，或两者结合。血浆置换对那些有IVIG禁忌证（如高凝状态或严重的肾损害）的患者是一种有效的替代方法。如果尚未排除潜在的肿瘤，我们不建议使用皮质醇、IVIG。免疫性癫痫满足以下条件即可确诊：①抗体检测阳性；②表型与抗体检测相符合；③排除其他诊断。此时，我们建议在没有化疗指征的前提下，在早期使用二线免疫治疗（如利妥昔单抗），临床症状较轻的患者可仅使用一线治疗。相反，对于神经系统受累严重或认知功能恶化风险高的患者，应考虑使用环磷酰胺添加治疗。总的来说，预期结果越差，治疗就应该越积极，以预防神经系统后遗症。了解疾病过程中神经系统状态变化的客观指标［如正规的神经心理测试、连续的EEG检查和连续的视频脑电图（VEEG）监测等手段］，对进一步制定强化免疫治疗的决策具有重要意义。免疫治疗是免疫性癫痫病因治疗的基石。抗癫痫药作为对症治疗，应从单一药物开始，可选择钠通道阻滞剂（如卡马西平、奥卡西平、醋酸沙利卡巴地平、拉莫三嗪或拉科酰胺）。然而，在LGI1-Ab脑炎人群中皮肤不良反应的发生率很高，快速增加芳香性抗癫痫药的剂量时需要特别谨慎。如果第一个抗癫痫药治疗无效，建议使用具有不同或多种作用机制的第二个药物（如丙戊酸钠）作为添加治疗药物。按照国际指南的建议，癫痫持续状态的治疗需要静脉注射和快速药物滴定。在大多数NMDAR-Ab、GABA-BR-A和LGI1-Ab患者中，脑炎缓解后使用抗癫痫药进行长期治疗是不必要的。因此，建议在EEG无癫痫样放电且头部MRI未见活动炎症迹象的癫痫患者中停用抗癫痫药。在这一亚组患者中，减停药需要逐步进行（几个月以上），每次减停一个抗癫痫药，整个停药期间进行EEG随访。相反，GAD65-Ab相关脑炎患者可能需要长期免疫抑制剂和抗癫痫药治疗。

四、癫痫外科进展

1. 立体定向脑电图（SEEG）　是19世纪60年代由法国巴黎圣安医院Bancaud和

Talairach 发明的，他们打破"局灶模式"传统思维，倡导更全面、更准确的神经网络理念，是神经外科的一项革命性突破技术。SEEG 创建的基本理念主要基于局灶癫痫的发作期症状学，对于追溯发作神经起源具有指导作用，症状学的缜密分析有助于癫痫放电起源脑区的定位意义。综合分析临床症状学与发作期、围发作期脑电图资料，有助于对解剖-电临床相关性的理解。

法国 SEEG 指南（Isnard, et al., 2018）于 2018 年 2 月正式发表，中文译版于 2018 年 9 月在《癫痫杂志》（中国）发表。该指南由法国最具代表性的 15 个癫痫中心的 30 名专家参与编写，具有很高的学术代表性，有学术研究价值，对中国 SEEG 规范化实施有重要参考价值。

该指南明确提出了 SEEG 的适应证和局限性，具体如下：①SEEG 用于有外科治疗适应证的病例，且无创评估阶段所获取的解剖-电临床数据不足以支持致痫区定位诊断和（或）致痫区与功能区的关系尚不明确；②在致痫区定位诊断中，SEEG 可用于一个主要假设有待证实，次要假设有待排除的情况；③SEEG 可用于外科决策中；④SEEG 可用于射频热凝治疗中；⑤SEEG 检测最重要的适应证：位于脑沟的皮质结构（包括局灶性皮质发育不良）、深部皮质结构（包括岛叶-盖部、边缘系统）、位置深在或脑室旁病变（如脑室旁灰质异位及下丘脑错构瘤）；⑥SEEG 可用于发育期累及运动或语言区的癫痫，其功能重建假设有待进一步证实的情况（未达成广泛共识）；⑦在多数病例中，SEEG 优于硬膜下记录，不良反应少、耐受性高；⑧在需要双侧置入的情况下，SEEG 优于硬膜下记录；⑨在曾经接受过开颅手术、颅脑结构发生改变的病例中，SEEG 优于硬膜下记录；⑩在 MRI 阴性的癫痫患者中，SEEG 优于硬膜下记录；⑪SEEG 主要局限性为采样偏倚；⑫SEEG 另一个局限性为功能区定位困难，尤其是语言区定位；⑬在颞叶癫痫患者中，症状学表现或病变部位支持颞叶内侧型癫痫，但是在非介入评估中发现边缘系统以外、颞叶以外结构，或对侧颞叶早期受累证据，需要 SEEG 检查；⑭在颞叶癫痫患者中，没有海马硬化的影像学证据，SEEG 为外科手术前检查适应证（未达成广泛共识）；⑮在颞叶癫痫患者中，发作早期出现 Wernicke 区受累证据，必须进行颅内电极 EEG 检查。选择 SEEG 还是硬膜下电极 EEG 需要经过讨论（未达成广泛共识）；⑯在症状表现符合颞叶癫痫患者中，如果发现有颞叶外结构起源或受累的证据和双侧致痫区的证据，需要 SEEG 检查，在有病灶的颞叶外癫痫，为确定致痫网络边界及其与功能区的关系，需要进行 SEEG 检查；⑰对于有病灶的颞叶外癫痫，SEEG 适用于病灶区与电临床症状学不符的病例中；⑱对于有病变的颞叶外癫痫，SEEG 检查适应证与病变性质有关；⑲在下丘脑错构瘤相关癫痫患者中，SEEG 只适用于致痫区与错构瘤关系有待确定的情况；⑳在多个病灶（结节性硬化、局灶性皮质发育不良、脑室旁结节状灰质异位、海绵窦血管瘤）癫痫患者中，SEEG 适用于非介入检查有足够证据表明致痫区为一个或以一个为主的情况；㉑在单侧多微脑回畸形（PMG）相关癫痫患者中，SEEG 可用于决定致痫区组织结构所涉及的范围；㉒在双侧多微脑回畸形患者中，SEEG 可用于非介入检查资料，提示为单侧致痫区；㉓在儿童癫痫患者中，致痫区定位诊断假设可以成立，但是解剖-电临床关联分析仍有困难，可考虑 SEEG 检查；㉔在某些年龄相关的脑病患者中，尤其是婴儿痉挛、睡眠期癫痫放电持续状态（ESES），如果电临床或影像学检查资料支持局灶起源，为 SEEG 检查适应证。

该指南还明确提出了 SEEG 引导下射频热凝术的应用范畴及实施技术要求：①SEEG 引导下射频热凝术主要用于有外科切除禁忌证的病例，经过解剖和功能检查确定的无法进行外科手术切除的致痫区；②经过 I 期评估证明没有外科切除适应证，进一步实施 SEEG 的目的在于进行 SEEG 引导下射频热凝治疗；③如果已经具备这种治疗技术，在 SEEG 实施之前应先告知患者 SEEG 引导下射频热凝治疗的可能性；④SEEG 引导下射频热凝术治疗，并非随后再进行常规外科手术的禁忌证，对外科手术也没有不利影响；⑤致痫区常规外科切除手术，只要情况允许，优于 SEEG 引导下射频热凝治疗；⑥SEEG 引导下射频热凝毁损，为在两个相邻电极触点之间进行热凝。热凝触点的数量取决于目标区域的大小（未达成广泛共识）；⑦热凝电流强度应逐级增加，直至电流强度或电阻值突然归零。热凝持续时间应该<1 分钟；⑧在所有两个相邻电极触点间进行热凝之前，都必须先进行直接电刺激，以确保靶点毁损的安全性；⑨直接电刺激中出现运动障碍预示对此靶点实施热凝会导致类似功能障碍；⑩直接电刺激中出现非运动神经功能障碍提示热凝术受益/风险比有不确定性，这种情况必须根据个体情况做出评估；⑪对靶点附近电极触点直接电刺激引发运动神经功能障碍，同样预示热凝术的受益/风险比具有不确定性，也要根据个体情况做出评估；⑫在热凝过程中只要出现疼痛反应，应该及时停止操作；⑬在不需要全身麻醉的情况下，SEEG 引导下射频热凝的全部过程都必须进行临床神经功能监测；⑭SEEG 引导下射频热凝术通常在 SEEG 记录任务完成后进行；⑮SEEG 引导下射频热凝术结束之后，可以继续进行 SEEG 记录；⑯热凝靶点可以根据致痫区标识确定，如低波幅快活动 EEG、直接电刺激诱发癫痫发作等；⑰热凝靶点的确定不能只依靠间歇期电活动，除非支持局灶性皮质发育不良的电生理证据充分；⑱SEEG 引导下射频热凝术所使用的偶极子由发作期电活动确定，偶极子可能位于灰质(致痫区)或白质(扩散通路)内；⑲在 SEEG 实施过程中，为确保 SEEG 引导下射频热凝术的最佳疗效，在假定癫痫发作起始区内可以额外多植入电极（未达成广泛共识）；⑳如果位于深部灰质异位的致痫区已经明确，SEEG 引导下射频热凝术为一种选择性治疗方法；㉑癫痫相关的下丘脑错构瘤，SEEG 引导下射频热凝术为其选择性治疗方法，尤其是在外科切除或者离断无法实施或风险太大（考虑到下丘脑错构瘤的解剖位置或体积）的情况下；㉒颞叶癫痫优先选择外科切除治疗，而并非 SEEG 引导下射频热凝术，原因是外科术后疗效更好，更持久；㉓对于热凝术后癫痫复发病例，SEEG 引导下射频热凝术可以重复实施；㉔如果 SEEG 引导下射频热凝术后癫痫症状获得改善，至少部分改善、持续时间不少于 2 个月，预示传统外科切除术治疗会取得满意疗效（未达成广泛共识）；㉕如果致痫区经过确认非常局限，SEEG 引导下射频热凝术可为传统外科切除的一项替代疗法（未达成广泛共识）；㉖SEEG 引导下射频热凝术不必在麻醉下进行，以便在术中进行临床神经功能监测。

立体定向脑电图方法，不仅在癫痫致痫区的定位及特殊致痫灶的治疗方面发挥了重要价值，同时为大脑高级脑功能的研究打开了一扇大门。

2. 迷走神经刺激术（VNS） 对于不适合治愈性切除术的药物难治性癫痫患者或者从手术中获益不足的患者，VNS 疗法是一种有效的神经调控疗法。VNS 通过改变神经递质的表达和释放，增加脑血流量，以及对发作期脑电图的去同步化等机制发挥控制癫痫作用。

多项临床研究证实，VNS 可减低大于 30%患者的癫痫发作频率达 50%以上，并且在长期随访中获益更大。VNS 是儿童难治性癫痫的合理手段之一。特别对于某些特殊癫痫综合征：如伦诺克斯-加斯托综合征（Lennox-Gastaut syndrome，LGS）、婴儿严重肌阵挛癫痫（Dravet 综合征）、雷特综合征（Rett 综合征）（*MECP2* 基因突变）及有自愈性的癫痫综合征，在脑发育的关键期需要一种毒副作用少且创伤小的疗法，给生长发育争取窗口期。若患儿已经在使用生酮饮食治疗，在（主动/被动）退出生酮饮食治疗后，及早推荐 VNS 或 VNS 结合生酮饮食，还可有协同效应。另外结节性硬化、创伤后癫痫、频繁大发作、癫痫持续状态、需要急诊医治的、服药依从性差、发作频率 2～3 次/月，需要考虑抗癫痫药副作用等情况，也可考虑 VNS 治疗。在一项 VNS 术后随访 10 年的研究中，难治性患者在发作频率降低方面持续好转，且 10 年来未出现治疗抗性。置入时间越长疗效越好，2 年有效率为 60%，8 年平均发作减少 76%。

2008 年中国获得了 VNS 治疗癫痫的许可，VNS 已作为中国癫痫专科医生治疗难治性癫痫的选择之一。特别在儿童难治性癫痫的治疗中，VNS 发挥着重要作用。

VNS 除用于治疗难治性癫痫外，还可治疗重症抑郁。未来需要更多的临床实践来评价 VNS 治疗重症抑郁的临床疗效和患者生活质量的改善。

3. MRI 导引下立体定向激光消融术 其发展为较大的、多种形状的致痫灶治疗提供了潜在的方法。

4. 重复神经刺激（RNS）系统置入式"闭环"脑电刺激治疗顽固性局灶性癫痫 神经刺激法治疗顽固性局灶性癫痫安全、有效，其中 RNS 系统由美国 Neuropace 公司发明并生产，用于治疗顽固性、药物抵抗性（＞2 种抗癫痫药物）、局灶性（≤2 个癫痫灶）成人癫痫。Gregory K.Bergey 博士等于 2015 年 2 月在 *Neurology* 上发表文章，介绍了一项 RNS 系统用于治疗顽固性局灶性癫痫的多中心、开放性、前瞻性临床试验中期实验结果，该项研究主要记录患者癫痫发作频率、无癫痫发作持续时间、生活质量和 RNS 系统置入后的安全性。256 例患者以 RNS 系统置入时间为起始点，平均随访 5.4 个置入年（5 周～9.6 年）。结果显示，置入后第一个月 34.2%的患者癫痫发作频率减少，第二个月上升到 38.1%；置入后 1 年、2 年、3 年和 6 年癫痫发作减少的患者比例分别达到 44%、53%、60%、66%。但没有患者达到癫痫治愈。RNS 系统植入 1 年后患者生活质量得到明显改善，并在以后 5 年持续存在。而术后不良事件仅发生在 2.4%的患者中，最常见的是软组织感染。

该项研究结果证实,RNS 系统植入通过反应性电刺激能够有效治疗顽固性局灶性癫痫。不久的将来置入式"闭环"神经电刺激的新方法可能进入我国临床，得以推广。

五、其他治疗手段

癫痫致痫灶的定位愈发精准，得益于显微外科、医学影像学及电生理学等技术的发展及进步。一部分非开颅、小创伤的治疗方式也逐渐兴起。现代医学中神经调控技术、脑深部电刺激技术也具有一定的疗效。神经干细胞治疗、基因治疗亦投入了研究，但目前仍处于实验研究阶段，尚未投入临床使用。

另外，我国传统医学对中成药治疗癫痫的研究热度不减，提出中西医结合治疗癫痫的方式明显优于单纯抗癫痫药治疗，对于改善患者的生活质量、改善症状具有优势。

六、前景与思考

癫痫的诊断及治疗一直是医疗界的难点及热点。在我国服用抗癫痫药的患者中，有很大一部分存在诊断不明确或治疗不规范的现象。这种局面的影响因素非常多，如患者及其家属缺乏科学认识、过度担心抗癫痫药的副作用以致乱停、乱用药物，专科癫痫诊疗医师数量不足，普遍存在诊断、分类不准确，治疗不规范及选药不恰当等问题，这都加大了癫痫的诊治困难。而目前西医对癫痫的治疗主要以药物控制为主，但对许多新型抗癫痫药的作用机制仍有待进一步研究。即便非药物治疗方法为部分癫痫患者提供了新的治疗途径，但在国内的发展无确定公认的临床适应证和禁忌证，且有效性和安全性有待进一步研究。

目前传统的药物治疗方式仍是癫痫治疗的主要及必要手段，癫痫及外科的发展也为治疗提供了另一条思路；而传统医学对癫痫的思考经过历史的沉淀及现代的加工发展，具有自己的特色及专长，癫痫的中西医结合治疗可能为难治性癫痫的诊疗提供了开拓的视野，为癫痫患者提供了更多治疗选择。

（隋立森　蔡业峰　胡湘蜀　余佳彬）

参 考 文 献

陈建行，张帆，贾瑞梅，等. 2017. 电压门控钙通道在癫痫中的作用[J]. 脑与神经疾病杂志，25（5）：323-325.

郭丽冰，吴志刚，李济田，等. 2013. 传统与新型抗癫痫药物治疗新诊断癫痫患者的一年保留率比较[J]. 海南医学，24（13）：1895-1897.

江涛. 2018. 神经外科功能区定位技术助力"脑计划"研究[J]. 中华神经外科疾病研究杂志，17（5）：385-386.

李路明. 2017. 癫痫的神经调控治疗进展与中国脑计划[C]. 中国抗癫痫协会. 第七届 CAAE 国际癫痫论坛论文汇编. 厦门.

吴江红，任栓成，杨秀明，等. 2013. 电压门控钠离子通道与癫痫[J]. 国际病理科学与临床杂志，33（3）：240-245.

肖文，李臣鸿. 2016. GABA 紧张性抑制电流及其对癫痫的功能性研究[J]. 科教导刊（下旬），（4）：50-51.

杨丽白，蔡晓冬，周列民，等. 2017. SPAK 参与药物抗性癫痫小鼠海马神经元 GABA 信号的功能重塑[J]. 中西医结合心脑血管病杂志，15（23）：2980-2986.

臧轲君，刘学伍，苏永鑫，等. 2018. 精准医学在癫痫诊疗中的临床应用进展[J]. 精准医学杂志，33（4）：374-376.

张小伟. 2017. 新型抗癫痫药物的研究进展[J]. 临床合理用药杂志，10（33）：180-181.

张玉凤，张利华，李亚军，等. 2018. 精准医学在癫痫中的应用[J]. 脑与神经疾病杂志，26（1）：61-64.

张钰汇，郝丽英，郭凤. 2015. 癫痫电压门控性钙通道辅助亚基的研究进展[J]. 解剖科学进展，21（6）：670-673.

Asadi Pooya AA，Razavizadegan SM，Abdi-Ardekani A，et al. 2013. Adjunctive use of verapamil in patients with refractory temporal lobeepilepsy：a pilot study[J]. Epilepsy Behav，29（1）：150-154.

Astori S，Wimmer RD，Prosser HM，et al. 2011. The Cav3.3 is the major sleep spindle pacemaker in thalamus[J]. Proe Natl Acad Sei USA，108（33）：13823-13828.

Bomben VC，Aiba I，Qian J，et al. 2016. Isolated P/Q Lcalcium channel deletion in layer VI corticothalamic neurons generates absence epilepsy[J]. J Neurosci，36（2）：405-418.

Bottomley JM，LeReun C，Diamantopoulos A，et al. 2019. Vagus nerve stimulation（VNS）therapy in patients with treatment resistant depression：A systematic review and meta-analysis[J]. Compr Psychiatry，98：152156.

Cain SM，Snutch TP. 2013. T-type calcium channels in burst-firing，network synchrony，and epilepsy[J]. Biochim Biophys Acta，1828（7）：1572-1578.

Casillas-Espinosa PM，Hicks A，Jeffreys A，et al. 2015. Z944，a novel selective T-type calcium channel antagonist delays the progression of seizures in the amygdala kindling model[J]. PLoS One，10（8）：e0130012.

Catterall WA，Kalume F，Oakley JC. 2010. NaV1.1 channels and epilepsy[J]. J Physiol，588（Pt 11）：1849-1859.

Christopher MD，Daniela M，Rajarshi M，et al. 2017. Ranking the Leading Risk Factors for Sudden Unexpected Death in Epilepsy[J]. Frontiers in Neurology，8（473）：1-6.

Durmus N，Kaya T，Gültürk S, et al. 2013. The effects of L type calcium channels on the electroencephalogram recordings in WAG/RIJ rat model of absence epilepsy[J]. Rev Med Pharmacol Sci，17：1149-1154.

Egri C，Vilin YY，Ruben PC. 2012. A thermoprotective role of the sodium channel β1subunit is lost with the β1（C121W）mutation[J]. Epilepsia，53（3）：494-505.

Elliott RE，Morsi A，Tanweer O，et al. 2011. Efficacy of vagus nerve stimulation over time：review of 65 consecutive patients with treatment-resistant epilepsy treated with VNS＞10 years[J]. Epilepsy Behav，20（3）：478-483.

Eugen T，Patrick K，Byungln L，et al. 2019. Epilepsy in Asia：Disease burden，management barriers，and challenges[J]. Epilepsia，60（S1）：7-21.

Gorter JA，Zurolo E，Iyer A，et al. 2010. Induction of sodium channel Nax（SCN7A）expression in rat and human hippocampus in temporal lobe epilepsy[J]. Epilepsia，51（9）：1791-1800.

Holland KD，Kearney JA，Glauser TA，et al. 2008. Mutation of sodium channel SCN3A in a patient with cryptogenic pediatric partial epilepsy[J]. Neurosci Lett，433（1）：65-70.

Imbrici P，Jaffe SL，Eunson LH，et al. 2004. Dysfunction of the brain calcium channel CaV2.1 in absence epilepsy and episodic ataxia[J]. Brain，127（Pt 12）：2682-2692.

Jesse E，Deirdre D，Tammy C，et al. 2019. Cannabis-based products for pediatric epilepsy：A systematic review[J]. Epilepsia，60：6-19.

Kevin PH. 2019. Medical Use of Cannabis in 2019[J]. JAMA，322（10）：974-975.

Klein JP，Khera DS，Nersesyan H，et al. 2004. Dysregulation of sodium channel expression in cortical neurons in a rodent model of absence Epilepsy[J]. Brain Res，1000（1/2）：102-109.

Laura V，Nuria L，Johnson PH，et al. 2019. Postconvulsive central apnea as a biomarker for sudden unexpected death in epilepsy（SUDEP）[J]. Neurology，92（3）：e171-e182.

Maejima T，Wollenweber P，Teusner Lu，et al. 2013. Postnatal loss of P/Q-type channels confined to rhombic-lip-derived neurons alterssynapfic transmission at the parallel fiber to purkinje cell synapseand replicates genomic Cacnala mutation phenotype of ataxia and seizures in mice[J]. J Neurosci，33（12）：5162-5174.

Martin MS，Tang B，Papale LA，et al. 2007. The voltage-gated sodium channel Scn8a is a genetic modifier of severe myoclonic epilepsy of infancy[J]. Hum Mol Genet，（23）：2892-2899.

Ogiwara I，Ito K，Sawaishi Y，et al. 2009. De novo mutations of voltagegated sodium channel αII gene SCN2A in intractable epilepsies[J]. Neurology，73（13）：1046-1053.

Papale LA，Beyer B，Jones JM，et al. 2009. Heterozygous mutations of the voltage-gated sodium channel SCN8A are associated with spike-wave discharges and absence epilepsy in mice[J]. Hum Mol Genet，18（9）：1633-1641.

Vogrig A，Joubert B，André-Obadia N，et al. 2019. Seizure specificities in patients with antibody-mediated autoimmune encephalitis[J]. Epilepsia，60（8）：1508-1525.

Weiergraber M，Henry M，Ho MS，et al. 2008. Ahered thalamocortieal rhythmicity in Ca（v）2.3-deficient mice[J].Mol Cell Neurosci，39（4）：605-618.

Xu JH，Long L，Wang L，et al. 2010. Nuclear localization of Ca（v）2.2 andits distribution in the mouse central nervous system，and changesin the hippoeampus during and after piloearpine-indueed statusepileptieus[J]. Neuropathol Appl Neurobiol，36（1）：71-85.

第二章 癫痫发作的病因及其影响因素

一、病因

（一）致病因素

1989 年，ILAE 根据癫痫发作的病因，将其分为三大类，即特发性（起病与年龄有关）、症状性、隐源性，成为指导癫痫临床实践的重要工具之一。到 2010 年版 ILAE 再将癫痫细分为遗传性、结构代谢性、不明原因性。最近 ILAE 提出了 2017 年版的 6 种病因分类方法，即按遗传性、结构性、代谢性、免疫性、感染性及不明病因进行分类。新的分类法进一步强调了癫痫发作病因的差异性、复杂性及可治性。针对不同病因采取对应的治疗策略，相对预后也存在差异。而值得提出的是，按照最新分类法，部分癫痫很难归因于其中任一种，可认为兼而有之。比如结构性病因主要指影像学上可见脑组织结构异常，推断为癫痫发作的基础。目前已知的有颞叶内侧癫痫与海马硬化、下丘脑错构瘤伴癫痫发作、Rasmussen综合征等。可以有明确的遗传因素，也可以是先天的，如皮质发育畸形。也可能是后天获得的，如感染、外伤、肿瘤后。

大多数人群发病率的研究提供了关于病因假设的信息，其中新诊断的病例仅有约 1/3有明确的病因。在儿童，先天性神经系统缺陷，如脑性瘫痪可能与癫痫有重要的病因关联，而脑血管疾病是发达国家成人中最常见的明确病因，大约占新发病例的 12%。孙悦教授团队对 306 例成人癫痫患者不同年龄段的病因学进行分析，研究结果提示，结构性病因占比最大，为 50.9%，而卒中后癫痫占 33.6%，尤其在老年组中比例较大，为 78.7%。

1. 遗传因素 像其他慢性疾病一样，癫痫发作也呈现出家庭聚集的倾向，普通人群的癫痫患病率为 0.3%～0.9%，原发性癫痫的家属中癫痫患病率为 19.8%～35%，个别高达69%，继发性癫痫的阳性家族史为 1%～4.5%。家庭聚集现象在热性惊厥中最为明显，患病个体的一级亲属中大约有 4 倍的相对危险度和 10%的绝对危险度。原发性癫痫，尤其是儿童时期就起病的GTCS，家庭聚集程度的总体水平的危险性在小于20岁的一级亲属中为3～5 倍。老年人或者部分性发作癫痫患者的家庭聚集水平呈下降趋势，推测其相对危险度接近 1.0。通过对双胞胎的脑电图和家系染色体研究为癫痫的遗传倾向提供了一定的证据。Miller 对 16 634 对双胞胎和他们的亲属的研究显示，单卵双生子同时患癫痫的概率比双卵双生子要大，且有统计学差异，但关于癫痫的遗传方式，至今尚无统一意见。近年来有多基因遗传的观点，认为致病基因无显、隐区别，需在许多基因积累效应共同作用的基础上发病。也有明确定位的相关基因，如 Fletcher 等证实了定位于 19 号染色体长臂上的*CACNLIA4* 基因是与失神发作有关的基因，Escayg 等报道在一些家族性癫痫和共济失调的小家系中发现钙离子通道 β4 亚基基因 *CACNB4* 存在突变，其癫痫发作类型包括青少年肌阵挛性癫痫、全面性癫痫、运动诱发的癫痫和周期性共济失调。调节神经元正常迁移的基因，如 *FLN1* 基因的突变可引起一种 X-连锁遗传的室周灰质异位综合征，导致癫痫发作。20q、1q 和 15q 上极少的多型性基因与夜间发作的额叶癫痫有关。γ-氨基丁酸受体和钙离子通道上的基因突变对儿童失神发作起作用。国内有研究观察颞叶癫痫患者和脑外伤患者编码内向整流钾离子通道蛋白的 *KCNJ4* 基因表达的差异，阐明内向整流钾离子通道编码基因下调可能是难治性颞叶癫痫发生、发作的基础。癫痫表现型的家庭多样性和全身发作型癫痫较多地表现在热性惊厥患者中，提示有多种不同的具有癫痫发作素质的等位基因存在，国内有研究探讨 *GABRG2* 基因的突变及多态性与 GEFS+ 之间的关系。该研究发现外显子 8 的 *K289M* 基因突变及外显子 5 的单核苷酸多态性（SNP）C540T 在研究人群中突变率比较低。外显子 5 的 SNP C588T 在 GEFS+ 病例组与正常对照组之间有明显差异，可能与 mRNA 二级结构变化影响其稳定性导致功能异常有关。由此推测，该构象的改变可能会引起相关蛋白表达水平的变化从而影响功能，并且可能为 GEFS+ 的病因学研究提供依据。临床上也观察到许多常见的癫痫合并有先天遗传性疾病，如结节性硬化、神经纤维瘤病、家族性黑矇性痴呆、异染性脑白质营养不良等多基因遗传性疾病。

2. 围产期损伤 围产期缺氧是导致癫痫的一个重要原因，2017 年 McDonoughd 教授团队研究显示，55 例患儿因围产期缺氧，其后诊断为缺血缺氧性脑病，随访 2 年后发现出现癫痫的病例达 9 例，所占比例为 16.4%。其导致癫痫的原因可能与缺氧性脑损害有关，以皮质损害为主，同时与脑实质结构损害、兴奋递质与抑制递质失衡有关。因此，积极预防围产期缺氧是一个重要的防止癫痫发生的保护因素。

产前损伤主要包括：物理因素，如 X 线照射；有毒物质，如吸毒、吸烟、饮酒和摄入致畸药等。孕妇营养不良、高血压、心脏病、贫血和感染性疾病等都可引起胎儿发育障碍。此外，风疹、疱疹、巨细胞病毒和其他可通过胎盘的病原微生物感染都可能导致胎儿出生后癫痫发作。产时损伤如产钳助产、吸引产、产后窒息、胎位不正、产伤、早破水、过期产和吸入性肺炎等均可增加癫痫的风险性，以上因素是否与癫痫发作有直接因果关系尚需进一步证实。

3. 发育缺陷 5.5% 的初发癫痫病例和 18% 的有原因的癫痫病例都和发育缺陷有关，是儿童中最重要的继发性因素。每 1000 个存活的婴儿中有 3～6 个是脑瘫和（或）中重度精神发育迟滞，其中有 1/3 会发生癫痫。所以，脑瘫和精神发育迟滞应该被考虑为导致神经性残疾和癫痫的重要因素。具有脑瘫和精神发育迟滞的儿童在进入成年阶段后癫痫发生率呈现出增长的趋势。成人中的 Down 综合征，同样也可以被认为是一种退行性改变的病因，这类患者中的癫痫患病率随年龄增加增长迅速，从 18～29 岁人群中的大约 5% 上升到 50～60 岁人群中的 50%。一项最新研究表明，癫痫母亲自发性的流产会导致其后代癫痫发生的危险性上升 4～5 倍。

4. 高热惊厥史 许多研究显示了高热惊厥与癫痫之间的关系。印度的一项研究证实了高热惊厥史是癫痫的独立危险因素（OR=6.45；95%CI：1.45～28.66）。Slovitor 和 Pedley 提出，由遗传因素决定的隐匿型海马畸形是许多高热惊厥患儿继发海马硬化及难治性颞叶癫痫的共同病因。另有研究表明，每次高热惊厥的发生都会使癫痫再发率提高 18%，体温每升高 1℃，再发癫痫的危险性增加 1 倍，而年龄、性别、首发类型、首发体温、家族史都与再发率无关。

5. 脑外伤和颅脑手术　脑外伤和脑瘤是青壮年时期癫痫的主要病因。有研究表明，脑外伤后癫痫平均发病率约为 30%。通常颅脑损伤程度越重，癫痫发生率越高。在军队服役期间头部受穿通伤者患癫痫的危险性是一般人群的 500 倍。相反，脑损伤后意识或记忆丧失在 30 分钟以下者并不增加患癫痫的危险性。据统计，闭合性颅脑损伤中轻度外伤、脑震荡及伴有神经症状者癫痫的发生率分别为 8.5%、11.9%和 26.6%，而开放性颅脑损伤中有硬脑膜穿通而无神经症状、脑膜穿通有神经症状和脑膜穿通没有显著并发症的癫痫发生率分别为 17.4%、34.2%和 50.5%。此外，癫痫的发生与外伤部位也有关系，Cox 模型显示脑外伤早期有癫痫并有单纯的颞叶或额叶病灶，其癫痫的发生率为 8.58%，是无上述部位病灶者的 3.43 倍。1 个月内有脑电图改变的患者其患癫痫的危险度是无变化者的 3.49 倍。在脑瘤患者中，癫痫发病率为 18%～30%，其中以癫痫为首发症状的占 10%左右。癫痫发病率的高低与肿瘤的部位有关，一般认为幕上肿瘤比幕下肿瘤的癫痫发病率高。癫痫是颅脑手术后的一种常见的并发症，其发生率根据病变的性质、部位，术前病情的轻重，手术入路及术后是否有后遗症等情况而异。

颅脑外伤术后患者继发性癫痫的发生主要与以下因素有关：①颅脑外伤患者多有脑软化灶形成，导致异常放电，而脑神经元异常放电是引起继发性癫痫的主要因素之一；②术中刺激及手术方式：手术过程中牵拉脑组织，硬脑膜剥离时会破坏硬脑膜的完整性，改变颅内压力，导致脑皮质损伤，引发颅内血肿；③颅脑外伤会导致神经功能损伤，促炎因子能促进氧自由基及一氧化氮的生成，增加血脑屏障的通透性，加速神经细胞凋亡。

6. 脑血管病　脑卒中与癫痫的关系密切。Kanner AMM 教授研究结果提示，卒中后癫痫约占全部癫痫患者的 11%。Carla B 和 Hugo M 教授曾进行一项前瞻性的研究，通过长达 24 个月的随访，新发卒中患者被发现超过 20%的脑电图有异常痫样放电，所以他们认为卒中后癫痫发病率可能被低估。其发病机制与多种因素有关，脑卒中早期癫痫发作被认为是由局部细胞生化功能障碍引起的，可能与受损区域急性代谢紊乱及兴奋性神经递质的异常释放有关。急性缺血性脑卒中会破坏血脑屏障导致离子通道功能障碍，扰乱神经递质的稳态，谷氨酸的细胞外浓度增加，导致继发性神经元损伤和癫痫样放电。一些动物模型实验证实新皮质和海马中膜特性的改变和神经元群体的兴奋性增加，从而推测脑卒中后早发性癫痫发作是由梗死周围去极化，离子位移后降低兴奋阈值引起的。而出血性脑卒中转化后的含铁血黄素沉积可能导致神经元兴奋性增加，从而产生刺激性电活动。卒中晚期癫痫发作机制则与早期癫痫发作不同，认为是由大脑继发性不可逆损伤后选择性神经元丢失，神经胶质瘢痕形成，突触可塑性改变，形成新的异常网络导致神经元过度兴奋和同步放电引起的。

脑血管病是老年期癫痫发作的主要原因。国外有研究发现，大于 65 岁的所有的新近诊断为癫痫发作的患者中，有 55%与急性发作的脑血管疾病或其后遗症有关。脑血管疾病的发生率随着年龄的增长而增加。75 岁以后脑血管病的年发病率高于 1%，这也是老年期癫痫发生率陡增的主要原因。1985～2003 年广州、河南、北京和江苏的病例报道卒中后癫痫的发生率为 7.2%～8.9%。

据统计，各型脑血管病的癫痫发生率为：脑出血 4.5%～17.6%，蛛网膜下腔出血 6.2%～19.2%，脑血栓 3.9%～15.6%，脑栓塞 9.3%～18.2%，短暂性脑缺血发作 4.5%～5.5%。出血性脑血管病发病后 1 日内出现癫痫发作者占 80%，缺血性者占 50% 以上。卒中后发生迟发性发作的比例为 3%～8%。卒中后 1 年内癫痫的累积发生率是 3%，5 年内发生率大概在 5%。我国香港的一项研究报道了卒中后癫痫的发作类型。在早发性（<2 周）痫性发作中，以 GTCS（43.8%）和简单部分性发作（37.5%）为主；而在迟发性痫性发作（>2 周）中，以 GTCS（72.2%）和简单部分性发作继发全身发作（22.2%）为主。

癫痫的发生与脑卒中引起的皮质损害关系密切，且多灶多叶损害者癫痫发生率高。CT 或尸检发现的脑卒中引起的脑皮质损害是迟发性癫痫发作的预兆。1987 年，Olsen 报道了卒中后 2 年的癫痫发作发生率是 9%。23 个有皮质损害的患者中，有 6 个发生了癫痫，42 个皮质下损害的患者中只有 1 个发生迟发性癫痫发作，而 12 个没有损害的人都没有发生迟发性癫痫发作。

7. 神经系统感染 人类感染的寄生虫可通过直接侵犯脑组织引起颅内病变或通过引发相关炎症反应及免疫反应间接引起脑病，最终导致各种神经系统临床症状，癫痫是其中常见表现之一。以前认为，有 1%～5% 的癫痫病例与中枢神经系统感染有关，如脑囊虫、疟疾、脑炎、脑膜炎、脑脓肿等。在南美，中枢神经系统感染是癫痫最常见的病因。感染尽管经常发生在孩童时期，但也是 15～64 岁年龄组人群发生癫痫的主要因素。中枢神经系统感染后的存活者发生癫痫的危险性是一般人群的 3 倍，并且与发生感染的年龄无关，但是危险性却因感染类型和早期临床表现的不同而有较大的变化。

目前普遍认为脑囊虫病是癫痫的最主要的原因。这一疾病也频繁出现在有大量移民的发达国家。一项美国的研究显示，有 2.1% 癫痫患者是由脑囊虫病所致。在疟疾和病毒性脑炎患者中常见惊厥性发作和癫痫持续状态，病死率较高。病毒性脑炎使癫痫发作的危险性增加 10 倍，而且在感染后至少持续 15 年。对于有脑炎和早期癫痫发作的患者，在感染后的前 5 年发生癫痫的危险性是 10%，前 20 年是 22%。在没有早期癫痫发作的脑炎患者中，20 年内的非诱发性癫痫发作的危险性是 10%。国内一项对流行性乙型脑炎的长期随访研究表明，2.6% 的患者在感染后有早发的癫痫，而 10.3% 的患者在患病后 3～17 年出现了迟发的癫痫。无菌性脑膜炎后发生癫痫的危险性并没有明显增加，细菌性脑膜炎后癫痫发作的危险性大约增加 5 倍，而且大部分是感染后的前两年发生的。在有癫痫早期发作和没有早期发作的病例中，细菌性脑膜炎后 20 年内迟发癫痫发作的危险性分别是 13% 和 2%。

所有累及中枢神经系统的寄生虫病皆可导致癫痫发作，其机制可能是寄生虫直接侵犯脑组织引起颅内占位性病变或局部脑组织损害，也可能是其引发相关的炎症反应或免疫反应所致。进一步探寻寄生虫病癫痫发生的重要标志物，对阻止或延迟癫痫发作具有重大意义。

8. 免疫 目前研究已经证实细胞免疫和体液免疫均参与癫痫的免疫致病过程。既往相关研究发现，近 1/5 的癫痫患者可能存在自身免疫性疾病，20% 的隐源性癫痫及难治性癫痫与自身免疫因素有关或者可能有自身免疫学病因。发病机制可能是病原体成分与中枢神经系统成分类似，导致中枢免疫系统激活，从而导致癫痫发作。系统性免疫疾病累及中枢神经系统时也可能导致癫痫发作，最常见的有系统性红斑狼疮和抗磷脂抗体综合征等。因此，对于感染后、既往系统性免疫性疾病或有外周肿瘤存在的情况下，出现药物难以控制的不明原因癫痫发作时也应考虑到免疫方面致病可能。

9. 神经系统退行性疾病 神经系统退行性疾病的发生率随年龄的增加而增加。癫痫患者中，与退行性疾病有关的约占 2%，与其他原因相关的约占 6%。在 70～79 岁和大于 80 岁的人群中，每年分别有 0.5% 和 2% 的人患阿尔茨海默病（Alzheimer's disease，AD）。这个疾病使癫痫发生的危险性增加了 10 倍，而且估计 10% 晚期 AD 患者最终会发生癫痫。尽管通常认为癫痫与神经元有关，但是脱髓鞘病变的患者癫痫发作的危险性较高。近年来许多报道及临床资料表明，多发性硬化也是癫痫的危险因素，5% 的多发性硬化患者有癫痫发作，其发生率是正常人群的 3 倍。

10. 中毒 许多外来或内生物质中毒均可以导致癫痫，如乙醇、高浓度氧、士的宁、尼可刹米过量及某些抗精神病药使用过量。此外，有报道青霉素刺激大脑皮质可以引起癫痫，使用西司他丁等也可以导致癫痫发作。内生毒物如肾衰竭和子痫时容易出现癫痫持续状态。此外，锗、锂中毒也可诱发癫痫，人体静脉注射 $600mg/m^2$ 的锗即可引起癫痫全身性发作。

11. 代谢 代谢性因素导致癫痫可能存在两个方面的原因。一方面，脑内葡萄糖代谢降低或葡萄糖转运能力下降所引起的糖代谢障碍，可通过直接或间接途径导致癫痫发生；另一方面，氨基酸代谢途径和信号通路的改变均可影响氨基酸水平失衡，干扰神经电生理平衡而致癫痫发作。此外，人体内激素水平如雌、孕激素可分别增强及降低皮质海马神经细胞的兴奋性，N-甲基-D-天冬氨酸受体 1（NMDAR1）亚单位的 mRNA 水平使惊厥易感性增加，导致癫痫发作。

12. 其他 有研究表明，高血压可增加癫痫的危险性。有学者认为，地理环境、季节差异、社会经济因素都可成为癫痫的危险因素。癫痫还有很多诱发因素，如发热、过量饮水、过度换气、饮酒、睡眠剥夺、过度疲劳、饥饿、低血糖、使用某些药物（如贝美格、戊四氮、丙米嗪、可卡因及某些抗癫痫药等），各种感觉因素，如视、听、嗅、味、前庭和躯体受到特定的刺激可引起反射性癫痫。此外，精神因素也可以引起癫痫发作。有人发现有 11 种可诱发癫痫的植物，以桉树、茴香、牛膝草和迷迭香等有特殊气味的植物为代表。以上这些诱因都可使身体内环境发生暂时性变化造成致痫阈值的一过性降低而导致癫痫发作。

（二）病理改变

癫痫是一种存在多种病因、多种病理改变的神经系统疾病，往往严重影响患者家庭生活及学习质量。成人癫痫病理改变主要存在海马硬化、局灶性皮质发育不良（focal cortical dysplasia，FCD）、脑血管畸形、低级别肿瘤、炎性改变或缺血损伤等。既往相关研究表明，癫痫致痫灶存在多种病理形态学改变。从组织学观察发现：神经细胞数量逐渐减少，相继变性、坏死，存在嗜神经细胞现象及胶质细胞增生的情况。从超微结构观察发现，神经元核膜模糊，胞质浓缩明显，细胞器数量减少甚至消失；细胞器内线粒体模糊肿胀，线粒体嵴模糊不清，可能存在部分脱失，内质网扩张明显；有髓纤维粗细不均，纵横扭曲明显，排列紧密、紊乱，髓鞘板层结构存在部分模糊不清。从光镜下观察发现，有毛细血管扩张充血、神经细胞不同程度变性和坏死、胶质细胞明显增生等现象。从透射电镜观察发现，神经细胞质水肿明显、细胞器数量减少、线粒体肿胀、粗面内质网扩张；同时可能存在有髓神经髓鞘明显增生、板层结构分层现象等。

1. 海马硬化　目前对颞叶癫痫患者脑组织微观结构的研究已达亚细胞水平。光学显微镜下观察发现，颞叶癫痫病灶多表现为海马结构萎缩、神经元缺失、脑皮质分层紊乱、胶质细胞增生等。在电镜下观察可发现神经细胞坏死、变形，细胞质线粒体空化，粗面内质网扩张，部分神经细胞皱缩变形，细胞核膜破裂等。此外，电镜下还可观察到明显的轴索内线粒体致密化或肿胀，微管、微丝排列紊乱，脂褐素沉积，部分可见星形胶质细胞增生，毛细血管或小血管外形不规则，甚至出现基底膜增厚、内皮细胞水肿等。

2. FCD　国际抗癫痫联盟在 2011 年提出将 FCD 分为Ⅰa、Ⅰb、Ⅱa、Ⅱb、Ⅲa、Ⅲb、Ⅲc、Ⅲd 型。FCDⅠa 型是指出现皮质分层紊乱等结构性异常，可以伴有轻度皮质发育不良；FCDⅠb 型出现大型或未成熟神经元，但不存在畸形神经元；FCDⅡa 型指出现畸形神经元和结构性异常神经元；FCDⅡb 型指伴有气球样细胞出现；FCD Ⅲ型指皮质分层异常与某个责任病变相关，又分为 4 个亚型，FCD Ⅲa 型与海马硬化相关、FCD Ⅲb 型与肿瘤相关、FCD Ⅲc 型与血管畸形相关、FCD Ⅲd 型与其他早年获得的责任病变相关。

3. 脑血管畸形　既往研究脑血管畸形病理组织发现巨大的透明样血管通道，周围包绕载满铁黄素的巨噬细胞。

4. 炎症损伤　主要表现为血管周围淋巴细胞增多呈袖套状，小胶质细胞浸润增多，常衍变成泡沫状的吞噬细胞，伴或不伴有嗜神经作用和胶质瘢痕；在瘢痕内和周围的脑组织中，可见神经元变性和胶质细胞增生等非特异性病理改变。变性丢失的神经元的突起并不随着胞体的消失而消亡，残存的神经元突起可能参与突触重组最终形成致痫灶。

5. 颅内肿瘤　肿瘤引起的病理改变为肿瘤组织伸入脑组织并"分割"脑组织呈岛状或半岛状，发现表面神经元变性，包括核固缩、胞质溶解，并出现噬节和卫星现象等。

二、发病机制

癫痫发作的类型十分复杂，但有共同点，即脑内某些神经元的异常持续兴奋性增高和阵发性放电。这些神经元兴奋性增高的原因及这些兴奋性如何扩散至今尚不清楚，但突触间兴奋性传递障碍可能与之有关，主要有如下假设。

（一）血-脑脊液屏障的破坏

在目前提出的观点中，血脑屏障（blood brain barrier，BBB）的破坏是被研究和验证最多的假设。最近的研究表明，BBB 的破坏既是癫痫发作的原因也是其后果，是导致癫痫发作的重要因素。BBB 的功能障碍与卒中、脑创伤及慢性神经变性疾病（如阿尔茨海默病和帕金森病的脑损伤）密切相关。在 BBB 破坏后，白蛋白（albumin，ALB）进入脑实质，直接与星形胶质细胞上的转化生长因子-β（transforming growth factor beta，TGF-β）受体结合，并随后激活星形胶质细胞中的 TGF-β 信号。活化的星形胶质细胞通过钾离子通道 4.1

（inwardly rectifying potassium，Kir4.1）和谷氨酸转运蛋白（glutamate transporters，GT）降低突触间隙中钾离子和谷氨酸的摄取，增加细胞外钾离子和谷氨酸诱导神经元的兴奋性。此外，外渗凝血酶也在增加脑电活动和诱发癫痫发作中起重要作用，这可能是由星形胶质细胞中凝血酶与蛋白酶激活受体-1（protease-activated receptor-1，PAR-1）结合而介导的。一方面，一些研究人员认为 TGF-β 具有神经保护作用，因为卒中后 TGF-β 活化可增加 BBB 的完整性，并诱导非炎性免疫球蛋白同种型 IgG4 和 IgA。因此，TGF-β 与癫痫之间的联系仍有争议。另一方面，癫痫发作促进了 BBB 的破坏。星形胶质细胞和小胶质细胞被激活，导致促炎细胞因子[如白细胞介素（interleukin-1b，IL-1b）和高迁移率族蛋白 1（high mobility group box 1protein，HMGB1）]的释放及癫痫发作阈值的降低。活化的微血管细胞分泌的肿瘤坏死因子 α（TNF-α）、IL-6 和 IL-1b 可引起 BBB 的破坏。此外，小胶质细胞可增强星形胶质细胞的 TGF-β 信号。癫痫发作可能导致脑的继发性不可逆持续性损伤，而这种脑损伤将会引起癫痫发作的阈值降低，而阈值降低又在一定程度上意味着癫痫复发风险的升高。

（二）神经递质的失平衡

神经递质的失平衡可能是癫痫发生的原因，GABA 是中枢神经系统主要的抑制性递质，GABA 受体介导 CL⁻跨膜通过，发生膜的去极化，抑制神经细胞的兴奋性。GABA 受体还通过钾离子通道与细胞内鸟苷三磷酸的蛋白结合，特异性调节以增加细胞的去极化。因此皮质中许多 GABA 能神经元通过前置与反馈通路的相互作用控制神经细胞的兴奋性活动。谷氨酸是脑内主要的兴奋性递质，它通过许多受体亚型而兴奋神经元。NMDA 受体是一种离子型受体，它的拮抗剂有抗痫作用，而它的受体协同剂则有致痫作用。因此，脑内 GABA 受体兴奋性与 NMDA 受体兴奋性的失平衡是致痫的主要递质基础，而这两种受体功能的失平衡又由神经元突触传递的离子通道异常所致。

神经细胞在缺血缺氧情况下，会释放大量的谷氨酸及其他神经递质，包括多巴胺和 5-羟色胺。谷氨酸是主要的兴奋性毒性神经递质，通过各种受体包含 AMPAR、红藻氨酸和 NMDA 起作用。过量的细胞外谷氨酸可能会激活 AMPAR 和 NMDAR 进而造成神经细胞的损伤。这种损伤是通过谷氨酸盐离子通道的激活引起 Ca^{2+} 和 Na^+ 的细胞内流诱导的。

（三）轴突发芽

轴突发芽（axonal sprouting）可能是神经元异常放电的形态学基础。在人和动物的各个脑区，以海马 CA3 区的锥体神经元最易发生痫样活动。而齿状回的颗粒细胞上由于存在许多抑制性突触，从而抑制痫样放电的产生。海马硬化的病理改变中发现有苔藓状纤维发芽（mossy fiber sprouting，MFS）现象。电刺激正常海马切片的颗粒细胞不能引起痫样放电，但在有 MFS 改变的海马切片中 87% 的颗粒细胞可引起痫样放电。在应用红藻氨酸处理致痫动物模型的海马切片中可以看见 MFS。若以微量谷氨酸激活齿状回的颗粒细胞，有 64% 的细胞出现兴奋性后突触电位频率的增高，这说明 MFS 使齿状回的颗粒细胞间建立了返回性兴奋性突触回路。局部外伤或药物刺激可能促使皮质 MFS 的形成，从而在神经元间形成返归性兴奋性突触回路而促使发生痫样活动。

（四）遗传因素

遗传因素是癫痫发生的内因，外因通过内因起作用亦是癫痫发生的基础。众所周知，许多癫痫患者有家族倾向。许多研究已证明了某些癫痫的遗传基因和基因定位。例如，良性家族性新生儿惊厥（benign familial neonatal convulsions，BFNC）系由位于 20q13.3 和 8q24 位置上的钾离子通道基因 *KCNQ2* 和 *KCNQ3* 突变所致，K^+电流的减弱可诱发病性发作。常染色体显性遗传夜间发作性额叶癫痫（autosomal dominant frontal lobe epilepsy，ADNFLE）与位于 20q13.2 上编码烟碱型乙酰胆碱受体（nAChR）α4 亚单位的钙离子通道基因（*CHRNA4*）突变有关。近年来又发现位于 1 号染色体上编码 nAChR β2 亚单位的 *CHRNB2* 基因突变也与 ADNFLE 的发生有关。位于突触前膜上的有些 AChR 具有促进末梢释放 GABA 的功能，在基因突变后 Ca^{2+}经受体通道的内流减少，使突触的 GABA 释放减少，降低了抑制性递质而诱发病性发作。近期的研究还发现，特发性颞叶癫痫与钾离子通道基因改变的关系也十分密切，编码内向整流钾离子通道的 *KCNJ4* 基因在特发性 TL 患者脑内表达水平明显下调，这种改变很可能导致神经细胞对过度 K^+负荷的缓冲能力下降，细胞兴奋性增加，最终导致异常放电的发生。家族性 GEFS+系由 2q24～q33 位置上的 *SCN1A*、*SDN2A*、*SCN3A* 基因簇和 19q13.1 位置上编码钠离子通道亚型 β1 亚单位的基因（*SCN1B*）突变，使得钠离子通道兴奋失活不能、神经元的去极化不能限制而致病；另外，有研究发现该综合征还与 GABA 受体变异有关，其中，特别是编码 GABA 受体 Y2 亚单位的 *GABRG2* 基因突变是目前较为肯定的与 GEFS+发生有关的遗传学证据。近年来的研究在散发性 GEFS+病例中也检测到 *GABRG2* 基因的多态位点 C588T 等位基因频率与正常对照组比较有明显差异，突变前后其二级结构发生明显变化，破坏了 mRNA 二级结构的稳定性，引起相关蛋白表达水平的改变从而影响功能。此外，尚有家族性成年肌阵挛发作与 8q、19q*SCN1B* 基因突变、良性中央回发作与 16q 等部位的基因异常有关。

（五）离子通道病学说

离子通道病学说在遗传性癫痫发病机制中的重要性不言而喻，越来越多的研究表明，离子通道的改变是引起神经元内在兴奋性不平衡的物质基础。大部分遗传性癫痫的分子机制为离子通道或相关分子的结构或功能改变，离子通道改变在继发性局灶性癫痫的发病中也起着重要作用。目前研究已明确与癫痫密切相关的离子通道如下。

1. 钾离子通道异常　目前在人类已证实 M 型电压门控钾离子通道抗体（VGKC）病变导致良性家族性新生儿癫痫（BFNS），M 型钾离子通道由 2 个 Q2 与 2 个 Q3 亚单位组成，任何一个亚单位突变均可导致外向性 K^+电流减少，出现细胞兴奋性增高和癫痫。另外，A 型钾离子通道可产生瞬间的外向 K^+电流，阻断 A 型钾离子通道可导致严重的癫痫发作，其在皮质异位局灶性癫痫灶中的作用已被证实，A 型钾离子通道调节因素的作用也已逐渐在人类癫痫中证实，如 *EFHC1*、*EFHC2* 基因与青少年肌阵挛性癫痫有关。郝勇、吴洢昳等发现，内向整流钾离子通道（Kir）2.3 亚单位在慢性颞叶癫痫大鼠海马组织中表达下调，可能是难治性癫痫的致病机制之一，还发现替尼达普能通过增加其表达最终减少痫样放电的产生。中南大学湘雅医院儿科熊娟和尹飞教授认为在大脑中高表达的钾离子通道基因与神经元兴奋性密切相关，基因表达异常可能导致癫痫的发生，这部分癫痫称为钾离子通道相关癫痫。此类患者多遵循阿尔茨海默病（AD）遗传方式，但散发、家族遗传均有。相关疾病临床异质性较大，与基因类型、导致功能改变相关。其预后与突变基因有很大关系，如 *KCNQ3* 相关癫痫偏良性，*KCNB1* 相关癫痫预后差。部分基因突变患者对 SCB 反应好。与其他离子通道所致癫痫比较，钾离子通道相关癫痫更易共患智力障碍（ID）、孤独症谱系疾病（ASD）、注意缺陷多动症（ADHD）及其他行为问题，需引起临床医生注意。

2. 钠离子通道异常 *SCN1A*、*SCN2A* 基因的突变可使钠离子通道失活延缓，从而在静息状态下产生持续性 Na^+ 内流，使膜电位慢性去极化，细胞兴奋性增高。*SCN1A*、*SCN2A* 的异常可导致人类的婴儿重症肌阵挛癫痫（SME）、伴热性惊厥的全面性癫痫附加症、良性家族性新生儿-婴儿癫痫（BFNIE）、严重的癫痫性脑病等。而钠离子通道的 β 亚单位本身不构成通道，但参与通道开放的调节，*SCN1B* 的突变可使 Na^+ 电流的时程延长，从而增加细胞的兴奋性，在人类 *SCN1B* 的异常可导致 GEFS+，另外 *SCN1B* 的异常可能与失神、肌肉阵挛等多种特发性癫痫类型有关。廖卫平等发现电压门控性钠离子通道 a1 亚基（*SCN1A*）基因是部分性癫痫伴热性惊厥附加症及家族性婴儿重症肌阵挛癫痫的重要致病基因。但并未发现其与 Dravet 综合征、肌阵挛-站立不能性癫痫相关。

3. 钙离子通道异常 *CACNA1H* 基因突变与 T-型钙离子通道异常在儿童失神发作中的作用已得到临床和实验证实，目前尚无钙离子通道基因异常导致单基因疾病的报道。

4. 配基门控型通道 又称受体，通过与外源性作用物结合，使通道开放或关闭而产生相应的离子流与兴奋性的改变，如 GABA 受体亚单位突变可导致 GEFS+、SME（*GABRG2* 突变）、JME（*GABRA1* 突变）、特发性全面性癫痫 IGE（*GABRD* 突变）及儿童失神癫痫 CAE（*GABRG2* 突变），还有烟碱型乙酰胆碱受体基因（*CHRNA4*、*CHRNB2*）异常导致常染色体显性遗传性夜间发作性额叶癫痫。由于烟碱受体 a4 或 β2 亚基异常，使其对激活物敏感性增加而出现癫痫。

癫痫的发生机制十分复杂，除上述因素外，免疫机制亦参与其发生，可能系由于自身抗体与神经细胞突触传递中的受体结合，导致受体破坏、再生和轴突发芽而使兴奋通路错误传递。

三、癫痫预后

一般而言，无严重或进行性脑部病因的癫痫患者，学习、工作能力和平均寿命不比一般人差。发作时的突然意识丧失可能造成意外，持续状态可致生命危险。若能及早诊断，在熟悉其病情的医生的指导下，坚持长期、正规的治疗，应根据发作类型正确选择抗癫痫药，首次选药正确与否对于疾病预后关系重大，大约 70%的患者在用药后可获得发作完全控制。一般而言，预后大致可分为：①属良性自限性疾病，发作频率少，发作后可缓解，并不一定需要抗癫痫药治疗。例如，良性新生儿家族性惊厥、良性部分性发作、急性症状性发作、药物和高热引起的发作等。这部分病例占 20%～30%。②30%～40%的病例经合理的抗癫痫药治疗后可达到无发作，部分病例在发作控制后抗癫痫药可逐渐撤除。比较容易控制的发作类型包括失神发作、GTCS 和一些隐源性或症状性局限性癫痫。③有 10%～20%

的患者使用抗癫痫药治疗后能抑制其发作，但停药后会复发，须终身服用抗癫痫药，此类包括青少年肌阵挛性癫痫及大多数与部位相关的癫痫（隐源性或症状性）。④另有 20%～30%的患者预后不佳，即属于难治性癫痫，抗癫痫药仅能减轻而不能抑制其发作。此类癫痫包括 West 综合征、Lennox-Gastaut 综合征、复杂部分性发作、先天性神经功能缺损（如结节性硬化、Sturge-Weber 综合征、脑发育不全）所致的发作，以及部分性持续性癫痫、进行性肌阵挛性癫痫和以失张力/强直发作为特征的综合征。另外，还包括有显著结构性损伤的部位相关性发作与部位相关性隐源性癫痫。

（杜宝新　黄　燕　钟经馨　李小晶　李志斌）

参 考 文 献

晁洪露，林超，刘银龙，等. 2018. 颅脑外伤后癫痫的研究进展[J]. 临床神经外科杂志，15（1）：71-74.

孙悦. 2019. 306 例成人癫痫患者不同年龄段的病因学分析[J]. 健康必读，（11）：252-253，255.

熊娟，尹飞. 2019. 钾离子通道相关癫痫[J]. 中国医师杂志，21（9）：1281-1286.

张东林，程学磊，李爱华. 2019. 阳信县农村癫痫患者患病危险因素分析[J]. 癫痫与神经电生理学杂志，28（1）：30-32.

Cacheaux LP，Ivens S，David Y，et al. 2009. Transcriptome profiling reveals　TGF-beta signaling involvement in epileptogenesis[J]. J Neurosci，29（28）：8927-8935.

Carla B，Hugo M，Aria R，et al. 2017. Post—stroke seizures are clinically underestimatied[J]. Jornal of Neurology，9（264）：1978-1985.

Chung JM. 2014. Seizure in the acute stroke setting[J]. Neurol Res，36：403-406.

da Fonseca AC，Matias D，Garcia C，et al. 2014. The impact of microglial activation on blood-brain barrier in brain diseases[J]. Front Cell Neurosci，8：362.

David Y，Cacheaux LP，Ivens S，et al. 2009. Astrocytic dysfunction in Epileptogenesis：consequence of altered potassium and glutamate homeostasis?[J]. J Neurosci，29（34）：10588-10599.

Djukic B，Casper KB，Philpot BD，et al. 2007. Conditional knock-out of Kir4.1 leads to glial membrane depolarization，inhibition of potassium and glutamate uptake，and enhanced short-term synaptic potentiation[J]. J Neurosci，27（42）：11354-11365.

Doyle KP，Cekanaviciute E，Mamer LE，et al. 2010. TGFβ signaling in the brain increases with aging and signals to astrocytes and innate immune cells in the weeks after stroke[J]. J Neuroinflammation，7：62.

George PM，Steinberg GK. 2015. Novel stroke therapeutics：unraveling stroke psthophysiology and its impact on clinical treatments[J]. Neuron，87（2）：297-309.

Gliem M，Mausberg AK，Lee JI，et al. 2012. Macrophages prevent hemorrhagic infarct transformation in murine stroke models[J]. Ann Neurol，71（6）：743-752.

Heinemann U，Kaufer D，Friedman A. 2012. Blood-brain barrier dysfunction，TGFβ signaling，and astrocyte dysfunction in epilepsy[J]. Glia，60（8）：1251-1257.

Inyushin M，Kucheryavykh LY，Kucheryavykh YV，et al. 2010. Potassium channel activity and glutamate uptake are impaired in astrocytes of seizure- susceptible DBA/2 mice[J]. Epilepsia，51（9）：1707-1713.

Kanner AMM，Mazarati A. 2014. KoeppBiomarkers of epileptogenesis：psychiatric comorbidties？[J]. Neurotherapeutics，11：358-372.

Kim SY，Buckwalter M，Soreq H，et al. 2012. Blood-brain barrier dysfunction- induced inflammatory signaling in brain pathology and epileptogenesis[J]. Epilepsia，53（Suppl 6）：37-44.

Lee KR，Drury I，Vitarbo E，et al. 1997. Seizures induced by intracerebral injection of thrombin：a model of intracerebral hemorrhage[J]. J Neurosurg，87（1）：73-78.

Lei Z，Zhang H，Liang Y，et al. 2014. Reduced expression of IA channel is associated with postischemic seizures in hyperglycemic rats[J]. J Neurosci Res，92：1775-1784.

Lipton P. 1999. Ischemic cell death in brain neurons[J]. Physiol Rev，79（4）：1431-1568.

Lo EH，Dalkara T，Moskowitz MA. 2003. Mechanism，challenges and opportunities in stro[J]. Nat Rev Neurosci，4（5）：399-415.

Maggio N，Blatt I，Vlachos A，et al. 2013. Treating seizures and epilepsy with anticoagulants?[J]. Fron Cell Neurosci，7：19.

Matsuoka Y，Hossmann KA. 1982. Brain tissue osmolality after middle cerebral artery occlusion in cats[J]. Exp Neurol，77（3）：599-611.

McDonough TL，Paolicchi JM，Heier LA，et al. 2017. Prediction of Future Epilepsy in Neonates With Hypoxic-Ischemic Encephalopathy Who Received Selective Head Cooling[J].J Child Neurol，32（7）：630-633.

Pitknen A，Roivainen R. 2016. Lukasiuk K Development of epilepsy after ischadnic stroke [J]. Lancet Neural，15（2）：185-197.

Szydlowska K，Tymianski M. 2010. Calcium ischemia and excitotoxicity [J]. Cell Calcium，47（2）：122-129.

Taylor A，Verhagen J，Blaser K，et al. 2006. Mechanisms of immune suppression by interleukin-10 and transforming growth factorbeta：the role of T regulatory cells[J]. Immunology，117（4）：433-442.

Zlokovic BV. 2008. The blood-brain barrier in health and chronic neurode -generative disorders[J]. Neuron，57（2）：178-201.

第三章 中医病因病机及分期

第一节 中医认识

一、癫痫病名历史沿革

癫痫在中医学中的名称有很多，包括"痫证""巅疾""痫病""癫痫""五癫""瘛疭"等，俗称"羊痫风"或"羊癫风"。

癫痫病的病名记载最早见于长沙马王堆汉墓出土的《五十二病方》，其中有"婴儿病痫"的描述。秦汉时期开始有了癫痫病名的详细记载，如《素问·大奇论》云"心脉满大，痫瘛筋挛。肝脉小急，痫瘛筋挛"；《灵枢·经筋》论曰"其病足下转筋，及所过而结者皆痛及转筋，病在此者主痫瘛及痉"；《素问·长刺节论》中所谓"病初发岁一发，不治月一发，不治月四五发，名曰癫病"。《灵枢》认识到癫疾与狂同为精神异常类疾病，故在《灵枢·癫狂》中将癫狂分而论述。隋代巢元方在《诸病源候论·小儿杂病诸候·痫候》中说"痫者，小儿病也。十岁以上为癫，十岁以下为痫。"从此可以看出，在唐以前，癫和痫在医书中多被分而论之。

北宋王怀隐等编写的《太平圣惠方》在癫痫的命名上有着重大的意义，开始将二者合为一个病名。钱乙编写的《小儿药证直诀》称癫病为痫，并立五痫专篇。宋代刘昉撰集的《幼幼新书》立癫痫专条加以阐述。《景岳全书·癫狂痴呆》云："癫，即痫也，观〈内经〉所言癫证甚详，而痫则无辨……后世有癫痫、风痫、风癫等名，所指不一，则徒滋惑乱，不必然也。"所以后世医家多称癫痫为痫证或痫病，实际上是一个意思。

到了明朝，随着人们对本病认识的不断深化，癫痫或痫证开始作为一个独立的病名出现在医书中。

到了近现代，有学者从症状学角度探析，认为癫痫病名的演变，实为"癫"与"痫"症状内含上存在差异，是随着时代变迁而发展变化的生动反映，也是历代医家对痫病认识越来越成熟的结果。

以上是癫痫病名的历史沿革的大致脉络。

二、"痫"字考证

古代医书中"痫"字多用"癎"字代替。所代表的疾病有小儿惊风、惊痫，但具体内容还存在争议。"痫"字为"癎"字之简体，以病从间（間）。间者，指其发作有时，间隔而作，"痫"字和"痫"字在读音、含义上均不相同，"痫"反映该病的发病特点较为确切，后世流传继承的过程中，逐渐演变为"痫"字。"痫（痫）"之论，最早见于《五十二病方》婴儿病间（痫）："间（痫）者，身热而数惊，颈脊强而复（腹大）"，所述包括"痫"之壮热、搐搦等症。《素问·玉机真脏论》曰"病筋脉相引而急，病名曰瘛"，可见《内经》之"痫"，重在突出其发作时手足拘挛抽搐之症状特征。巢元方《诸病源候论·痫候》曰"其发之状，或口眼相引，而目睛上摇（插），或手足掣纵，或背脊强直，或颈项反折"，更为详细地描述了痫病发作时身体的一系列异常动作。

马丙祥在《癫痫病名的演变及规范化探讨》一文中针对"痫""痫"改为"痫"可能的原因进行探讨，指出从《康熙字典》到《新华字典》，可以看到"痫""痫""闲""间""闲""痫"等异体字的一系列简化过程，由于电脑的普及和流行，为了便于医务工作者的操作，"痫"越来越流行。

三、"癫"字症状

《灵枢·癫狂》云："先反僵，因而脊痛……癫疾者，疾发如狂者，死不治"，论述了癫病躯体动作异常；《难经》记载："癫疾始发，意不乐，僵仆直视"，指出"癫"发作可有"意不乐"之表现。《诸病源候论》载："湿癫，眉头痛，身重……发则仆地，吐沫无知，若强惊起如狂及遗粪者"，论述了癫病精神和行为的异常，还有"眉头重，身重"的症状。隋代巢元方《诸病源候论·小儿杂病诸候》云："十岁以上为癫，十岁以下为痫"，隋代杨上善《黄帝内经太素·身度·经筋》曰："在小儿称痫，在大人称癫。"

孙思邈把"癫""痫"合二为一，立"癫痫"之论，此后，癫痫病症状的内涵日趋丰富。而之所以将人与小儿以"十岁"为界区分，结合现代癫痫临床之象，小儿癫痫多以惊厥性运动为主要表现形式，也可以解释成人出现复杂多样的临床表现。

第二节　中医病因病机

癫痫在临床上迁延难愈，病因病机亦是纷繁复杂。历代医家大多认为，癫痫的病因或为先天禀赋不足，或为后天失养，如饮食劳逸、内伤七情、脑部外伤，亦或他病之后，脏腑失调，尤以痰邪作祟最为重要。病理因素总以痰为主，每由风、火触动，痰瘀内阻，蒙蔽清窍而发病。病因以虚为本，以风、痰、火、瘀、惊致病为标。其中痰浊内阻，脏气不平，阴阳偏胜，神机受累，元神失控是病机的关键所在。病位在脑，与五脏皆有关联，涉及肝、肾、心、脾等脏，病性有本虚与标实之分。近现代医家在前人治疗癫痫经验的基础上，结合临床实践，对癫痫的病因病机也有所发展。

一、中医病因

参照前人论述，癫痫的病因多以虚为本，以风、痰、火、瘀、惊致病为标。大体上有先、后天因素之分，其中先天因素，中医学多围绕孕妇调养失当和胎儿发育不良两个方面论述；而在临床上，后天因素更为常见，如饮食劳逸、内伤七情、脑部外伤，亦或他病之后，脏腑失调。上述因素在临床上常常相互交错，或互为因果。

（一）先天因素

中医学认为，先天因素在癫痫发病中起着重要作用，主要从孕妇调养不当和胎儿发育不良这两个方面论述，其中重点强调了"惊"。母体是胎儿赖以生存的物质基础，所谓"恐则精却""惊则气乱"，母体突受惊恐，一方面导致精伤而肾亏，影响胎儿元神的充养和大脑的发育；另一方面会导致气机逆乱，影响五脏六腑的气机进而影响胎儿的发育。受损的胎元出母体后形神气弱，或脾肾不足，或脾虚不健，或肝木失涵，皆易受诱因刺激，发为癫痫。

《素问·奇病论》最早提出母体怀妊期调养不当（受惊）可导致胎儿发育不良而发病，经云："人生而有病巅疾者……病名为胎病，此得之在母腹中时，其母有所大惊，气上而不下，精气并居，故令子发为巅疾也。"《临证指南医案·癫痫》也指出："痫病……或由母腹中受惊，以致内脏不平，经久失调，一触积痰，厥气内风，卒焉暴逆，莫能禁止，待其气反然后已。"《诸病源候论》则重视孕妇劳逸过度、调养失当的作用，指出"其母怀娠，时时劳役，运动骨血则气强，胎养盛故也，若侍御多，血气微，胎养弱，则儿软胞易伤，故多痫病"。《活幼心书·痫证》进一步指出"胎痫者，因未产前，腹中被惊，或母食酸咸过多，或为七情所汩，致伤胎气"，认为情志失调和饮食偏嗜均属孕期调养不当。以上医书所论，都指出了孕期保健的重要性，这与现代医学所论的遗传因素颇为吻合。福建中医药大学教授张喜奎师承伤寒名家陈亦人、杜雨茂教授，临床辨治癫痫尤重先天之肾，在治疗上擅用六味地黄汤加减以养先天之不足。

（二）外风侵袭，肝风内动，责之于风

癫痫俗称"羊痫风"，抽搐突发突止，来去如风，符合风性善行而数变的特性，亦与风性炎上易犯头首相符。历代医家也认为外感六淫是痫病发生的重要致病因素，尤其是风邪。如巢元方《诸病源候论·小儿杂病诸候·痫候》云"风痫者，因厚衣汗出，而风入之"，强调了风邪入中致痫的病因。朱橚《普济方·婴孩一切痫门·风痫》则云"风之为病……皆由腠理疏弱，营卫虚怯，经络不顺，关窍闭塞……是谓风痫之至也"，陈士铎《石室秘录》指出"有羊癫之证……痰迷心窍，因寒而成"，提出了寒邪也可致生痫病。六淫之邪皆可致痫证发生，所以龚信纂《古今医鉴·五痫》说"夫痫者……原其所由……或为六淫之邪所干"。《灵枢·五乱》"乱于头，则为厥逆，头重眩仆"则指出外感时疫瘟毒或脑寄生虫病，使得内生毒热，上冲犯脑则成痫。

所谓"风胜则动，诸暴强直，皆属于风"，癫痫为病，除了外风作祟外，内风亦为重要病因。脑为元神之府而贵自主用事，喜静谧而恶动摇，若劳累过度，或阴血耗伤，肝肾不足，阴虚阳亢，肝（虚）风内动，引动痰瘀，蒙窜脑窍，发为猝然昏仆、手足相引之癫痫。首届国医大师张学文认为癫痫为病多归于风、痰、瘀，临证治疗当视标本缓急，发作期以治标为要，综合运用息风、化痰、化瘀、通窍之法。全国首批五百名老中医之一张介安认为息风药是治疗痫证必不可少的，重视动物药、矿物药的应用。除此之外，汪受传教授在辨治癫痫时有独特的伏风理论，其认为禀赋有异，伏风内潜，贼风再犯，合而病成；又五脏合五行，五脏皆可为风邪所致伏，即伏风潜肝、伏风潜心、伏风潜脾、伏风潜肺、伏风潜肾，五个证型临床表现皆不相同，随证治之，往往获效良多。

（三）饮食劳逸，责之于痰

自古以来就有无痰不作痫之说，如《医宗金鉴·幼科杂病心法要诀》所云："食痫食过积中脘，一时痰热使之然"，而痰的产生，主要责之于肝脾。正所谓"脾为生痰之源"，脾主运化升清，为后天之本、气血生化之源，倘若劳逸失度，饮食不节或食中受惊，伤及脾胃，脾失健运，痰湿内生，积痰久伏于内，生热动风而为痫证；而痰的产生，与肝亦密不可分，肝主疏泄，喜条达而恶抑郁，劳累压抑过度易致肝失条达，气机不畅，肝气乘脾，克伐脾土而致脾健运失调，生化失司，精不得化而生饮生痰。癫痫初病多实，可由痰热闭塞心（脑）窍所致，久病虚证多由痰湿扰乱神明所致。劳逸过度，生活起居失于调摄，同样易致气机逆乱，触动积痰，痰浊上扰闭塞脑窍而发为痫证。例如，《备急千金要方·风癫》曰"风癫，因以房事过度，醉欲饱满行使"，指出劳作过度、房事不节可发生痫证。又如《诸病源候论》认为："其母怀娠……若侍御多，血气微，胎养弱，则儿软胞易伤，故多痫病。"

近现代医家绝大多数认为"痰"在癫痫的发病中起着重要作用。中西医结合代表人物张锡纯认为，体内郁热耗伤水饮而为胶痰，甚者为顽痰，痰经热炼而胶黏日甚，热为痰锢而消解无从，痰火充塞窍络而致神明涌乱，并创制荡痰汤、癫丸等方药，获效甚广。又如国医大师张学文认为：癫痫之痰或由情志过极，气郁化火，或因房劳伤肾，肾水不济，心火偏亢，灼液为痰；或由饮食失节，损伤脾胃，胃失和降，湿浊滞留为痰；或跌仆伤颅、胎颅受压，脑络损伤，气血瘀滞，脑窍不通，血不利而为水，水停为痰。其从多个角度论述痰的由来，并指出治疗当视标本缓急，合理使用化痰之法。

（四）外伤跌仆，多责之瘀

所谓外伤跌仆致痫一般包括新生儿产伤、颅脑外伤及身体跌仆损伤等，主要由于心主神明、主血脉，如有瘀血停滞，易造成血脉流通不畅，使血滞心窍，扰神致痫发作。因瘀致痫以明清医家论述较多。鲁伯嗣《婴童百问·惊痫》指出"血滞之窍，邪风在心，积惊成痫"，周学海《读医随笔·证治类》认为"癫痫之病，其伤在血，寒热燥湿之邪，杂然凝滞于血脉，血脉通心，故发昏闷，而又有抽掣叫呼者，皆心肝气为血困之象，即所谓天地之疾风是也"，王清任《医林改错》中论述"癫狂一症，哭笑不休，詈骂歌唱，不避亲疏，许多恶态，乃气血凝滞脑气，与脏腑气不接，如同作梦一样"，更加明确地提出了癫痫是瘀滞脑髓为患。外伤跌仆致痫，多责之瘀。一方面，由于气血凝滞，督脉与脑部脉络受损，筋脉失养则阵挛发作；另一方面，身体跌仆损伤致使经络损伤，经气不畅，脑气与脏腑之气不相连接，而神志逆乱，或昏不知人发为癫痫。

中医名家程丑夫出身于中医世家，悬壶四十余载，认为外伤性癫痫病因主要责之于脑部外伤，经脉不畅，脑神失养，神志逆乱，昏不知人，遂发痫病。其认为外伤性癫痫责之于痰，每由风、火触动，痰瘀内阻，蒙蔽清窍而发病。治疗上强调分期论治，发作期急当治标，缓解期当去除宿因，以祛邪补虚为主，健脾以杜痰生。

（五）七情失调，多责惊恐

在情志因素中，惊恐致痫最为重要。惊恐致气机逆乱，进而损伤脏腑，脏气不平，或血随气逆，或痰随气升，蒙蔽清窍，一触即发。小儿脏腑娇嫩，形气未充，故惊恐致痫更以小儿为多。

在《素问·举痛论》中就有"恐则气下""惊则气乱"的论述。《诸病源候论·小儿杂病诸候·惊痫候》曰："惊痫者，起于惊怖大啼，精神伤动，气脉不足，因惊而作痫也。"《寿世保元·痫证》曰："盖痫疾之原，得之惊，或在母腹之时，或在有生之后，必因惊恐而致疾。盖恐则气下，惊则气乱，恐气归肾，惊气归心。并于心肾，则肝脾独虚，肝虚则生风，脾虚则生痰，蓄极而通，其发也暴，故令风痰上涌而痫作矣。"《三因极一病证方论·癫痫序论》指出："癫痫病，皆由惊动，使脏气不平……或在母胎中受惊，或少小感风寒暑湿，或饮食不节，逆于脏气。"《景岳全书·杂症谟·癫狂痴呆》指出小儿痫证"有从胎气而得者，有从生后受而得者，盖小儿神气尚弱，惊则肝胆夺气而神不守舍，舍空则正气不能立而痰邪足以乱之"。

徐荣谦教授师从全国著名中医儿科专家刘弼臣先生，认为惊恐和紧张是小儿癫痫发作的重要诱因，临床治疗上常配合音乐等辅助疗法，使"人的内稳态"恢复，以降低患儿的紧张程度，保持心情平和有利于控制癫痫发作。治疗所用音乐当以木音角调为基本调，风格悠扬，生机盎然的旋律，亲切爽朗的曲调，疏畅条达，具有"木"之特性。研究表明，角音入肝，具有柔肝柔筋的作用，可达到减缓脑部兴奋性过高的神经元异常放电，从而达到防止癫痫抽搐发作的目的。

（六）其他

1. 因虫致痫　虫积为患的致病机制，早在《伤寒杂病论》就有"蛔虫致厥"的记载，但较为明确提出"因虫致痫"这一说法则在明清时期，如《张氏医通》指出"癫疾既久，动辄生疑，面色萎黄，或时吐沫，默默欲眠，此虫积为患"。清代医家林珮琴《类证治裁》指出"病久则成实囊，日久必生虫"，又曰"因饮食不洁，误食沾染虫卵食物，遂成虫瘀发作"。周学海认为"大抵虫证与痰证相类，痰多怪证，虫亦多怪证也，为眩晕昏厥，为癫痫狂妄，为吐利血水，为皮肤顽麻，奇痛奇痒，四肢拘急"。

2. 命门伏邪致痫　在先天因素中，还有一重要因素"命门伏邪"，由明清医家提出，即现代的家族遗传。《难经·二十九难》云"命门者，精神之所舍也，男子以藏精，女子以系胞，其气与肾通"。癫痫患者的致痫因素潜伏于命门之中，出生后若遇外因诱发，引动命门伏邪，命门之火上逆，肝火从之，形成龙雷之火妄动，就会发生癫痫。《张氏医通》曰"痫证之发，由肾中龙火上升，肝家雷火相以挟助也"。"雷火""龙火"亦即相火。《医学准绳·六要》指出"大抵癫痫之发……命门之相火，自下逆上，填塞其窍……五脏六腑，十二经脉，皆不胜其冲逆，故卒倒而不知人也"。《医学衷中参西录》云"因痫风之根伏藏于肾，有时肾中相火暴动，痫风即随之而发"。命门之火为一身之元阳，如釜底之薪，可助脾运，可助水津四布，一旦釜底抽薪，水液便蓄积潴留成痰，气机升降失常，一时五脏六腑、十二经脉不胜其扰，导致神明无主，意识丧失而昏倒；四肢受肝风牵动而抽搐；潴留之体液及脾之涎沫，被迫溢出口而为痫发。

综上所述，痫证多由先天因素引起，后天由惊恐伤肾，或风痰上扰，或跌仆撞击，或饮食劳逸，或虫毒侵入等诱因诱发。岭南名医林夏泉先生认为，癫痫之所生，乃诸因素导致体内气血虚弱，脏气不平，而致风、痰、虚交互为患，血虚风痰气逆所致，其发作总离不开本虚标实，虚者正气虚，如大惊大恐、饮食失节，致脏腑气血虚弱，实者邪气实，痰浊不化、肝火旺盛致风痰壅盛。一旦肝气失于调和，血虚风动，触及积痰，乘势而上，壅闭经络，阻塞清窍，则突发痫病，主要是血虚风痰气逆所致。这与我们的分类方法有一些出入，但总体上看是一致的。

二、中医病机

（一）脏气不平，上逆犯脑，神明被扰，元神失控

脑为至清至纯之腑，为真气之所聚，所聚之真气，升降出入，无器不有，依赖经络调节五脏六腑、四肢百骸，保持人体内外协调，主宰人体的生命活动。气的升降出入正常，是人体健康的基础，相反机体之气升降出入异常则人体就会罹患疾病。气机逆乱的部位不同，所表现的证候迥异。《素问·大奇论》曰"心脉满大，痫瘛筋挛，肝脉小急，痫瘛筋挛""二阴急为痫厥"。《灵枢·邪气脏腑病形》曰："肺脉急甚为癫疾……脾脉急甚为瘛疭。"至唐宋，许多医家在临床实践的基础上，进一步认识到脏腑经络失调是发生痫病的物质基础，《三因极一病证方论》强调"夫癫痫……但一脏不平，诸经皆闭，随其脏气，证候殊分"，《古今图书集成·医部全录·小儿惊痫门》中说："癫疾者，逆气之所生也，故因气上逆而发为癫疾。"总之，癫病发作期的病机主要是脏气不平，气机逆乱，是气的"升降出入"功能失调，上逆犯脑所致。

（二）内风是引动气血逆乱犯脑之根

内风与气、血、痰、火密切相关，风胜则动。风者善行而数变，风者，气之生，也可以说是气机运行形式的异常表现，气的形成始于肾，释放于肝，升降于脾，宣散于肺，贯行于心，散布于经络，内而三焦，外达四肢百骸，以供人体正常生理之用。由于气机不畅，肝失疏泄，肝阳内郁，阳盛必动风，阳多则火气盛，火性炎上，上犯于脑，扰乱神明而发痫；阳少则气虚，气帅血行，气不足则血络不畅可致血瘀、痰浊内生，阻塞清窍，并随风火涌动而致痫。张三锡《医学准绳六要·癫痫总论》曰："大抵癫痫之发，由肾中阴火上逆，而肝从之，故作搐搦，搐搦则偏身之脂液促迫，而气上逆，吐出于口也，然肾间动气，乃生气之原，肾伤则志不足，故神躁扰，火逆上，攻动其痰而厥也。或经脉引入外邪，内伤深入，伤其生气之原，邪正混乱，天枢不发，卫气固留于阴而不行，不行则阴气蓄满，郁极乃发，发则命门之相火自下逆上，填塞其窍，惟迫出其如羊鸣者一二声而已，偏身之脂液，脾之涎津，皆迫而上胸臆，流出于口，五脏六腑十二经脉皆不胜其冲逆，故卒倒而不

知人也，食顷，火气退散乃醒。"张璐《张氏医通·痫》也认为，"痫证之发，由肾中龙火上升，肝家雷火相以挟助也"，强调肝肾亏虚，相火妄动的病机特点。另有沈金鳌《杂病源流犀烛》云"诸痫，肾经病也……诸痫之源，虽根于肾，而诸痫之发，实应五脏"，又主张肾为痫病之根源。林珮琴《类证治裁·痫症论治》云"痫证，肝、胆、心、肾病，而旁及阴阳维、蹻、督经俱动也"，主张肾为痫病之根，又与五脏失调密切相关，并可涉及诸多脏腑经络失调而痫发。

（三）脾胃功能失司是病机关键

脾胃位于中焦，为后天之本、气血生化之源，脾主升清，胃主降浊，一升一降协调作用，调节人体正常的气机功能。《素问·经脉别论》道"饮入于胃，游溢精气，上输于脾，脾气散精，上归于肺……"，是说通过脾的升清，营养物质得以输布全身，营血等精微物质又是精神活动的物质基础。《灵枢·平人绝谷》曰："故神者，水谷之精气也。"脾胃功能失调，即可影响营养物质的化生，使后天乏源，神无所主，又可使气机升降失常而影响其他脏腑功能，并导致代谢障碍，产生水饮痰浊等物质，阻塞经络及清窍而发神志疾病。《素问·热论》言："阳明与太阳俱病，则腹满，身热不欲食，谵言。"《素问·厥论》曰："阳明之厥，则癫疾欲走呼，腹满不得卧，面赤而热，妄见而妄言。"《素问·诊要经终论》曰："阳明终者，口目动作，善惊，妄言，色黄，其上下经盛，不仁。"以上均说明脾胃功能失职，可导致一系列神志疾病，包括癫痫。

（四）痰瘀阻滞是癫痫发病的内在因素

在《内经》中有多处因痰致痫的记载，《伤寒论》有"水气"病的描述，如"情呆体僵、头痛癫眩"。隋唐至今认为痰浊是致痫的主要病因病机之一，《丹溪心法·痫》云："痫证有五……无非痰涎壅塞，迷蒙孔窍。"《古今医鉴·五痫》则言痫病"皆是痰迷心窍"。

脾失运化则痰浊内生，《寿世保元·痫证》认为"脾虚则生痰"。七情失调，气郁化火，火邪炼液成痰；肝肾阴虚，阳升火灼，炼液为痰；或由外感及内热炽盛，火动生风煎熬津液，结而成痰，顽痰胶结阻滞脉络，脑窍经脉瘀滞，脑络气血运行不畅，久则痰瘀互结，每遇诱因则痫证作矣。

总而言之，七情失调、先天禀赋不足、脑部外伤、饮食不节伤及脾胃、劳累过度损伤肝肾，或身患他病是癫痫的主要病因；痰瘀浊邪蒙蔽脑窍、窜走经络则是癫痫发作的直接的内在物质基础。本病机制可概括为脏腑功能失调，阴阳升降失职，气机逆乱，以致风火痰瘀交阻，脑窍元神失控。本病与心、肝、脾、胃、肾关系密切，如肝肾阴虚，阴不制阳，阳旺化火，热极生风，肝风内动，肝主筋，则出现肢体抽搐，角弓反张；若脾虚不能运化，清气不升，浊气不降，津液水湿积聚成痰，痰迷脑窍，并与瘀结，扰动脑神，则出现神不守舍，意识丧失。脏气不平，气血逆乱犯脑是痫病发作的主要病机特点，内风是引动气血逆乱犯脑之领帅与动力，脾胃运化失司，痰瘀之邪阻滞则是痫证发病的根基。

第三节　中医分期

根据癫痫反复发作的病理特点，中医学将癫痫划分为三期，即发作期、休止期及恢复期，其中休止期和恢复期又统称为缓解期。癫痫发作时为发作期；癫痫停止发作的阶段为休止期，此阶段病因未除，功能未复，随时有再发的可能；癫痫停止发作3年以上为恢复期。此种分期言简意赅，易于掌握，利于临床辨证分型及论治。

一、发作期

（一）阳痫

病发前多有眩晕，头痛而胀，胸闷乏力，喜伸欠等先兆症状，或无明显症状，旋即仆倒，不省人事，面色潮红、紫红，继之转为青紫或苍白，口唇青紫，牙关紧闭，两目上视，项背强直，四肢抽搐，口吐涎沫，或喉中痰鸣，或发怪叫，甚则二便自遗。移时苏醒，除感疲乏、头痛外，一如常人，舌质红，苔多白腻或黄腻，脉弦数或滑。

（二）阴痫

发作时面色晦暗青灰而黄，手足清冷，双眼半开半合，昏愦，僵卧，拘急，或抽搐发作，口吐涎沫，一般口不啼叫，或声音微小。也有仅见呆木无知，不闻不见，不动不语；或动作中断，手中物件落地；或头突然向前倾下，又迅速抬起；或二目上吊数秒至数分钟恢复，病发后对上述症状全然无知。多一日频作十数次或数十次。醒后周身疲乏，或如常人，舌质淡，苔白腻，脉多沉细或沉迟。

（三）脱证

持续不省人事，频频抽搐。偏阳衰者，伴面色苍白，汗出肢冷，鼻鼾息微，脉微欲绝；偏阴竭者，伴面红身热，躁动不安，息粗痰鸣，呕吐频频。

二、休止期

（一）痰火扰神

发作时昏仆抽搐，吐涎，或有吼叫，平时急躁易怒，心烦失眠，咳痰不爽，口苦咽干，便秘溲黄，病发后，症情加重，彻夜难眠，目赤，舌红，苔黄腻，脉弦滑而数。

（二）风痰闭阻

发病前常有眩晕，头昏，胸闷，乏力，痰多，心情不悦。发作呈多样性，或见突然跌倒，神志不清，抽搐吐涎，或伴尖叫、喉中痰鸣与二便失禁，或短暂神志不清，双目发呆，茫然若失，谈话中断，持物落地，或精神恍惚而无抽搐，舌质红，苔白腻，脉多弦滑有力。

（三）痰瘀闭阻

平素头晕头痛，痛有定处，常伴单侧肢体抽搐，或一侧面部抽动，颜面口唇青紫，舌质暗红或有瘀斑，舌苔薄白，脉涩或弦。多继发于颅脑外伤、产伤、颅内感染性疾病后，或先天脑发育不全。

三、恢复期

（一）心脾两虚

反复发痫不愈，神疲乏力，心悸失眠，面色苍白，体瘦，纳呆，大便溏薄，舌质淡，苔白腻，脉沉细。

（二）肝肾阴虚

痫病频作，神思恍惚，面色晦暗，头晕目眩，两目干涩，耳轮焦枯不泽，健忘失眠，腰膝酸软，大便干燥，舌红苔薄黄，脉沉细而数。

（华　荣　郑　瑜　王安琦　任展能　武曼丽）

参 考 文 献

蔡建新，叶冬兰，张绍莲.2009.张介安老中医思辨癫痫经验[J].中国中医急症，6：933，969.

陈新，张喜奎.2016.张喜奎教授辨治癫痫经验探讨[J].亚太传统医药，10：89-90.

华荣，黄燕，刘茂才，等.2016.岭南名医林夏泉养血熄风、涤痰定痫法辨治癫痫的临床经验[J].广州中医药大学学报，1：118-120.

黎静，程丑夫，金朝晖.2016.程丑夫教授治疗外伤性癫痫经验[J].湖南中医药大学学报，2：62-64.

廖建湘.2012.颞叶癫痫临床症状与年龄因素关系[J].中国实用儿科杂志，6：409-412.

刘绪银.2011.化痰熄风、化瘀通窍治疗癫痫——国医大师张学文治疗脑病经验之五[J].中医临床研究，19：23.

马丙祥，冯刚.2005.癫痫病名的演变及规范化探讨[C].中华中医药学会.中华中医药学会中医药学术发展大会论文集，杭州.

王秋，刘金民.2018.从症状学角度探痫病"癫""痫"病名之演变[J].中华中医药杂志，12：5326-5327.

王昕泰，汪受传.2017.汪受传从五脏伏风论治小儿癫痫经验[J].中医杂志，11：916-918.

曾红兰，徐荣谦.2012.徐荣谦教授"调肺平肝"论治小儿癫痫经验[J].中国中西医结合儿科学，6：487-488.

第四章 中西医结合治疗

第一节 中医辨证论治

癫痫临床表现复杂，其治疗应根据不同的临床表现和疾病阶段进行，宜分标本虚实、轻重缓急。治疗上，发作期以开窍醒神为主，恢复期和休止期以祛邪补虚为主。临证时，前者宜以豁痰息风、开窍定痫法为主；后者宜以健脾化痰、补益肝肾、养心安神法为主。癫痫处于恢复期和休止期时，若原已连续服用西药者，可考虑在继续服用西药的基础上，用中医药治疗，并在此基础上逐步减少西药的用药量。但癫痫处于发作期时，特别是癫痫持续状态，由于病情危重，除密切注意病情变化外，应予以中西医结合治疗。此外，癫痫治疗过程中，调摄精神饮食，避免劳逸无度，亦属重要。

一、汤药辨证治疗

（一）发作期的辨证论治

1. 阴阳分治法 指针对癫痫频繁发作之时，寒热失衡之病机特点，采用温寒或清热为主的治法以息风定痫。此时的阴阳指寒热而言，癫痫频发之时一般当以标实为主要矛盾，缓解后才可针对本虚进行论治。癫痫发作时气机逆乱，痰涎壅盛，寒热失衡，阴阳分治法能有效调整人体阴阳之气，使之复归于平，而且便于临床中整体把握癫痫发作期的证候特点，并以此确立相应的治则治法，起到执简驭繁的作用，能在短时间内终止癫痫的发作。阳痫多见于阳盛之人，多为初发，为风火痰热闭阻清窍而生，治以息风涤痰、清心降火之剂。阴痫多见于虚寒之体，或痫久不愈而成，乃寒痰夹风蒙蔽神明而致，治以温化寒痰、顺气定痫之法。

（1）阳痫-痰火扰神

主症：病发前多有眩晕，头痛而胀，胸闷乏力，喜伸欠等先兆症状，或无明显症状，旋即仆倒，不省人事，面色潮红、紫红，继之转为青紫或苍白，口唇青紫，牙关紧闭，两目上视，项背强直，四肢抽搐，口吐涎沫，或喉中痰鸣，或发怪叫，甚则二便自遗。移时苏醒，除感疲乏、头痛外，一如常人，舌质红，苔多白腻或黄腻，脉弦数或滑。

治法：急以开窍醒神，继以泻热涤痰息风。

方剂：发作时灌服安宫牛黄丸，苏醒后服用黄连解毒汤合定痫丸加减。

（2）阴痫-气血亏虚、风痰上扰

主症：发作时面色晦暗青灰而黄，手足清冷，双眼半开半合，昏愦，僵卧，拘急，或抽搐发作，口吐涎沫，一般口不啼叫，或声音微小。也有仅见呆木无知，不闻不见，不动不语；或动作中断，手中物件落地；或头突然向前倾下，又迅速抬起；或二目上吊数秒至数分钟恢复，病发后对上述症状全然无知。多一日频作十数次或数十次。醒后周身疲乏，或如常人，舌质淡，苔白腻，脉多沉细或沉迟。

治法：息风涤痰，定痫开窍。

方剂：半夏白术天麻汤合涤痰汤加减。

（3）脱证

主症：持续不省人事，频频抽搐。偏阳衰者，伴面色苍白，汗出肢冷，鼻鼾息微，脉微欲绝；偏阴竭者，伴面红身热，躁动不安，息粗痰鸣，呕吐频频。

方药抢救：立即用独参汤灌服苏合香丸。偏阳衰者，加用参附注射液静脉注射或静脉滴注；偏阴竭者，加用清开灵注射液静脉滴注。抽搐严重者，灌服紫雪丹；喉中痰声沥沥者，用竹沥膏开水化溶后灌服。

2. 虚实分治法　临床痫性发作所见并非全然属实或单纯属虚，往往虚实夹杂，或一派虚象。传统中医认为，癫痫的病机转化取决于正气的盛衰和痰邪的深浅，正邪斗争贯穿癫痫发作的始终，决定其发作的特点。这一点与现代医学的认识似乎不谋而合，为中医痫病的分期论治及机制探讨提供了某种循证依据。若邪正相争，力量相当，邪气略胜一筹，虽有全面的发作，持续时间亦短，发作症状轻，可表现为自限性的全面性癫痫样发作；若邪气深藏于体内，邪气尚微，正虚难以抗邪，邪气易伏，伏者静止，发作常不觉知，仅有局灶性发作，总属自限性的局灶性发作；若邪正剧烈相争，突出表现为持续性、全面性发作，临床往往出现全面性强直、阵挛、肌阵挛发作，发作期时间相对较长，若邪气不去，痫性发作频率高，发作间期短暂，可致难治性癫痫持续发作；若邪正强弱不等、此消彼长，正气尚存，正可胜邪，虽邪正斗争激烈，定位相对局限，可见小范围发作，往往处于部分性或边缘性状态，表现为持续性的局限性发作；痰邪伏藏日久，驱邪伤正太过，邪正相争日久往往致双方受损，缓解期临床可见一派虚象，诸如心悸惊恐、恶心呕吐、腰部酸困、四肢不温、纳差，乃痰邪困阻中焦，水谷精微不化，阳气不升，痰邪随经络遍及全身。如及心包络，痰浊蒙蔽心包络，心神受其蔽扰，故见神识昏愦，似清似寐、时清时寐；如阻于中焦，痰蕴脾胃伴中焦气机不畅，出现脘痞纳差，食后腹胀，痰气互结，时有恶心呕吐；久病入络及肾，肾精亏耗，髓海空虚，气血运行不畅，脑络瘀阻，故出现痴呆昏愦，记忆力减退，形寒肢冷，腰膝冷痛。

（1）实证从心肝论治：癫痫的发作期，多数表现为实证，实证阶段，多数痰邪壅盛，每因风火触动，痰聚气逆闭阻清窍，清阳不升，气机不畅，发为痫证，痰去气顺，发作休止。结合 ILAE 分类法，自限性发作（全面性癫痫）和持续性发作（全面性癫痫持续状态及局灶性癫痫持续状态）多数归于实证。阴阳气不相顺接缘何？痰邪本盛，伏藏于形体，肝主疏泄，引领气机的升降出入和运行，邪气壅盛，痰浊阻滞，经脉不畅，故发为厥。风为百痫之长，变幻莫测，厥阴风木通于肝，火为阳邪，火气通于心，心主神志。故发作期可见牙关紧咬、眼肌上翻，全身强直或肌肉阵挛。突然发生或迅速终止的意识丧失是典型失神发作的特征，实乃风火相煽，风火痰阻闭心经。此时病位在心、肝，病性属实，辨证为心肝痰火壅盛证。

（2）虚证从心脾论治：癫痫发作期，也可表现为虚证，结合 ILAE 分类，临床上更符合自限性发作分类中局灶性发作，笔者认为，此时邪气尚微，正虚难以抗邪，邪正相当，斗争不显，邪气伏藏，难以引动，病灶局限，多与心、脾相关，病及心包络。此乃痰浊蕴脾，痰湿中阻，气机逆乱，痰邪流窜上蒙心窍，主不受邪，包络代之。此时病位在心、脾，病性属虚，辨证为痰浊困扰心脾证。

（二）缓解期的辨证论治

1. 缓解期再认识

（1）缓解期现状：经过药物、饮食、情志调节及康复等治疗，缓解期癫痫患者表现一如常态，寒热虚实不显，寻求最佳辨证值得探讨。基于临床观察，患者往往存在不同程度的注意力下降、反应迟钝、记忆力受损及执行能力下降，突出表现为癫痫相关认知障碍。

（2）缓解期从痰瘀论治：笔者认为，癫痫缓解期认知障碍当属脑络不通，神机失养，与痰、瘀相关。患者既往癫痫反复发作及长期服用抗癫痫药，久之中焦脾胃受损，脾虚运化无力致痰湿内生，无形之痰随气机逆乱流注全身，痰浊之邪蒙蔽上扰，痰气相交，瘀阻脑络，脑为元神之府，脑络不通，故可见精神抑郁、表情淡漠、记忆力、注意力下降；久痛入络，多虚多瘀，患者素体已虚，气血运行不畅，津停为痰，血停为瘀，加之顽痰伏藏络脉，瘀积压迫，精血难以上奉于头，脑络闭塞濡养失司，一旦闭阻，脑神失养，神机不运。古语云"怪病多痰，久病多虚多瘀"。受此启发，笔者认为，在缓解期，病位在中焦脾及元神之脑，病性多属虚证，辨证为痰瘀阻络。面对西医难以确诊的癫痫类型，鉴于 ILAE 对于癫痫分类的普遍共识，借鉴现代医学的思路方法，运用中医整体抽象思维指导临床，把握疾病特点及病因病机、虚实探讨，与脏腑辨证相结合，分期论治，可为癫痫临床提供更为广阔的诊治思路和方法。

2. 缓解期分型论治

（1）痰火扰神

主症：急躁易怒，心烦失眠，咳痰不爽，口苦咽干，便秘溲黄，甚则彻夜难眠，目赤，舌红，苔黄腻，脉多沉滑而数。

治法：清泻肝火，化痰宁神。

方剂：定痫丸合礞石滚痰丸加减。

（2）风痰闭阻

主症：发病前多有眩晕，胸闷，乏力，痰多，心情不悦，舌质红，苔白腻，脉滑有力。

治法：涤痰息风，镇痛开窍。

方剂：定痫丸加减。

（3）痰瘀闭阻

主症：多有头部外伤、产伤或脑部感染病史，发病症状较为固定，平素多痰，头部刺痛，痛处固定，面色晦暗，唇舌紫暗或舌有瘀点、瘀斑，舌苔腻，脉弦而涩。

治法：豁痰开窍，活血化瘀。

方剂：通窍活血汤合涤痰汤加减。

加减：肝火盛者则加杭菊、石决明、龙胆草、生地黄；痰浊内壅者则加竹沥、石菖蒲；

痫程日久年老，肝肾阴血亏虚者加枸杞子、杜仲、山萸肉、桑椹；瘀甚，头痛明显者加三七、黄芪、丹参、天麻。

（4）心脾两虚

主症：反复发病不愈，神疲乏力，心悸失眠，面色苍白，体瘦，纳呆，大便溏薄，舌质淡，苔白腻，脉沉细。

治法：补益心脾为主。

方剂：归脾汤合六君子汤加减。

（5）肝肾阴虚

主症：癫痫频作，神思恍惚，面色晦暗，头晕目眩，两目干涩，耳轮焦枯不泽，健忘失眠，腰膝酸软，大便干燥，舌红苔薄黄，脉沉细而数。

治法：滋养肝肾为主。

方剂：大定风珠合天麻钩藤饮加减。

同时，应该谨记，临床疾病的证候纷繁复杂，往往超出了上述所归纳的证候范围，给临床辨证带来一定困难。临证之时，要始终记得，风邪为癫痫发病的始动因素，风痰为癫痫发病之关键因素，痰瘀为癫痫发病的重要因素，脾虚痰浊为癫痫发病的基础因素。中医治疗癫痫应遵循历代前辈所提出的痫病大率行痰为主之明训，以化痰为第一要务，同时别以阴阳二证、虚实之分，并根据伴随的不同兼证，分别施以清热、温寒、息风、开闭、化瘀、健脾、补虚诸法，以迅速终止癫痫发作，改善患者病情。

二、其他治疗

（一）口服中成药

1. 礞石滚痰丸　降火逐痰。发为癫狂惊悸，或怔忡昏迷，或胸脘痞闷，或眩晕耳鸣，或不寐，或做奇怪之梦，或咳喘痰稠，大便秘结。舌苔老黄而厚，脉滑数而有力。口服，每次 6～12g，每日 1 次，小儿酌减。疗程一般不超过 1 周或遵医嘱。适用于实热顽痰之癫痫。

2. 医痫丸　祛风化痰，定痫止搐。诸痫时发，二目上窜，口吐涎沫，抽搐昏迷。口服，每次 3g，每日 2～3 次，小儿酌减。疗程一般不超过 1 周或遵医嘱。适用于各类癫痫反复发作者。

3. 柏子养心丸　补气，养血，安神。用于伴有心气虚寒，心悸易惊，失眠多梦，健忘者。口服，每次 6～9g，每日 2 次。疗程 2 周或遵医嘱。适用于心脾两虚之癫痫。

4. 全天麻胶囊　平肝息风，镇痛止痉。用于癫痫抽搐，头痛眩晕，肢体麻木患者。口服，每次 2～6 粒，每日 3 次。适用于各类癫痫。

5. 七叶神安片　益气安神，活血止痛。用于心气血不足、心血瘀阻所致的头晕心悸，失眠多梦，健忘烦躁等症患者。口服，每次 50～100mg（1～2 片），每日 3 次，饭后或遵医嘱服。适用于癫痫证属心脾两虚兼血瘀患者。

6. 紫雪丹　清热开窍，镇惊安神。用于癫痫伴有高热烦躁，神昏谵语，四肢抽搐，口渴唇焦，尿赤便闭等症患者。本品为散剂，每瓶内装 1.5g，口服，冷开水调下，每次 1.5～3g，每日 2 次，周岁小儿每次 0.3g，每增 1 岁，递增 0.3g，每日 1 次，5 岁以上小儿遵医嘱，酌情服用。忌食辛辣油腻食物，孕妇忌服。适用于癫痫证属邪热内闭者。

（二）静脉中成药

1. 醒脑静注射液 清热解毒，凉血活血，开窍醒脑。用于气血逆乱，头痛呕恶，昏迷抽搐者。静脉滴注，一次 10～20ml，用 5%～10% 葡萄糖注射液或氯化钠注射液 250～500ml 稀释后滴注。疗程一般为 3～5 天或遵医嘱。适用于癫痫伴脱证或癫痫持续状态的治疗。

2. 参附注射液 回阳救逆，益气固脱。主要用于阳虚（气虚）所致的惊悸、怔忡、喘咳、胃痛、泄泻、痹证等。静脉滴注，一次 20～100ml，用 5%～10% 葡萄糖注射液 250～500ml 稀释后使用。疗程一般不超过 1 周或遵医嘱。适用于癫痫伴脱证的治疗。

（三）针灸治疗

临床上常用于癫痫的针灸疗法主要包括头针、体针、耳针等，且已取得较好的疗效。此外，还有人使用埋穴疗法、割治疗法、灯火疗法、小针刀疗法等方法治疗癫痫。

针灸治疗主要从抑制异常放电、调控相关基因表达、调整脑内多种物质代谢水平、减少一氧化氮的生成等方面进行，为针灸治疗癫痫提供了新想法与依据。程光宇对于痫证针灸取穴治疗从审阴阳、识痫机、明缓急、查脉象、针守神等五个方面讨论。从痫证的风、火、痰、瘀、郁、虚、水、毒八种不同病机角度，表述用八组针灸处方及不同针法、灸法治疗癫痫，采用脉象虚实方法表明针灸治痫应合理运用急则治标、缓则治本与虚补实泻的基本思想，为针灸治疗癫痫提供依据。焦宝娟等取足三里、双侧风池、曲池为主，配以百会、印堂等穴位针刺治疗痫证患者 38 例，因本病大多数属本虚标实之证，因而初病宜泻，久病宜补。故运用手法时，风池应采用捻转泻法，足三里、曲池应采用捻转补法，百会应采用平补平泻法。

取穴上，多选用督脉穴和任脉穴。因督脉与脊髓、脑关系密切，是精气上注于脑的通路，具有督元阳、充髓海、养元神之功，督脉失常，则发癫痫。

1. 癫痫发作期

取穴：百会、风府、大椎、后溪、腰奇。

配穴：若正在发作或见昏迷加水沟、十宣、涌泉；牙关紧闭配下关、颊车；夜间发作加照海；白昼发作加申脉；小发作可配内关、神门、神庭；局限性发作配合谷、太冲、阳陵泉、三阴交；精神运动性发作，配间使、神门、丰隆、巨阙和中脘。

方法：根据病情酌情选取 4～5 个穴，正在发作时用较强刺激法，泻法为主。不必留针。发作过后每日或隔日一次，采用平补平泻的手法，留针 20 分钟，亦可配合使用电针刺激。7～10 天为一疗程。

2. 癫痫发作间期（或称"恢复期""休止期"）

（1）体针

取穴：虚证取神门、内关、足三里、阴陵泉、三阴交、太溪、中脘、巨阙。实证取风府、大椎、鸠尾、丰隆、太冲。

配穴：发作频繁后神情倦怠加气海，用灸法。智力减退、表情呆滞加肾俞、关元，均用灸法。

方法：每次治疗，酌情选用4~5个穴，巨阙、鸠尾需用平刺浅刺。虚证以补法为主，实证多用泻法。留针20分钟。7~10天为一疗程。

（2）艾灸

取穴：大椎、肾俞、足三里、丰隆、间使、腰奇。

方法：每次选用1~2个穴，采用化脓灸法，隔30天灸治一次，4次终止疗程。以上各穴可轮换使用。

（3）头针

部位：根据临床表现和EEG检查，找到异常放电的"兴奋灶"来确定其病变发生的具体部位或区域（额、顶、枕、颞）。

方法：根据确定的部位或区域进行针刺，用头针手法（快速、大幅捻转），泻法为主，进针后捻转3~5分钟，留针5分钟，再捻转，再留针，如是反复3次，即可起针，起针时用消毒棉球稍压穴位，以防出血。隔日1次，30次为一疗程。一疗程后复查EEG。每疗程后休息5~7天再进行下一疗程。

注意事项：一定要借助EEG检查确定病灶部位。治疗中不要骤减或停用正在使用的抗癫痫药。

（4）穴位埋线：以其安全、简便、治疗次数少、疗效高而持久成为针灸治疗癫痫的一个分支。穴位埋线除了具有针刺作用外，羊肠线作为异体蛋白，易于吸收，对腧穴产生持久而柔和的长效针感效应。

取穴：丰隆（双）、内关（双）、长强。

方法：将0-Ⅱ号羊肠线剪成3~4cm长，浸在1‰苯扎氯铵或75%乙醇中0.5小时。临用前再用无菌生理盐水冲洗。冲洗后的羊肠线在无菌操作下浸入10mg的地西泮注射液安瓿中，每支安瓿放羊肠线5~6根，加以密封，过1周后使用。做埋线时，首先选定穴位，进行皮肤常规消毒。然后一手以镊子夹持羊肠线，平放在离穴位1.6cm左右处；另一手持埋线针，将针凹缺口扣住羊肠线中段，使之与皮肤呈15°~30°。自下而上迅速穿皮进针，进针时将皮肤绷紧，将羊肠线全部送入皮内为准。然后退针，针眼用护创膏贴敷，2~3天后撕去。每次埋3个穴位，共埋3次。

注意事项：一定要严格消毒。个别患儿埋线后2~4天局部出现红肿、轻度疼痛，或发冷、周身不适，可以酌情对症处理。

（5）贴脐

1）取丹参、硼砂各1g，苯妥英钠0.25g，将上药研末，分10次填敷神阙穴，每天换药1次，连续用药至控制发作。

2）取马钱子（沙中炒黄）、僵蚕、胆南星、明矾各等份，青艾叶、鲜生姜各适量，前4味药混合，共研为细末，过筛，然后取药粉适量，和青艾叶、鲜生姜捣为膏。每次用药膏5~10g，纱布包裹，外敷于神阙穴，用胶布固定，每日1次。

（6）搐鼻取嚏

1）通关散：猪牙皂、细辛、薄荷、苦参、麝香各等份为末，以少许吹入鼻内，取嚏而开窍。

2）通关法：用棉签、鹅毛或消毒导尿管等，徐徐插入患者鼻孔内，令其取嚏复苏。

3）吹鼻法：双金散（蜈蚣大者1条，麝香3g），或猪牙皂角、细辛各3g，或猪牙皂、细辛、薄荷、苦参等，上药为末，以少许药末吹入鼻内，以取嚏而开窍复苏。

三、癫痫持续状态的中医干预

当出现癫痫持续状态时，往往呈现正气虚衰、风火痰瘀愈结愈深，临床表现为持续不省人事，频频抽搐，伴面红身热、躁动不安、息粗痰鸣、呕吐频频，甚则面色苍白，汗出肢冷，鼻鼾息微，脉微欲绝等证候。癫痫持续状态的治疗：癫痫持续状态应积极控制发作，基本治则是豁痰息风、活血化瘀、开窍醒神。一般情况下以治标为主，控制发作为当务之急，因病情危急，来不及煎药可先用针刺治疗、中成药制剂治疗等措施以促其苏醒，控制四肢抽搐，然后再采用清热泻火、平肝潜阳、息风涤痰定惊，佐以扶正等治法投以中药煎剂，以防止癫痫再发。

1. 针刺、放血　针刺治疗取穴为百会、风府、大椎、后溪、劳宫。若正在发作或昏迷加水沟、内关、足三里、十宣、涌泉、太冲等穴位以促醒；牙关紧闭加下关、颊车；夜间发作加照海；白昼发作加申脉；小发作加内关、神门、神庭；局限性发作配合谷、太冲、阳陵泉、三阴交；精神运动性发作加间使、神门、丰隆、巨阙和中脘。根据病情酌选4～5个穴，用较强刺激法或配合使用电针，发作过后每日或隔日1次。

有部分患者属于气滞血瘀的证型，或者有血瘀证候。根据"菀陈则除之"的理论，采用放血的疗法，达到推陈出新的目的，使经脉通畅，血液正常运行，脉道通利，四肢筋骨得以濡养，也可促进各脏腑积极调动脏腑之气而使机体迅速达到阴阳平和。常规取十宣穴点刺放血，至血液颜色变为鲜红后停止。

2. 中成药

（1）分型：阳衰者，持续不省人事，频频抽搐，伴面色苍白，汗出肢冷，鼻鼾息微，脉微欲绝；急以开窍配神、回阳救逆，予灌服苏合香丸，参附注射液静脉注射或静脉滴注。阴竭者，持续不省人事，频频抽搐，伴面红身热，躁动不安，息粗痰鸣，呃逆频繁，急以开窍醒神、养阴清热，予灌服安宫牛黄丸，参麦注射液、清开灵静脉注射或静脉滴注。

若抽搐甚者予紫雪丹；喉中痰声沥沥者，予竹沥膏开水化溶后灌服；高热者选用物理降温或柴胡注射液4ml肌内注射。

（2）广东省中医院院内制剂益脑安胶囊（以当归、天麻、胆南星、全蝎为主药），具有养血息风、活血通络、涤痰定惊、安神止痫之功，疗效满意。癫痫的发病由脑血管痉挛所致者，运用毛冬青甲素、川芎嗪等静脉滴注，对缓解症状有益。

3. 汤剂的使用　中药煎剂治疗宜按标本缓急原则，癫痫持续状态早期以痰涎壅塞、抽搐有力之邪实为主症者，当以治标为主。若癫痫持续时间较长，虚实相杂者，当标本兼顾。因病情骤急，中药煎剂应据具体病情给予鼻饲或待患者意识苏醒后给予。适时地使用息风定痫通腑之中药煎剂作保留灌肠。

故治痫必先治痰，息风涤痰是治疗癫痫始终一贯的法则，常选用半夏、胆南星、白芥子、白附子、天麻等。值得指出的是，竹沥水 20～40ml 灌服有卓效。同时，癫痫反复发作必然耗伤正气，临床多见头晕目眩、面色苍白、心悸失眠、手脚麻木等症，此乃血虚之象。根据血虚动风及治风先治血，血行风自灭的理论，强调在辨证基础上，必须重用养血活血之品，如当归、何首乌、丹参之类。瘀血阻滞脉络是癫痫发作及持续的重要因素，临床常配合丹参、生地黄、桃仁、红花、川芎等活血化瘀药和息风通络之蝉蜕、地龙、全蝎、蜈蚣等虫类药，采用胃管注入中药煎剂的方法，以加强息风解痉、活血通络之功。

4. 通腑法的应用 中医认为，癫痫持续状态是一个急性的过程，无论是阳痫还是阴痫，必会导致脾胃升降失常，中州运化传导失职，糟粕内停，且此期多为风火亢盛，火热内炽，既可炼液成痰，助阳化风，又可消铄津液，致胃肠燥结，腑气不通。加之卧床，饮食失养等又加重腑实。腑实可以作为癫痫持续状态后的一种病理状态，持续存在于病程中。通腑法具有通腑泄热、醒神开窍的作用，既可以敷布气血、畅达血脉，又可上痫下取，使邪有出路，从而达到清瘀热、化痰浊、通腑实、消水肿的效果。现代药理研究认为，通腑法可排出肠内容物，清除肠源性内毒素，增加腹腔脏器血流量，使胃肠功能得以恢复，并改善新陈代谢，保证机体能量来源，使自主神经功能紊乱得以调整，应激反应能力得以加强。同时，通腑攻下可减低腹压和稳定血压，使颅内压升高和脑水肿得以纠正，对改善脑细胞缺血、缺氧十分有利。对于癫痫持续状态的患者起病后如大便秘结，烦躁不安，舌苔黄腻或舌苔由白转为黄腻，以实脉为主，在迅速控制发作和积极维持生命功能的同时可考虑使用通腑法。

以重用大黄为主药，随证治之。大黄作为通腑法的必用药，对降低颅内压、减轻脑水肿、促使神志转清、恢复脑功能起着重要作用，如兼见喉间痰鸣，面色紫暗，脉沉弦者，可选用半夏、瓜蒌仁、人工牛黄、番泻叶、牡丹皮、红花、桃仁、赤芍、当归、制南星、石菖蒲等鼻饲给药。亦可用中药通腑泄热煎剂保留灌肠，广东省中医院制剂通腑醒神胶囊（由番泻叶、虎杖、人工牛黄粉、瓜蒌仁、天竺黄等组成）有较好疗效。需注意的是，中病即止，谨防过下伤正，切不可用于脱证；应用时可酌情配合补液措施，以避免电解质和酸碱平衡紊乱。

四、围手术期的中医干预

围手术期是指从确定手术日起，到这次手术有关的基本治疗结束为止的一段时间。它包括手术前、手术中、手术后三个阶段。手术的目的是去除致痫病灶、修复组织与重建功能。外科治疗所做的一切努力都是为了改善患者生活质量，但手术成功而治疗失败的情况并非罕见。手术患者的机体本已由病变造成损害，手术治疗再次导致创伤，必然需要经历修复、康复的阶段，患者术后机体的恢复除了与手术成功与否相关外，更是与围手术期的干预息息相关。故围手术期应采取一系列措施来减少和阻断患者机体的应激，降低机体由此而产生的反应，尤其是负效应反应，加快患者从手术创伤中恢复过来，更快地康复。

目前大量的临床实践表明，癫痫围手术期辅以中医中药治疗，在增强围手术期机体免疫力、减少各种并发症及促进术后神经功能恢复、增强手术效果等方面，均起着重要作用。围手术期中医干预应该结合痫证本身的致病特点及其基本病机，根据中医治疗的基本原则，不仅要治已病，更要治未病，术后并发症的治疗很重要，而从术前就开始着眼于防，更是中医的优势。因此，我们必须从术前干预开始，使得中医药的优势贯穿整个围手术期。

我们认为，"痰瘀"作为痫证的基本病机及病理，贯穿整个病程，即使完成了外科手术，痰瘀因素仍然存在，同时由于手术本身作为一种外源性的损伤又产生新的痰浊、瘀血，因此不论术后有无并发症出现，痰瘀依然是治疗的首位，所以涤痰活血通络药物仍为术后的常规用药。同时，脑部手术对机体创伤较大，围手术期中医证候转变较快，术前、术中、术后病机重点应有所侧重，中医药治疗不可执一法一方以期解决全部问题，必须以中医整体观念、辨证论治为指导，抓住不同时期的主要病机，以共性与个性相结合，达到更好的疗效。在治疗方法方面，我们是在内外同治、针药并用、成药与汤剂相结合、标本兼治的大原则基础上依照具体病情进行加减。

（一）术前中医药干预

脑部手术是风险较大的手术，同时大部分癫痫手术理论上术后有发生功能障碍的可能，使得患者在术前会产生紧张、焦虑和恐惧心理，在术前常会出现紧张性头痛、睡眠障碍、胃肠道不适等心理应激反应，对手术的顺利实施及术后康复均造成负面影响。因此，术前应有针对性地解决这些问题。

1. 汤剂治疗　术前的汤剂治疗，原则上按照痫证缓解期辨证施治，同时结合患者的情绪及由此产生的心理应激症状，做适当加减。研究表明，机体调节应激反应的核心脏腑是肝。以焦虑自评量表及抑郁自评量表对患者进行评分，如出现明显心理应激症状，应适当增加疏肝健脾、调和气血、安神定志之品，临床常用的有越鞠丸、逍遥散、安神定志丸等。对于偏气虚的，应该适当温补，可改善患者的营养状况，为手术创造良好条件。

2. 其他的中医外治法

（1）耳穴压豆：术前每位患者均行耳穴压豆治疗，以调节脏腑功能，增强机体免疫功能，舒缓紧张及焦虑情绪，常用的穴位有神门、交感、肝、皮质下等，嘱患者不定时自行按压刺激。

（2）中药沐足：对于心理应激导致的失眠、头痛等，可使用中药沐足，以促进全身血液循环改善，提高机体免疫力。

（3）中药封包：通常以四子散外敷腹部及颈部，达到调畅气血、调理脏腑的目的。

3. 中医的心理护理　采用情志相胜法、暗示疗法，可减轻患者心理负担，改善患者睡眠质量和生活质量。

（二）术后并发症的防治

癫痫患者的颅脑手术，与常规神经外科手术类似，术后常见的并发症有发热、头痛头晕、偏瘫失语、胃肠功能失调、二便失禁等，其中最常见的是发热、头痛头晕、胃肠功能失调。中医药在防治这些并发症方面，有着独特的优势。总的来说，术后 0～4 天为并发症的高发时期，此期病机多为虚实夹杂，以气阴亏虚为本，痰瘀热阻络为标，治疗上应以"化痰祛瘀通络"为主，兼益气养阴，以促进术后胃肠功能的恢复；术后 5～8 天为第二阶段，机体趋于稳定，此时以虚为主，夹杂有残余的痰瘀，治疗上应以"益气养血"为主，兼化痰通络。

1. 术后发热 术后发热，尤其顽固性发热，是颅脑手术后最常见的并发症，其原因复杂，常分为感染性和非感染性。根据临床症状，中医证型上临床常见的有湿热内蕴、痰热蕴肺、痰蒙神窍、热入营血及阴虚内热共五型。总的来说，术后阴阳不平衡是造成发热的原因。运用中药寒热补泻规律，调节机体阴阳，使阴平阳秘，是中药退热的机制所在。

（1）湿热内蕴

主症：发热缠绵，或高或低，身热不扬，午后热甚，胸上有汗，头身沉重，或伴胸闷，纳差，大便干结，或黏滞不爽，舌红，苔黄腻或白腻，脉濡或数。

治法：清热利湿。

方剂：湿重于热、湿热在卫分者，用藿朴夏苓汤、三仁汤加减；湿热俱盛、蕴于气分者，选用黄芩滑石汤、甘露消毒丹加减；热重于湿、热盛气分者，用白虎加石膏汤；湿热兼夹外感，湿盛常夹风寒，合紫苏叶、荆芥、防风；热甚常夹风热，加金银花、连翘、薄荷；兼有脾虚者，常加党参、白术、茯苓等，但健脾益气药不宜早用。

（2）痰热蕴肺

主症：发热，咳嗽或不咳，痰多色黄，胸闷，纳少，大便偏干，舌红，苔黄腻，脉数或细数。

治法：清肺化痰。

方剂：用清气化痰丸加减。

（3）痰蒙神窍

主症：发热偏高，肌肤灼热，神昏，唤之不应，呼吸气粗，喉中痰盛，大便干结或黏滞不爽，苔腻或浊，苔生无根，脉滑或数。

治法：豁痰，开窍，醒神。

方剂：用菖蒲郁金汤、涤痰汤加减。热甚痰壅，神昏窍闭，可用汤剂送服安宫牛黄丸、紫雪散，以加强清热解毒、豁痰开窍之力；便秘者合承气之意，通腑泄浊；外伤或高血压、脑络破裂、出血后颅内血肿，可合水蛭、虻虫、桃仁、益母草；颅内压高者合益母草、茺蔚子、葶苈子。

（4）热入营血

主症：高热不退，神昏烦躁，或吐血、便血、衄血，夜寐不安，舌绛无苔，脉细数。

治法：清营凉血。

方剂：用清营汤、犀角地黄汤加减。

（5）阴虚内热

主症：热势不甚，时日较久，夜热早凉，口渴，心烦，舌红少苔，脉细或数。

治法：养阴透热。

方剂：用青蒿鳖甲汤、秦艽鳖甲散、知柏地黄丸、竹叶石膏汤加减。

总的来说，5 个常见证型中，以湿热内蕴型最多，原因是多方面的。头为诸阳之会，颅脑手术使阳经受损，阳气郁闭，蒸于气分，三焦气化失司，湿热内生，湿热相搏而弥漫。笔者认为，术后湿热的形成与手术本身的损伤及术后常规治疗有关。术前患者肝气不达，脾胃纳运受困，升降失司，为水湿的形成奠定了基础；手术损伤脾胃之气，使脾胃运化水湿的能力下降，使得气滞津停或气虚津停；术后大量补液，增加了脾胃运化水湿的负担；同时，抗生素的大量使用，损伤脾胃阳气，削弱了脾胃运化水湿的功能。最后，癫痫手术患者年龄 20 岁左右，本身的阳热体质也是湿邪酿热的重要条件。

2. 术后头痛　术后头痛几乎每个颅脑手术患者术后都会出现。临床中，术后头痛多见以下几种原因。

（1）术口疼痛：表现为术口部位或所在范围疼痛，头痛如针刺，部位固定，夜间痛甚，一般不合并有发热。中医学认为，手术损伤脑络造成瘀阻水停，痰瘀浊毒停于脑络，经气不能正常运行而致头痛。故多辨证为气滞痰瘀，遣药组方针对痰瘀是第一要点。治疗时化痰、活血与利水并行，多用通窍活血汤合温胆汤加赭石、石菖蒲、益母草、水蛭、路路通、泽泻等，重在清热化痰，行气活血利水；可适当加白术、党参等以健脾益气，防止清热之品损伤中阳；加生地黄、白芍以防止利水太过而伤阴。

（2）全头部痛：表现为全头部胀痛，头痛如裹，甚者如炸裂样疼痛，程度较剧，部位固定，通常合并有发热。由于此类头痛常合并发热，故可按发热证型辨证论治。

3. 术后胃肠功能失调　开颅手术后，患者常常出现呃逆、恶心、呕吐、纳呆、纳差、便秘、腹泻等一系列胃肠功能失调症状，这组症状与术后脾胃功能异常有关，我们称之为术后脾胃功能障碍。术后脾胃功能障碍原因复杂，术前患者由于惧怕手术或者担心原发病，忧思积虑，肝气不疏，脾气郁结，肝木不疏脾土，致肝脾不调；脑部手术又可引起应激性胃肠反应，或胃肠黏膜充血，使胃肠消化功能明显下降。中医学认为，脑部手术损伤足阳明胃经，使胃经经气不能正常运化，影响脾胃的纳运和升清降浊功能。另外，术后较长时间给予大量补液，增加了脾胃运化水湿的负担。脾胃为后天之本、气血生化之源，故脾胃功能的正常运行对颅脑术后患者机体的康复及局部术口的愈合均至关重要。颅脑手术尽早使用中医药辨证治疗有助于促进脾胃功能的恢复。临床常见的有以下证型。

（1）湿热内蕴、脾胃不和

主症：症见脘腹痞闷，或嘈杂不舒，恶心呕吐，口干不欲饮，口苦，纳呆，大便黏腻，舌红苔黄腻，脉滑。

治法：清热利湿，健运脾胃。

方剂：用藿朴夏苓汤加减。

（2）脾虚痰湿

主症：脘腹满闷，头晕目眩，头身困重，呕恶纳呆，口淡不渴，大便溏，小便不利，舌淡苔白腻，脉细濡。

治法：健脾祛湿化痰。

方剂：用香砂六君子汤加减。

（3）胃热气滞、腑气不通

主症：胃脘痞满，腹胀或灼痛、拒按，嗳气，口苦口臭，小便黄，大便干结，舌红苔黄，脉数。

治法：清热和胃，通腑降逆。

方剂：用清胃散合大承气汤加减。

（4）脾胃气虚

主症：脘腹满闷，时轻时重，喜温喜按，纳呆便溏，神疲乏力，少气懒言，舌淡胖，有齿痕，苔薄白，脉细弱。

治法：健脾益气。

方剂：用补中益气汤加减。

（5）脾胃阴虚

主症：脘腹痞闷，嘈杂，饥不欲食，恶心嗳气，口燥咽干，大便秘结，舌红少苔，脉细数。

治法：健脾和胃养阴。

方剂：用参苓白术散合沙参麦冬汤加减。

4. 术后常见并发症的中医外治法

（1）针灸治疗：对于术后出现的并发症，均可选用针灸治疗，其中尤其以反复呕吐及顽固性呃逆等脾胃功能障碍证候最为有效，基本选穴为中脘、胃俞、内关、足三里（其他症状选穴参照前文针灸治疗），根据寒热辨证加减穴位。症状顽固者，可加用穴位注射，选穴同针灸选穴，以甲氧氯普胺注射液，每穴注射 0.5～1ml，由深到浅缓慢注射，每天1 次。

（2）三棱针放血法：对于术后反复发热、头痛剧烈，辨证属实的，可采用三棱针点刺放血，主要选用大椎、少商、印堂等穴位。

（3）穴位贴敷法：穴位贴敷，通过药物对机体腧穴的刺激作用，能起到疏经活络、促进血液循环的作用，从而达到治疗疾病的目的。根据不同症状，选用不同药物及不同穴位。发热可选大黄、柴胡等；便秘可选芒硝、大黄等；呕吐、呃逆可选生姜、丁香等。具体选穴参照针灸选穴。

（4）中药沐足：中药足浴所采用的中草药，可同患者内服中药方，适当加入宁心安神、引火归元之品，使得机体各组织器官气血运行通畅，改善全身血液循环，调节机体脏腑功能，提高机体自我防御和免疫力，利于患者快速康复。

第二节　中西医结合治疗癫痫的难点及对策

现代研究表明，癫痫不仅是癫痫在发作时大脑持续性的改变或者继发性的改变，也是生物学与心理学、神经学中的严重后果。目前世界上大约有 5000 万罹患癫痫的患者。其中，发展中国家占据 90% 左右。癫痫在中国的发病率为 4‰～7‰，其中，活动性癫痫的患病率高达 4.6%，年发病率约为 30/100 000。以此为基数，每年中国大约有 600 万活动性癫痫患者，并以每年 40 万的新发病例增长，其中活动性癫痫约 63% 没有得到有效的治疗。癫痫是西医难治性疾病，因为它的长期性、发作性、病因复杂，是难以治愈的疾病之一，也是中国传统医学领域的顽疾之一。因此，如何减少癫痫发作，预防复发，进一步探索癫痫的中西医有效治疗切入点，成为临床需要解决的重点及难点问题。

一、中西医结合的切入点

（一）提高疗效

1. 在常规抗癫痫药治疗基础上联合中药治疗癫痫 目前西医对癫痫的治疗还是主要以药物控制为主，但对许多新型抗癫痫药的作用机制仍不十分明确，有待进一步研究，仍有相当一部分癫痫患者的发作未得到有效控制。非药物治疗方法为部分癫痫患者提供了新的治疗途径，但相关治疗技术在国内的发展并不平衡，且未确定公认的临床适应证和禁忌证，因此对其有效性和安全性有待进一步研究。中医治疗从某种程度上可以弥补西医治疗的不足，中药联合西药治疗可以提高癫痫的疗效。近年来很多临床研究和动物实验相关研究证明中西药联合治疗癫痫的效果在很大程度上明显优于西药或者中药单独使用。何丽云等相关学者在西药抗癫痫治疗的基础上添加中药治疗的前瞻性多中心的随机对照临床试验表明，癫痫宁片作为一个附加的治疗在减轻癫痫发作的严重程度、改善各种常见症状等方面都有一定的治疗效果，最终的治疗效果明显比西药对照组好，并且没有明显的副作用。陆玲丹等纳入 61 例癫痫患者，其中观察组 30 例，在丙戊酸钠缓释片或卡马西平等抗癫痫西药治疗基础上联用化痰息风方；对照组 31 例，仅用西医抗癫痫药治疗。经过观察发现，观察组的总体有效率为 90.0%，并且具备统计学意义（$P < 0.05$），提示在抗癫痫西药治疗的基础上结合中药息风化痰，在降低发作频率、降低中医证候评分方面明显优于西药治疗。张媛等搜索中外文数据库，将医学统计分析用于系统评价中药治疗癫痫的疗效，共纳入 55 篇文章和 5751 个案例，结果显示运用中西药结合的方式治疗创伤后癫痫、小儿癫痫、脑卒中后癫痫等有着明显的效果，与单纯西药的疗效相比，中医治疗儿童癫痫和非癫痫具有明显的优势。结果表明，中西医结合治疗和单纯中药治疗癫痫的效果优于西医。

2. 抗癫痫药联合其他中医治疗手段 针灸配合西药治疗癫痫一直是研究的重要方向。目前，大量临床试验已证实针灸联合西药治疗癫痫的疗效。针灸治疗癫痫的方法主要有头皮针灸、耳穴针刺、体针、微针和穴位埋线。一些研究发现，头皮针灸结合康复治疗癫痫疗效明显优于单纯康复治疗。罗卫平用针灸治疗 60 例难治性癫痫患者，结果显示，异常脑电图背景活动（38.9%）显示 θ 和 δ 活性增加，α 活性降低，癫痫脑电活动减少；诸如尖波、棘慢波释放的电活动与癫痫发作频率的降低平行，并且是难治性癫痫的有效辅助。作为另一种中药外用治疗，穴位埋线易于实施，操作简便并且无明显副作用，可以直接降低患者的治疗频率，提高患者的依从性，临床常与西药结合使用，抗癫痫治疗非常有特色和代表性。韩德雄研究结果证实，穴位埋线治疗可以减少一般性癫痫发作患者的癫痫发作频率，是降低癫痫发作患者癫痫发作频率的有效方法之一。它可与少量西药结合使用，相互补充。杨杰等基于现代 RCT 文献中关于针灸治疗癫痫的特点，总结采用穴位埋线治疗癫痫的常用穴位有心俞、肝俞、丰隆、大椎、足三里、百会、间使等，埋线疗法具有针灸特点，较针灸操作方便，具有省时、简单等各种优点，为治疗此类疾病提供了方法和思路。

（二）预防复发

癫痫的复发有首次痫性发作后的再发，给予患者规范化药物治疗以后，能够控制癫痫的发作情况，当然一些患者在进一步的治疗中也会出现癫痫发作的情形。癫痫的复发是临床治疗中应关注的问题。临床上，癫痫被明确诊断，并且在标准化药物治疗后，癫痫发作得到有效控制。并且缓解 12 个月以上患者又出现癫痫发作，以后虽经更换有效药物继续治疗，仍有癫痫发作，治疗前癫痫发作的频率为 20%～50%，持续时间超过 6 个月，这被认为是癫痫的复发，在调整抗癫痫药后，癫痫的复发基本可以控制，有些患者最终不可避免地转变为难治性癫痫。癫痫治疗的目标是实现对临床癫痫发作的完全控制。目前，抗癫痫药仍为主要治疗方法。标准治疗后，50%～70%的患者在药物治疗 2～5 年后可以控制癫痫发作。癫痫发作控制后 2 年内，约 30%的患者可能有另一次发作。一些患者在经常进行抗癫痫治疗 1～2 年或更长时间后发生癫痫发作。

预防复发与中医理论中"治未病"本质高度契合，即"未病先防、既病防变、瘥后防复"。"治未病"思想源自《黄帝内经》，历代医家乃至现代医学对"治未病"思想都极为重视，并将其发扬光大。多年来，众多医家通过长期临床实践，不断完善"治未病"思想并使之成为中医预防保健理论体系。该系统主要由三个层次组成：第一层次未雨绸缪，未病先防；第二层次阻截已发病症，防止疾病进一步恶化；第三层次治疗康复训练层面，着眼于病后扶助人体正气，促进人体健康循环发展。现代医学也正从"疾病医学"向"健康医学"发展，从"重疾病治疗"向"重疾病预防"转变。所以通过中西医结合模式治疗，可以有效减低复发率。林玉霖等采用宁痫中药胶囊治疗痫病患者，对照组根据发作类型分别按常规剂量给予卡马西平、氯硝西泮，治疗组给予宁痫中药胶囊，同时加服与对照组相同的西药治疗。结果显示，对照组复发率大约为 63.63%，治疗组复发率降至 7.18%。吴振甲等的研究对 68 名频繁发作的癫痫患者在西药基础上加用中药汤剂治疗 30 天发作基本控制，丸剂中药治疗时限 3 年，其中 63 例未复发，39 例已停药，脑电图恢复正常。其结果提示中药联合西药治疗疗效更优，有利于降低复发率（8.82%）。

（三）中药协同治疗减少西药抗癫痫药的毒副作用

目前，西医主要采取抗癫痫药治疗癫痫，见效快、效果明显，但也使患者的依从性与耐药性相对增加，具有很大的副作用。癫痫治疗中常见的抗癫痫西药对皮肤和人体组织具有一定的影响，如苯妥英钠、卡马西平等，都有引发皮疹的可能，严重者将导致紫癜或者脱落性皮炎。苯妥英钠还有可能引发肝脏过敏性肉芽肿样病症反应。抗癫痫药对消化系统的影响，以卡马西平为首的通过过敏引发的肉芽肿性肝炎，可对肝脏造成直接的毒损害与肝脏损伤。丙戊酸钠引起的肝毒性在 2 岁以下儿童中更常见，毒性通常在治疗 6 个月后发生。丙戊酸钠还可引起血氨升高，而这些患者通常没有肝酶升高和其他中毒症状。抗癫痫药对神经系统的影响，卡马西平可引起头晕、行走不稳等。当药物浓度在有效范围内时，丙戊酸钠可引起可逆性听力损失。大多数抗癫痫药，包括丙戊酸钠、卡马西平、苯妥英钠、加巴喷丁和氨基乙烯，往往会导致体重增加，其中丙戊酸钠最常见。相反，托吡酯和非氨基甲酸乙酯可导致体重减轻。几乎所有抗癫痫药都具有潜在的致畸作用，并且联合治疗的风险更大。丙戊酸钠的致畸作用与剂量有关。大量实验也证明，中西医结合治疗癫痫明显优于单纯西药或中药。现代药理研究表明，中药通过多种靶点和多种途径实现抗癫痫作用，具有不良反应小、疗效好等优点。初步研究表明，中西医结合疗法、抗癫痫西药结合针灸疗法、包埋疗法等中医治疗，可通过多种靶点、多种途径达到抗癫痫作用，有助于提高疗效，减少西药的用量，从而减轻抗癫痫药的毒副作用，值得进一步探索未来的多目标综合治疗模式。

（四）中西医结合治疗癫痫共患病

现代医学研究认为，癫痫不仅包含癫痫发作中的各种脑部的改变，还系统性地表现为生理、心理、生物与社会学等多种认知功能的转变，其后果十分严重。癫痫共患病在癫痫儿童中十分常见，认知、行为、社会、精神等方面疾病的发生率普遍高于非癫痫儿童。共患病不仅可能加重疾病的症状，更加重了家庭和社会负担。精神心理共患病在癫痫人群中发生率较高，约 1/3 患者在其病程中都会出现一种及以上的精神心理疾病，其中，焦虑与抑郁最常见。其他的精神心理问题包括自闭症谱系疾病、双相障碍等。精神心理共患病通常会影响患者的生活，以及在不同程度上影响癫痫的发生、发展与治疗，包括对抗癫痫药的不耐受等。因此，精神心理疾病需要在初次评估癫痫患者时进行，且其治疗应该包含在抗癫痫治疗计划中。而癫痫患者还普遍合并睡眠障碍、日间疲乏、睡眠结构紊乱等。部分癫痫患者合并认知功能下降。David Baker 采用与耻辱感和癫痫相关的关键术语，系统检索 4 个学术数据库（PsycINFO、CINAHL、PubMed 和 Scopus），查找相关文献，结果有 33 篇研究论文报告了 25 项癫痫病相关耻辱感相关定量研究的结果。研究结果表明，癫痫患者的病耻感在不同文化中表现一致，其影响是显著的。有害的影响包括身体健康状况的恶化，对病情的管理效果不佳，以及心理健康状况的下降，包括抑郁和焦虑等。

而中医药在处理患者的认知、抑郁、焦虑和睡眠等方面都有着明显的临床效果。通过联合运用中医药，不仅不会引起抗癫痫药的相互药物反应，而且癫痫相关共患病的疗效会大幅提高。例如，周洋等通过临床观察发现，化痰息风方药可以从精力、情绪、社会功能、认知、药物影响、发作担忧等方面，全面提高癫痫患者的生活质量，尤其是对癫痫患者情绪、认知和药物影响的改善作用，明显优于仅接受西医规范化维持治疗的患者，可以有效地降低癫痫患者的汉密尔顿抑郁量表（简称 HAMD）和焦虑自评量表（简称 SAS）二者的评分，从而改善癫痫患者的病情。

（五）中药联合外科手术及神经调控技术治疗癫痫

药物仍无法控制癫痫发作，可选择外科干预治疗。外科手术分为治愈性和功能性两种。治愈性手术主要是切除癫痫灶。功能性手术为姑息性手术，是指切断癫痫发作的神经通路以控制癫痫发作。作为治疗难治性癫痫的新方向，神经调控技术可有效降低难治性癫痫的发生频率和严重程度，适合药物控制不理想、不适合切除手术或术后控制不佳的患者。该技术通过（非）置入技术调节神经系统相邻或远端部分的神经元或神经元信号转导，从而达到改善神经功能的目的。目前，主要的神经调控技术有迷走神经刺激（VNS）、脑深部刺激（DBS）和闭环刺激。中国传统中药能在围手术期和手术后为患者提供辨证施治，这有利于操作的顺利运作，并减少术后并发症。因此，中医药可与神经调控技术合作，以实现对癫痫患者的综合治疗。由于发展不平衡，在中国还没有太多相关的研究和报道。因此，这项技术的进一步发展和中国传统医学联合治疗癫痫是值得期待的。

二、难点及对策分析

（一）难点之一：减少发作及防止复发

对于癫痫的治疗而言，反复发作是治疗的一大难点，对此，可使用以下策略，来降低癫痫发作的频率。第一，必须确保诊断的正确性，根据发作类型，来选择药物。第二，需确保足够的药物剂量。第三，根据患者服用抗癫痫药的情况及不同的疾病发展阶段，科学合理地使用中西医结合治疗，进一步降低癫痫发作的频率。中医学认为，患者在使用抗癫痫西药的初期，这个时期"气"的功能紊乱，必须要坚持以调理气机为主。使用药物一段时间后，患者体内会因为药物作用发生极大的改变。中医应该结合患者体质的变化和实际情况，更改治疗方法。从临床来分析，主要从以祛实为主，向以补虚为主转化，使用补阳补气为主的方法，让患者的病症得到有效改善，从整体上提升患者用药的依从性。

在临床治疗中癫痫的复发现象是重点关注问题，主要包含患者第一次发作后的再发和规范化药物治疗后的发作。Berg 在对癫痫的 16 项研究进行了系统分析及评价发现，所述第一原因不明的癫痫发作的复发率为 23%～71%，平均复发率为 42%。Kim 通过对欧洲多个中心癫痫研究的进一步分析发现，初始治疗累计复发率为 32%，而延迟治疗 2 年复发率大约为 39%；而≥2 次发作的患者，延迟治疗复发率大约为 61%，提示立即治疗益处更多。一些研究表明，家族病史、明确的病因史、发热惊厥、部分性发作、依从性差及联合用药可能为癫痫复发的危险因素。ILEA 于 2014 年制定的新的癫痫临床实用定义指南，明确指出癫痫临床诊断，除了现已被临床医生熟悉的至少 2 次间隔 24 小时的非诱发或非反射性发作和符合某种癫痫综合征之外，对于只有 1 次癫痫发作但满足以下两个条件，临床也可诊断为癫痫。①为非诱发性或非反射性发作；②未来 10 年再发风险与两次非诱发性发作后再发风险相当（至少＞60%）。国际指南更新后，尽管 2015 年中国抗癫痫协会（China Association Against Epilepsy，CAAE）的癫痫诊疗指南仍推荐将临床上出现 2 次（间隔至少 24 小时）非诱发性癫痫发作诊断为癫痫，并提出 ILEA 最新定义存在尚未可知的影响因素，有待于临床进一步实践验证。但是不得不认识到国际上对首发癫痫的发现诊断愈发敏感和重视，是为了临床上早期治疗的介入。国外也有研究认为，癫痫的预防是癫痫治疗的新目标，预防危险个体癫痫或改变疾病结局是美国国家神经障碍疾病研究所和中风/国家卫生研究院癫痫研究的主要目标之一，也是欧洲科学界的一项研究重点，对改变疾病自然进程和改善患者及其家庭生活质量具有重要意义。

西医学的预防复发理念与中医理论中"治未病"本质高度契合。西医学认为，患者癫痫首次发作后，不急于用西药来抗癫痫，但是中医学认为，患者首次发作后，及时预防复发有着至关重要的作用，这个时期就是正未太亏，邪未太盛时期。中医学认为"扶正"必须要防止"伤正"，要让体内病理产物（如痰、火、瘀等）有"出路"就必须要"祛邪"，祛外伤所造成的血瘀，或是体内肺中痰浊，可使用北杏仁、桔梗等药物。化瘀散邪选用川芎、水蛭、桃仁等药物。停药后的数年或是停用抗癫痫西药期间是另一容易复发的阶段，中医治疗总则是急则治标，缓则治本，治疗癫痫需严格遵守上述法则，并坚持分期而治，患者癫痫发作期必须要坚持以豁痰祛瘀醒神为主，在癫痫无发作期坚持以祛邪扶正为主。与发作期比较，应更多关注缓解期的调理，维持人体正气阴阳平衡，正气足而邪不易犯，利用人体正气对抗病邪、预防复发乃中医治本之精髓。

（二）难点之二：难治性癫痫的治疗难度大

难治性癫痫主要指患者至少每月发作 4 次，进行规范化抗癫痫治疗后，能将血药浓度控制在有效范围内并且没有出现严重的药物副作用，2 年后仍然有发作，已排除占位性疾病及进行性中枢神经系统疾病者。有学者表示，难治性癫痫在于人体大脑中医源性因素、多药耐药基因及病理性脑损伤等原因，其中病理损伤的脑，主要表现为海马硬化、结节性硬化症和脑外伤等人群在大脑中存在多药耐药基因（MDRI）。有学者研究发现，基因编码的糖蛋白（Psp）与耐药性有着密切关系，外国学者 Siisodiya 认为 MDRI 过度表达体现了患者脑组织中难治性癫痫的原因。这就说明，多药耐药基因在很大程度上表现为难治性癫痫的顽固本性。医源性因素具体是指进行药物治疗的癫痫患者在临床上治疗药物的选择不当、癫痫发作的类型和选药错误判定、药物剂量不足、患者用药的依从性差、停止服用药物等。现阶段，主要措施有正确判断癫痫的类型、正确合理且适量地选择抗癫痫药及其剂量。针对传统的抗癫痫药控制差的患者，可选择依佐加滨、拉科酰胺、唑尼沙胺、拉莫三嗪、托吡酯等新型的抗癫痫药。

药物仍无法控制的癫痫发作，可选择外科干预治疗及神经调控技术，如迷走神经刺激（VNS）、脑深部刺激（DBS）、闭环刺激等。对于儿童、青少年的难治性癫痫，还可以采用生酮饮食（KD）治疗。

而中医学对于难治性癫痫的认识，查阅很多医家的经验发现：癫痫发病的关键在于痰浊，如果患者自身存在肝失疏泄的情况，就非常容易出现痰浊内生的情况，久病则自然合并瘀血因素，旷日长久容易伤及正气，一旦患者存在正气不足的情况，就容易出现正气亏虚，并痰饮、水湿、瘀血，顽疾不化。所以对难治性痫病的治疗，中医学认为多从痰论治、从肝论治、从瘀论治、从湿论治、从虚论治，充分运用中医药之理、法、方、药、针、灸等综合治疗方案。

（三）抢救癫痫持续状态时，西医治疗原则及中医药如何发挥优势

中国医师协会癫痫专业委员会于 2018 年编写的《成人全面性惊厥性癫痫持续状态中国专家共识》中，明确将全面性惊厥性癫痫持续状态（GCSE）分为三个阶段：第一阶段，GTC 发作超过 5 分钟，可选择咪达唑仑注射液、地西泮注射液及劳拉西泮注射液进行治疗；第二阶段，发作后 20~40 分钟，可选择丙戊酸钠静脉使用，或者左乙拉西坦静脉注射；发作后大于 40 分钟进入 GCSE 第三阶段，此时需要转入重症监护室，该阶段主要是静脉使用异丙酚、丙泊酚等麻醉剂。但麻醉药物持续治疗 24 小时仍不能终止临床发作或脑电痫样放电时，进入超级难治性癫痫持续状态（super-RSE），此阶段可能的有效手段为外科手术、

低温、吸入性麻醉剂、电休克，此阶段治疗方法尚处于探索阶段。

由于癫痫发作状态持续时可引起严重的脑水肿，所以一旦患者神经细胞有水肿，就极容易排出放电物质，促发癫痫发作，这样一来就形成了恶性循环。在抢救患者的过程中，如何最大化发挥中国传统医药的优势是一直以来困扰临床医生及护理人员的重大难题，笔者根据自己的临床实践经验，总结出癫痫发作抢救时的一些中国传统医药方法，介绍如下。

1. 通腑法的应用　患者不管是阴痫还是阳痫，都会导致脾胃功能失调，同时，还会致中州运化传导失职，糟粕内停，将这种通腑方法运用到癫痫治疗上具有通腑泄热、醒神开窍的显著作用。

2. 益气回阳法和息风清热法的配合作用　患者正气的强弱、风火的盛衰与癫痫发作的轻重程度息息相关。

3. 中药静脉注射制剂的紧急运用　紧急情况下可使用中药制剂，如清开灵注射液等。在治疗过程中需注意患者病情的变化，若患者出现气息微弱、脸色苍白、大汗淋漓等，可选择生脉注射液等中药制剂。

4. 鼻饲中药或中药丸剂　临床效果表明中药安宫牛黄丸和丙戊酸钠、咪达唑仑二者联合治疗儿童和成人癫痫显示出一定的治疗作用，值得进一步推广。

5. 联用针刺治疗癫痫持续状态　中医学研究认为，癫痫的发生和心、肾等脏腑相关，通过调节脏腑阴阳平衡可以使癫痫状态得以改善。通过井穴放血结合体针针刺治疗可以产生强刺激从而起到抑制作用，使亢进的状态解除。既能起到回阳醒神的作用，又可以有效调节机体阴阳平衡，能够在短时间内有效地解除痉挛状态，产生治疗作用。

（四）特殊人群的抗癫痫治疗难度大

对于特殊人群（如育龄期妇女、妊娠期妇女、老年人等）的癫痫治疗具有一定难度，因为抗癫痫药影响避孕药物的功效，部分抗癫痫药具有致畸性，妊娠期抗癫痫药的血药浓度不稳定，从而影响抗癫痫治疗的稳定性。老年人容易合并多种内科疾病，内科用药与抗癫痫西药之间的药物相互作用，都是影响抗癫痫治疗的因素。所以对于特殊人群的抗癫痫治疗，可以联用中药、针灸、穴位埋线治疗等方式，恰当选用合适的中西医结合治疗方案。

（五）由于癫痫治疗的长期性，中医治疗起效较慢，患者依从性欠佳

通常患者治疗一个疗程需3～5年时间，西药副作用较大，患者很难坚持长时间服用；味苦、煎药烦琐是中药较为显著的缺点，绝大多数患者都无法坚持规范服药，因此，需进一步加快中药剂型改革，研发出服用方便、作用迅速、有效成分高的药剂，以便于患者服用，从整体上提升患者的依从性。

（六）目前中西医疗法现代研究的局限性

伴随着医学的发展为癫痫的治疗和防治带来新的药物和方法，在这一过程中也暴露出诸多问题，具体体现在以下几点：①癫痫药物的耐药性，依旧是现阶段现代医学面临的难题，必须用临床研究或是完善机制来解决这个问题。②中医疗效评价及临床研究方法比较

落后，无法进一步体现中医药防治癫痫的前瞻性和大样本性，受多种因素的影响，目前中医药随机双盲研究较少，远期随访明显不足，对照观察不足，导致中医药研究结果缺乏说服力。③没有明确中药复方中治疗癫痫的有效成分，当前中药的作用靶点和机制研究偏少。④创新不足，中西医结合治疗方法水平偏低。⑤临床观察合用疗效多，中西医药结合防治癫痫相互作用的机制研究少。⑥缺乏个体化诊疗及整体调控优势。因此，在今后期待多开展随机双盲、多中心大样本中医药研究，尤其是对中药机制的研究，对中医药在急病、防病的前瞻性研究，以充分发挥中医药的作用。

第三节　医案精选与名家心得

一、医案精选

（一）祝谌予医案—补中益气汤加减治疗气血亏虚、血不上荣证

于某，女，33岁，工人，未婚，1983年11月4日初诊。患者于1966年8月间，突然神识不清及抽搐发作，经北京某医院检查，诊为"癫痫"。给予西药苯巴比妥及苯妥英钠治疗，但因患者服药后有呕吐、头晕等反应而停药。1968年9月经北京另一家医院用谷丙酸钠治疗，亦未见明显疗效而停药。1982年又在北京某医院、长春某医院先后住院5次，病情仍不缓解，多间隔0.5～1个月发作一次，经期尤易发作。间隔最长时间未超过半年。此次就诊前7天，几乎天天发作，发作时昏倒不省人事，四肢抽搐，口吐涎沫，每次发作持续10～20分钟，因跌仆致脸部和胳膊常留伤痕。

现症：纳呆，气短，乏力，头晕，月经周期提前，甚则一月两至。量多，色淡暗，白带多，质如稀水。面色萎黄，左侧面部有两大块伤痕，尚有未干血迹，舌尖红，苔白，脉细。

辨证：气血亏虚，血不上荣证。

处方：平时服补中益气丸9g，一日2次；月经将至或严重时服用补中益气汤原方加白芍、生熟地黄各10g，首乌藤15g，艾叶10g，香附10g，并根据不同的主症合用其他丸药，停用全部西药。服中药三个半月，共服补中益气汤35剂，诸症消失。月经、白带正常，体力增加，精神焕发，坚持正常工作，在北京某医院诊查3次未见异常。随访1年，除有时头晕外，癫痫未再发作，嘱其继服补中益气丸，巩固疗效。

编者谨按：本例患者症状特点主要为神疲乏力，经期尤易发作，虽尚在壮年，但青年时期起病，病程迁延已10余年，休作有时，反复难愈，久病多虚，正虚而痫痰日益深入，尤其在月事期间，气随血脱，正衰邪陷，其病益进；结合纳呆、乏力、面色萎黄、舌色淡暗、脉细等一派脾气虚弱之象，为气血不摄致经期提前、白带量多的病理基础。本《内经》"虚者补之""陷者举之"之理，应用补中益气丸较为合拍；气为血帅，气陷则血不荣于上，在补气基础上加白芍、生熟地黄、首乌藤补血行血，防血虚生风之变，并以艾叶、香附补血调经，佐以各种丸药随证治之，达到健脾升陷，养血定痫，而调经止带之功。该病案体现了癫痫缓解期重扶正固本的诊疗思路。

（二）熊继柏医案—从痰论治痫病临床经验

刘某，女，56岁，2013年8月1日初诊。患者有癫痫病史2年，既往脑电图提示：中央、枕区可见类似尖波散在出现；中度异常脑电图；头部CT未见明显异常（未见报告）。长期服用卡马西平（具体剂量不详）抗癫痫治疗，现8～10天发作1次，发作时神志错乱，双手指颤动，口吐涎沫。

现症：喉中痰鸣，自言自语，夜寐不安，口干口苦，平素心烦易怒，舌红，苔黄腻，脉滑弦略数。

辨证：痰火扰神证之痫病。

处方：涤痰汤加减。用药：黄连6g，黄芩15g，陈皮10g，法半夏10g，茯神15g，枳实10g，竹茹10g，石菖蒲20g，丹参15g，胆南星6g，炙远志10g，牡丹皮10g，栀子15g，煅磁石（先煎）30g，龙齿（先煎）30g，甘草6g。15剂，日1剂，水煎，分2次温服。

二诊（2013年8月22日）：诉服药后心烦减，仍感轻微口干口苦，神志转清，但癫痫仍发作频繁，15～20天发作1次，手指颤动，头晕，夜寐一般，大便干，舌红，苔黄腻，脉滑弦数。处方：原方加大黄2g，天麻20g，僵蚕30g，全蝎5g，蜈蚣1条。30剂，每日1剂，水煎，分2次温服。

三诊（2013年9月26日）：诉药后无心烦口苦，无手指颤动，喉中痰鸣止，无头晕，神志清，癫痫发作频率明显减少，约40天发作1次，卡马西平减量，夜寐可，大便正常，舌红，苔黄腻，脉滑。原方有效，大便已通，无手指颤动且无心烦口苦，故续用上方去大黄、天麻、牡丹皮、栀子、磁石。30剂，每日1剂，水煎，分2次温服。

后电话随访患者家属，家属告知患者癫痫发作次数明显减少，约60天发作1次，故自行于当地续方服用20剂。随访3个月，西药已停，癫痫少作。

原按：患者痫病诊断已经明确，兼见神志错乱，手指颤动，喉中痰鸣，自语，夜寐不安，口干口苦，平素心烦易怒，舌红，苔黄腻，脉滑弦，辨证属于痰火扰神证。《医学入门·痫证》云："痫有阴阳只是痰……盖伤饮食，积为痰火，上迷心窍，惊恐忧怒，则火盛神不守舍，舍空痰塞。"主方涤痰汤加减以清热泻火，化痰开窍。涤痰汤源于《奇效良方》，由胆南星、法半夏、枳实、竹茹、茯苓、陈皮、石菖蒲、人参组成。方中法半夏、胆南星、陈皮理气燥湿祛痰，黄芩、黄连以助泻火除烦，石菖蒲开窍宁心，枳实破气消痰，气顺则痰自消；竹茹清热化痰，茯苓、甘草健脾益气。患者初诊时感心烦，口干口苦为肝郁化火之症，故佐以牡丹皮、栀子清肝泻火，患者兼有夜寐差，故佐以远志、磁石、龙齿宁心、镇惊、安神；二诊患者肝火之象减，但癫痫仍发作频繁，手指颤动明显，兼有头晕，故合用天麻止痉散以祛风止痉，天麻、全蝎、僵蚕息风止痉，蜈蚣截风定搐；大便干，佐以大黄泻热通便，大黄苦寒，恐久服伤及脾胃，故小剂量使用。处方恰到好处，故而癫痫少作，日渐好转。

（三）王付医案—桂枝茯苓丸加减治疗痰瘀互结证

胡某，女，20岁，学生，2008年7月16日初诊。2008年4月，患者在上课时突然自觉头晕，呕吐，神志昏迷，持续数分钟后缓解，遂至当地医院诊治，脑电图检查异常，诊断为"癫痫"。给予抗癫痫药治疗。2 个月后上述症状再次发作。患者诉自幼与双胞胎妹妹有此疾，发作期记忆力下降，反应较前明显迟钝，纳差，眠可，二便可，舌苔暗紫有瘀点，脉弦滑。

诊断：癫痫。

治法：活血化瘀，祛湿化痰。

处方：桂枝 20g，赤芍 20g，茯苓 20g，牡丹皮 20g，虻虫 20g，水蛭 20g，半夏 10g，胆南星 10g，炙甘草 10g。10 剂，每日 1 剂，水煎，分早晚温服。

二诊：自述服上药后记忆力较前明显改善，抽搐症状未再发作，纳可，眠可，双下肢有力，走路较前稳，二便调。效不更方，在上方基础上加石菖蒲 15g，继服 10 剂。

三诊：患者诉服上药后症状明显好转，偶尔食后出现腹痛，时伴有恶心，休息后缓解，纳、眠可，二便调。拟上方加黄连 10g，黄芩 10g，继服 10 剂。

四诊：患者病情稳定，1 周前劳累后出现少许恶心，呕吐 1 次，休息后缓解，余未诉不适，舌苔白腻，脉沉细。拟上方加黄芪 20g，红参 10g。10 剂，研粉，每次 3g，每日 3 次，口服。患者坚持治疗 3 年，其间经 3 次复查脑电图均正常，电话随访未复发。

原按：王付教授本着辨证论治的原则，开辟了一条活血化瘀之经方治疗癫痫的幽径。以桂枝茯苓丸为基础方加味组方，如痰盛加胆南星、石菖蒲。桂枝性温，味辛、甘，具有温通经脉、发汗解肌、助阳化气之效。茯苓性平，味甘、淡，具有利水消肿、渗湿、健脾、宁心之功。牡丹皮性微寒，味甘、苦，具有活血祛瘀、清热凉血之功能。芍药性微寒，味苦，具有散瘀止痛、清热凉血之功效。桃仁性平，味苦、甘，有小毒，具有活血祛瘀、润肠通便、止咳平喘之效。桂枝茯苓丸方功效：化瘀生新，调和气血。《本草纲目》指出，胆南星"治惊痫，口眼歪斜，喉痹，口舌疮糜，结核，解颐"。石菖蒲开窍宁神，化湿和胃，善治痰蒙神机之癫痫抽搐。瘀血甚者加虫类搜络之品，如虻虫、水蛭。虫类药乃"血肉有情之品"，具有独特的生命活性。其性攻冲走窜，搜剔滞留经络间的瘀滞，络道通畅，气血行、脑髓得以荣养。虚者加红参、黄芪以益气养血。郁甚加柴胡、枳实疏肝解郁，理气行滞。

（四）刘茂才医案—活血醒脑祛风法治疗瘀血阻络、脑神失养证

李某，男，16 岁，因"脑外伤后反复抽搐 1 年余，再发一次近 1 个月"于 2014 年 1 月 4 日来诊。患者发作时四肢抽搐，口吐白沫，双眼上窜，意识丧失，历时数分钟渐能自行缓解，每周发作 1～2 次。发作前曾有头部外伤史。

现症：发育良好，反应较迟钝，注意力不集中，左侧肢体肌力较差，Ⅳ级，舌淡红，苔黄腻，脉弦。

中医诊断：痫病。

辨证：瘀血阻络，脑神失养。

治法：活血化瘀，醒脑通窍，息风止痉。

处方：丹参 15g，川芎 20g，天麻 15g，石菖蒲 15g，远志 15g，法半夏 15g，胆南星 15g，天竺黄 15g，甘草 15g，僵蚕 15g，全蝎 5g，蜈蚣 2 条，厚朴 20g。14 剂，水煎服，每日 1 剂。

二诊：服上方后，暂无抽搐发作，精神稍差，查舌脉同前，上方加生石膏 30g、寒水石 30g 以清气分之热，入党参 30g 以防生石膏苦寒伤胃。

三诊：患者抽搐减轻，近 1 周未发。精神稍好转，查舌脉同前。首方去全蝎，加蝉衣 10g、黄芩 15g，继服 14 剂。患者病情稳定，继续服本方，嘱患者定期复诊。

编者谨按：本例病案临床表现以外伤后反应及注意力稍差、偏身肢体乏力为主，其六脉皆弦，舌淡红，苔黄腻。缘患者发病正值青春期，此前发育良好，并无痫证病史，头部外伤后继发癫痫，刻下可见反应迟钝、注意力下降等脑髓损伤之象，可知颅脑外伤后内有瘀血阻于清窍，属实邪作祟；其脉弦，舌淡红，苔黄腻为实邪化热，痰瘀内扰所致。癫痫致病，专主乎痰，须以天竺黄、石菖蒲、远志、法半夏清热涤痰开窍；血水互结之际则以丹参、川芎、全蝎活血利水；患者体质尚可，而无伤正之虞，遂配以蜈蚣、僵蚕息风止痉，全方专以祛痰活血搜风之品力专效宏，诚为延缓痫证发作的标本兼治之选。二诊加入生石膏、寒水石，可乘胜追击，扫荡气分实热。患者服药后未见明显不适，证明本案以邪实为主，在邪气伤正前，涤痰逐瘀为第一要务。

（五）董廷瑶医案—温中补虚治疗痫性腹痛

陶某，女，10 岁，1996 年 10 月 4 日初诊。腹痛反复发作，已有 7 年余。患儿面色萎黄，腹痛隐隐，日夜时作，舌苔薄润，脉沉细。

中医诊断：虚寒性腹痛。

西医诊断：癫痫性腹痛。

处方：小建中汤合失笑散。炙桂枝 5g，炒白芍 9g，煨生姜 9g，大枣 5 枚，炙甘草 5g，饴糖（冲）30g，乌药 9g，醋炒五灵脂 9g，炒枳壳 6g，7 剂。

二诊（1996 年 10 月 19 日）：腹痛不作，面色欠华，胃纳尚可，便下坚硬，久病血耗，予上方加当归 9g，7 剂。

三诊（1996 年 10 月 26 日）：上方去乌药、醋炒五灵脂、炒枳壳，加党参 4.5g、陈皮 3g。药后腹痛已和，纳增便调，体质尚虚，再拟小建中法。

四至六诊续予小建中汤为主，酌加黄芪、党参、白术、当归、陈皮、谷芽诸品调补之，服药 20 余剂痊愈。

原按：本例为虚寒性腹痛，以小建中汤加失笑散温中补虚、和血止痛为治。然患儿久病体虚，失笑散中蒲黄性能破血，于病不宜，故以乌药易蒲黄；乌药辛温，为气中血药，能治气和血以止痛。方合病机，7 年腹痛痼疾得以根除。

编者谨按：本例属癫痫性腹痛，现代医学认为，病灶在脑，然胃肠症状明显，疼痛隐隐，面色萎黄，可知其治在中焦脾胃，且以中脏虚寒为主要病机，小建中汤以桂枝汤倍芍药加饴糖而成。《伤寒明理论》认为小建中汤以"温建中脏"为主。全方有气血阴阳双补，而偏于温中补虚之功，可图缓则治本之效；根据五脏生克理论，方中白芍、甘草相配，又可制约脾气虚弱导致的肝木乘土的情况，为急则缓急止痛，调和肝脾的治标之策，全方标本兼顾，提示在辨证论治过程中，在现代医学的检查手段辅助下，严谨完善地运用中医思维才是取效关键。

（六）李春辉医案—加味甘麦大枣汤治疗癫痫

黎某，女，7岁，1991年4月9日初诊。父亲代诉：1岁时因高热抽搐入院，病愈出院数月后，某日突然失神抽搐，牙关紧闭，失声尖叫，其后不省人事，口吐白沫。自此以后每周有2～6次发作，严重时1天数次。经某医院脑电图检查，诊断为"癫痫"。长期服用卡马西平等多种抗癫痫药，病情有所减轻，但每周仍有1～2次发作。至7岁时发现肝功能损害，谷丙转氨酶不断上升，遂转中医治疗。

现症：患儿消瘦，面色萎黄，表情淡漠，精神困倦，舌淡红，苔薄白。

中医诊断：癫痫。

辨证：心脾两虚，风痰闭阻。

处方：加味甘麦大枣汤加减（又名双龙含珠饮）。浮小麦30g，大枣4枚，炙甘草4g，地龙9g，白术、煅龙骨各15g，僵蚕、钩藤各12g，党参、山药各20g，五味子、蝉蜕各8g，全蝎5g，茯神40g，珍珠末（冲服）2g。每日1剂，水3碗煎成1碗，药渣再加水1碗煎成半碗，将2次药液混合，早、晚分服。

用上药15剂后，患儿病情明显改善，半个月中偶发作1～2次。继续服用上方60天未见发作，开始食用团鱼汤。其后隔天仍服本方1剂，略作加减，以期巩固。2个月后改为3天服1剂，3个月后每周服1剂，半年后停药。经4年追踪，未有发作，脑电图恢复正常，且身体健硕，学习成绩良好。

编者谨按：甘麦大枣汤见于《金匮要略》，为治疗脏躁证之名方，加味甘麦大枣汤是李氏家传验方，此方原名为"双龙含珠饮"，系原方加入安神及虫类药物。龙骨、珍珠均重镇安神，《神农本草经》和《万病回春》分别载龙骨、珍珠治疗痫证，地龙、僵蚕、蝉蜕、全蝎、钩藤搜风定痫，使小儿脏气清灵，随拨随应，选用补益药物时以浮小麦、甘草、大枣为基础，佐以五味子、党参、白术、茯神甘淡濡养气阴。全方祛风化痰和补中缓急并用，则标本兼顾，祛邪而不伤正，看似平淡药味却切中病机。

本例患儿素体禀赋较弱，加之癫痫发作频繁，消瘦、面色萎黄、表情淡漠、精神困倦等一派气血耗伤之象，心血暗耗，脾气亏虚，则心不主神气，脾不藏意，风痰袭扰中、上二焦，气血既伤。此时过分运用祛风定痫之品不合时宜，然小儿脏腑娇嫩，形气未充，寄希望于生长发育过程中，故应培补后天之本，待自身髓海充盈，则痫证有向愈之机。

（七）赵绍琴医案—肝经郁热，脉络受阻证

患儿，男，14岁，1988年11月1日初诊。2年前因脑震荡遗留后遗症，每周发作2～3次，发作时两目上吊，口吐涎沫，四肢抽搐，有时发出尖叫声，既而昏迷，不知人事，待3～5分钟后自醒，醒后如常人，经多方治疗，疗效不明显。2年来一直靠服西药（苯妥英钠）维持。

现症：形体消瘦，面色发青，心烦急躁，夜寐不安，大便干结如球状，舌红苔黄且干，脉弦滑数。

辨证：肝经郁热，脉络受阻。

治法：活血化瘀，清泻肝热。

处方：蝉蜕 6g，僵蚕 10g，姜黄 6g，大黄 2g，柴胡 6g，川楝子 6g，丹参 10g，赤芍 10g，焦三仙各 10g，水红花子 10g，7 剂。嘱忌食肥甘厚腻及辛辣食物。

二诊：服药后未发作，大便日 2 次，较稀，余症减轻。仍服用苯妥英钠，舌红且干，脉滑数。方以升降散合温胆汤加减。处方：蝉蜕 6g，僵蚕 10g，姜黄 6g，大黄 2g，竹茹 6g，炒枳壳 6g，胆南星 6g，钩藤 6g，槟榔 10g，焦三仙各 10g，7 剂。

三诊：服药期间仅小发作一次，夜寐尚安。前方加减：蝉蜕 6g，僵蚕 10g，片姜黄 6g，大黄 2g，钩藤 6g，使君子 10g，焦麦芽 10g，7 剂。

四诊：病情稳定，西药已停，未发作，无其他不适。处方：青礞石 10g，半夏 10g，竹茹 6g，钩藤 10g，蝉蜕 6g，僵蚕 10g，郁金 10g，赤芍 10g，槟榔 10g，焦三仙各 10g，大黄 1g，每周 3 剂，连服 1 个月以巩固疗效。饮食当慎，防其复发。

1989 年 4 月 24 日追访未再复发。

编者谨按：该病案患儿缘头部外伤后脉络瘀阻，心主血脉，经脉不通则心神受扰，血脉凝泣致四肢百骸不能受心、脑正常控制，出现发作性的四肢抽搐，心烦躁扰不安，夜寐不安，久而心营内耗，中焦无力运化暗耗营血，致气机不畅，津液不布，大便干燥；木旺乘土，肝火愈炽而脾气愈虚，则见面色发青，舌红，脉滑数。本病主要病机为血脉瘀阻，肝经郁热，并有耗伤脾气之虞。治疗上选用以丹参、赤芍调理血分瘀滞，升降散同调三焦；上焦用僵蚕、蝉蜕开窍息风定痉；中焦以柴胡、川楝子清肝热，焦三仙、水红花子扶助胃气，消导积滞；下焦以大黄、姜黄釜底抽薪，清泻瘀热，收清热化瘀、通络定痫之效。

（八）顾锡镇治疗继发性癫痫医案

患者，男，50 岁，2017 年 3 月 29 日初诊。患者 2016 年因车祸后昏迷住院，诊断为"轻度颅脑外伤，左额部硬膜下血肿"，经治疗好转后出院，出院后半年即出现癫痫大发作，表现为突然昏倒，两目上视，双上肢抽搐，持续约 1.5 分钟，醒后如常。头颅 CT 示左侧额叶低密度灶，当地医院以继发性癫痫再次收住入院，予常规抗癫痫治疗好转后出院，出院后长期口服丙戊酸钠缓释片每日 2 片控制病情，效果不佳，出院后至 2017 年 3 月大发作 3 次，遂来顾教授门诊求治。

现症：患者神清，精神差，时发头晕，言语欠清，记忆力差，口唇青紫，二便正常，纳谷一般，夜寐尚安。舌质暗红，苔薄黄腻，脉弦。

诊断：痫病。

辨证：痰瘀阻络证。

治法：活血祛瘀，化痰定痫。

处方：通窍活血汤合涤痰汤加减。姜半夏 6g，胆南星 10g，天竺黄 10g，石菖蒲 6g，桃仁 10g，红花 6g，川芎 10g，赤芍 10g，制远志 6g，红景天 15g，地龙 6g，僵蚕 10g，全蝎 10g，苏木 10g，地鳖虫 10g，骨碎补 10g，甘草 3g。30 剂，每日 1 剂，水煎，早晚分服。

二诊（2017 年 5 月 3 日）：患者言语欠清有所改善，头晕不显，服药期间未发作，原方更进 1 个月。

三诊（2017 年 6 月 6 日）：患者服药期间癫痫未发，丙戊酸钠已减量至每日 1 片，自觉精神转佳，记忆力也较前改善，言语渐清，舌质暗红，苔薄黄，脉小弦。今加枸杞子 10g、当归 10g、龟甲胶 10g 巩固疗效以收功，方同前法，续服 1 个月。患者坚持服药半年，未见复发，后复查脑电图未见明显异常波形。

原按：本案患者因车祸后致癫痫，车祸属颅脑外伤，顾教授认为，该患者因外伤致脑络受损，瘀血阻滞脑窍，络脉不和而发为此病。痫病基本的病理因素不离痰，本例辨证当属痰瘀阻络，治以活血祛瘀、化痰定痫为大法。方以姜半夏、胆南星、天竺黄、石菖蒲清热豁痰，改涤痰汤中竹茹为天竺黄，乃因天竺黄不仅可以清热化痰，还能清心定惊，且定惊之力尤甚，而竹茹则长于清心除烦，多用于痰热扰心所致心烦失眠。桃仁、红花、川芎、赤芍活血化瘀，因患者时发头晕，记忆力减退，乃瘀阻脑络，闭阻清阳，酌加红景天、制远志以补气益智。最后予地龙、僵蚕、全蝎虫类药平肝息风，苏木活血疗伤、祛瘀通脉，地鳖虫、骨碎补增强外伤后祛瘀生新之功。诸药相合，疗效显著，后期加入枸杞子、龟甲胶等品以滋补肝肾。

（九）李寿山医案—风引汤加减治疗肝风痰火证

余某，男，16 岁，学生，1963 年 3 月 10 日初诊。8 岁始有癫痫大发作史，随年龄增长而加重，常 3~4 日或 7~8 日大发作 1 次。体质较弱，发病前有头痛幻视，继则昏倒不省人事，惊叫如羊叫声，抽搐吐沫，目睛上视，牙关噤急，常咬破唇舌，每发 2~3 分钟，渐醒如常人仅感倦怠无力，靠西药苯妥英钠维持，2~3 周发病 1 次甚或昼夜发病 1~2 次。舌红，苔白薄，脉弦大。

诊断：阳痫。

辨证：肝风痰火较盛。

治法：清热息风，豁痰定痫。

处方：风引汤化裁。桂枝 2 钱，川芎 1 钱 5 分，大黄、干姜各 1 钱 2 分，生龙牡各 5 钱，生石膏 6 钱，寒水石 4 钱，紫石英 4 钱，滑石粉 3 钱，灵磁石 6 钱，丹参 5 钱，钩藤 6 钱，全蝎（研末分送）1 钱，蜈蚣（研末分送）2 条。水煎服，每日 1 剂。

进药 15 剂，仅发病 1 次，症状轻微，再服 15 剂未发病，停汤剂续服验方止痫丹，早、晚各服 3g，服药后 2 个月未发病。同时逐渐减量而停服苯妥英钠。先后服验方止痫丹约 1 年未发病，停药观察，至今已 20 余年未发病，一切正常。

编者谨按：患者自年幼犯病，病势随年纪增长加重，发作较频繁，但诊其脉象仍弦大，发作后仅有少许疲倦而未见饮食胃口等异常，从每次发作惊叫、身体拘急的情况考虑属阳痫，肝风痰火较盛，治以清热息风、豁痰定痫。风引汤为《金匮要略》方，原文谓："风引汤，除热瘫痫""治大人风引，少小惊痫瘛疭，日数十发，医所不能治之，此汤主之"。由原文可知风引汤的治疗要点在于热，该条文可引申为急性实热性质的偏瘫及痫证，类似现代医学中因急性脑血管病等继发性癫痫等情况，寒水石、石膏，性寒，清热泻火，除烦止渴；白石脂、赤石脂既能镇静安神，又能防止应激状态下胃肠反应，起到涩肠止血之功，龙骨、牡蛎属介类潜阳，安神定痫。以上金石药物潜镇痫证发作期发越之阳气；全蝎、蜈蚣，为虫类搜风药，息风止痉，配合大黄通腑泄热，清阳明实热，使热极之风得以平息。干姜、桂枝等温中调脾胃，以防诸多石类药物及大黄克伐脾胃。风引汤在癫痫等神经系统疾病阳热时期的应用应得到重视。

二、名家心得

（一）余瀛鳌调理肝脾治疗难治性癫痫

国医大师余瀛鳌认为，癫痫病位主要在脑、肝、脾，病机为脾虚酿痰，肝气郁积而化阳上亢，夹痰上冲脑窍，脑络瘀阻，神机失用；病性实证多于虚证，虚实夹杂者亦存在实多于虚，热证多于寒证，寒热错杂者亦存在热多于寒；病理要素以痰、瘀为主。

针对如上病机，难治性癫痫临床中可暂不分缓急标本，概以调理肝脾为主，针对主要病理要素，直捣病邪巢穴，祛邪方能安正。治疗原则当遵泻实补虚，泻多于补；调和阴阳，潜多于滋。因此，拟定潜镇止痫、化痰通络为主治法。此外，余师还强调对原发性癫痫要注重开窍醒神宁心，对继发性癫痫要注重治疗原发病因。

基于以上病机认识及通治法则，余师临床拟定癫痫促效方。方剂组成：牡蛎（先煎）30g，龙齿（先煎）24g，白矾（先煎）2.5g，郁金10g，苦杏仁10g，桃仁10g，胆南星6g，法半夏6g，丹参15g，鸡血藤15g。此通治方是古方白金丸的"大加味方"，是在前人的基础上有所变创。郁金和白矾比例以4：1为最佳。同时强调白矾一定要先煎，这样可以去其火气而展其长。加味药中，牡蛎平肝潜阳、重镇宁神，龙齿镇惊安神、宁心潜阳，苦杏仁降气化痰，法半夏燥湿化痰，胆南星清火化痰镇惊，抗惊厥，兼治头风，桃仁、丹参、鸡血藤活血通络化瘀。

（二）沈宝藩拟定痫汤治疗癫痫

国医大师沈宝藩认为，癫痫的各种发病因素可以单独，也可相互作用联合致病。癫痫频繁发作时，风、痰、血、瘀闭阻扰神为实证多见，久病不愈，反复发作必致脏腑气血虚损，故多见虚证为主，或虚中夹实。沈师制定的定痫汤按证情适作加减治疗，频繁发作期以治标为主，加大豁痰息风开窍通络之力度。间歇期以扶正为主，通常选加补益肝肾或益气健脾通络之品，以防癫痫复发。方药组成：全蝎（分2次冲服）4g，僵蚕、地龙、川芎、郁金、石菖蒲、法半夏、枳实、牛膝各10g。功效：定痫，息风止痉，涤痰通络。其中全蝎息风止痉，僵蚕息风祛痰，地龙平肝息风定惊，三药合用取息风止痉、祛痰通络之效；川芎、郁金、牛膝活血祛痰通络，川芎辛窜上行头目，郁金行气祛痰、辛开心气瘀阻，牛膝活血通络、引血下行、补肝肾；石菖蒲、法半夏、枳实均可祛痰，石菖蒲豁痰醒神、开窍健脑，法半夏化痰降逆，枳实理气涤痰。以上诸药相伍获息风止痉、祛痰通络之功效，用于治疗癫痫。

加减：（发作期）如痰火偏重，癫痫频繁发作，面色红赤，平素大便干结，尿黄赤，舌苔较腻或黄腻，舌质暗红，脉弦或滑而数，可选加羚羊角、龙胆草、磁石、钩藤、胆南星、山楂、赤芍等。痰湿偏重，病发时症见面色晦暗，手足发冷，口吐涎沫，舌质暗淡、苔白腻，脉弦或弦滑，选加天麻、蜈蚣、橘红、胆南星、当归。（休止期）心脾两虚为主，神疲乏力，心悸失眠，纳呆，大便溏稀，舌淡或暗淡，脉细弱，去牛膝、枳实，选加党参、炒白术、茯苓、炒薏苡仁、远志、当归、山楂等。肝肾阴虚为主，头晕目眩、眼花干涩、健忘、失眠、腰膝酸软、大便干燥，舌红或暗红，脉弦细，去法半夏、石菖蒲、僵蚕，选加天麻、龟板、鳖甲、赤芍、丹参等。脑外伤或脑血管病后继发癫痫，选加养血活血通络药，如当归、川芎、丹参、红花、桃仁、鸡血藤等。儿童癫痫，选加益智药，如杜仲、山药、枸杞子等益肾填精、补髓健脑、安神定志。

（三）"阴阳往来"为病证特点，胡希恕、张横柳等分经论治癫痫

以胡希恕、冯世纶及岭南伤寒家张横柳为代表的医家强调，在"阴阳往来，休作有时"的病证特点基础上治疗癫痫。

1. 胡希恕、冯世纶

（1）单经病少见而以多经合病为主：三阳证合病，如大柴胡汤方证、桂枝甘草龙骨牡蛎汤方证、防己地黄汤方证等；三阴证合病，如真武汤方证、柴胡桂枝干姜汤方证等；三阳与三阴证合病，如五苓散方证、苓桂术甘汤方证、四逆散合当归芍药散方证、柴胡加龙骨牡蛎汤方证等。

（2）方证各异而以柴胡类方证居多：癫痫的疾病特征可以用阴阳往来，休作有时加以概括、推演为"寒热往来，休作有时"，"休作有时"包括种种病证时发时止或发有定时，着眼于广义的阴阳往来患者发作症状的呆板性、时发时止或发有定时，符合小柴胡汤方证的证候特点。临床中若仅伴有口干口苦、心烦、头晕、胸闷、纳差、耳鸣等上热之症，此为半表半里阳证，即少阳则有小柴胡汤方证、四逆散方证等之机会，若同时见到四逆、乏力、胃胀、尿频、大便或干等下寒症状，则为半表半里阴证，即厥阴则有柴胡桂枝干姜汤方证等之机会，若兼有他经病证则当随证而治，如柴胡加龙骨牡蛎汤方证于临床亦常见。

（3）多兼夹痰饮、瘀血为患：癫痫多病程较久，因而痰饮、瘀血内生，怪病多痰，久病多瘀。发作时多见于外邪里饮，如《伤寒论》苓桂术甘汤方证、真武汤方证、柴胡加龙骨牡蛎汤方证，《金匮要略》曰"其人振振身瞤剧，必有伏饮，假令瘦人脐下有悸，吐涎沫而癫眩，此水也，五苓散主之，皮水为病，四肢肿，水气在皮肤中，四肢聂聂动者，防己茯苓汤主之"。痰饮、水气上冲，动及经脉，则见突然昏倒，肢体抽搐，口吐涎沫，两目上视，发为病，饮停于胃，则见眩晕、纳差，饮停胸胁，则见胸闷；饮溢肢体则作四肢软弱乏力。治疗上则当解表利饮同治，苓桂剂常用。根据《伤寒论》"阳明证，其人喜忘者，必有蓄血，所以然者，本有久瘀血，故令喜忘"。胡希恕注解时提到，脑内神经状态之异常，多由于瘀血证而起。临床中患者癫痫日久，发作每于夜间加重，多见舌暗有瘀斑，舌下脉络紫、曲张，脉弦涩或结代等，多为兼瘀血之象。

2. 张横柳　休与作交替出现即为痫证的反复发作性，这是着眼于广义的往来寒热，休作有时，均属少阳枢机不利，正邪相争的表现。张老六经证治痫证，非常重视调和少阳枢机，立调和枢机法为辨治痫证的治法，以小柴胡汤随证加减。小柴胡汤为少阳病的主方，功善清泻胆火，疏泄少阳。张老强调，经方运用，加减法尤为重要。张老认为，柴胡轻清以调和枢机，同时兼有引经之用，为本方本病之上药；痫证多从小儿起病，小儿脾常不足，不耐苦寒，故而张老非见有火上炎之口苦者，减量黄芩之苦寒以防伤及胃气，可见张老时刻以顾护胃气为本；姜、夏之配为呕而用，非有呕吐者，仲景常弃之，但两者又都兼有温胃化痰之功用，故张老常以小剂量和之；参、枣、草本为佐药，但张老认为胃气强，即正

气强，疾病才有向愈之期，故尤其重视参、枣、草的使用，且常以人参、黄芪相配，参芪大补先天之气，补而不滞，行而不散。

（四）陈百平等总结辛热开破法治疗癫痫

运用辛燥力猛之药物治疗痫证起自汉代《中藏经》中治风痫，用天南星为末，姜汁糊丸，以人参石菖蒲汤送服。《圣济总录》载有五生丸，用干姜、乌头、附子、半夏、大豆等治疗痫疾。陈百平针对癫痫沉痼痰结之病理基础，倡祛痰法中运用气味辛温燥烈药物之属归为一门，提出运用辛热开破法治疗癫痫。癫痫病程缠绵反复，痫痰本身痼结难祛，胶着于心胸，寻常祛痰之剂无法拔除顽痰、老痰之病势，针对病重药轻之情况，势必需要力量较强之品为功，大辛大热药物既有鼓动人体阳气之效，又有开邪气之郁闭、破顽痰之积聚的效果，对癫痫根深蒂固之痰邪有超出其他祛痰法的疗效优势。

具体遣方用药上，该法主以古方五生丸，原治"风痫有痰，脉弦细缓者"，在此基础上进行加减："以生川乌大辛大热，破积聚，开顽痰，并能搜风；生白附子，辛甘热，祛风痰，定惊痫；生半夏、生南星，辛温走散，宣散肠胃经络之痰，生白芍，缓急解痉，通利血脉；生姜汁解半夏之毒，生黑豆解百药之毒，更善解乌头之毒。"陈百平在临床运用含有生附子、半夏、南星、川乌的癫痫自拟方的观察中，服用早期除见少量患者出现不适症状外，其余服药前后的肝功能、尿常规等指标未见明显变化，因本方药性峻猛，需注意药物炮制、服药方式、时间及运用配伍等手段以缓其毒性。例如，长期服用时可选择饮片制为丸剂小量常服，早、晚间隔不短于8小时等，以尽量避免其副作用，发挥疗效优势。

（五）林夏泉养血息风、涤痰定痫法辨治癫痫的临床经验

林夏泉先生辨证施治痫病，认为痫证主痰，痰邪是癫痫发病之根源，与风、火、瘀、虚等相互搏结，蒙蔽清窍，冲扰神明；治痫必先治痰，息风涤痰是癫痫的重要治则。治宜抓住风、痰、虚之机，而立祛风、化痰、养血之法，且治宜分缓急，发作期宜养血息风、除痰开窍定痫，缓解期则宜补肾健脾柔肝，调气血，祛风，养心，益肾。是以林老创制"除痫散"一方，谨守病机，用于临床颇有验效。

除痫散组方：天麻72g，全蝎60g，当归150g，炙甘草60g，胆南星21g，共为细末，重者日服3次，轻者日服2次，每次3g，开水送服。

林老对该方的配伍独有心悟，组方严谨，用药精当。风之由来，以肝血虚所生，肝风内动则眩晕抽搐，所谓"诸风掉眩，皆属于肝""诸暴强直，皆属于风"。故重用当归以养血、活血和血，当归的用量是天麻、全蝎的2~3倍，而得到血行风自灭的效果，此为该方的君药；以天麻、全蝎为臣药，其以天麻祛风镇痉，且有疏痰气、清血脉之功；全蝎入肝，搜风以定痫，与天麻合用相得益彰；佐以胆南星清热平肝，化痰息风；以炙甘草补气缓急，调和诸药，且固中而助当归之补养。

林老在治疗癫痫时，常以汤剂与除痫散配合应用，以散剂长期服用，汤剂则间断服用。在发作较频时，配合汤剂以加强药效，取"汤者荡也"之意。汤剂仍以除痫散为基础方，用量加以调整，并随症加减。如天麻6g，全蝎4.5g，当归15g，炙甘草4.5g。如兼痰多，舌苔白腻，脉滑者加法半夏9g；顽痰不化者加礞石4.5g；脾虚气弱，舌淡苔白，脉细弱者

加党参 15g、云苓 15g、乌豆衣 9g；肝火旺而心烦善怒，舌质红，脉弦者加生地黄 15g、白芍 12g、石决明 15g 或珍珠母 30g；肾虚耳鸣，腰酸者加女贞子 9g、菟丝子 9g、川断 15g；血虚面色苍白，舌淡，脉细者加何首乌 15g、桑寄生 15g、鸡血藤 15g；心悸惊恐，睡眠不宁者加麦冬 6g、五味子 4.5g、生龙齿 15g；大便稀薄者加云苓 15g、蚕沙 15g；大便秘结者加肉苁蓉 15g、秦艽 12g。

（六）邵经明针药并举，治分缓急平痫证

邵老根据痫证的病因病机及发病特点，提出治疗痫证应针对发作期和缓解期分别论治。发作期重在控制症状，以启闭开窍、安神定志、醒神止抽为要，选用大椎、风池为主穴，配合水沟、合谷、内关、腰奇以快速缓解症状为先。缓解期侧重平肝息风，调节气血阴阳，调理脏腑功能，采用针药结合的方式。邵老认为，"病有兼证，法有兼治，针治其外，药治其内，针药合用，重辨证论治，俾针药互补，相得益彰"。针刺取大椎、风池、百会、腰奇以镇静息风、通督醒脑，中药选用邵老自拟定痫散（天麻、陈皮、半夏、云苓、远志、炒酸枣仁、石菖蒲、朱砂、琥珀、白芥子、全蝎、蜈蚣、丹参、胆南星、钩藤、僵蚕），以降低发作频率，巩固远期疗效。邵经明教授根据几十年的临床观察，发现大椎、风池是治疗脑髓病的要穴。大椎是督脉与手足三阳经的交会处，督脉总督诸阳，为阳脉之海，《素问·骨空论》云："督脉者……与太阳起于目内眦，上额交巅上，入络脑。"大椎能统领督脉经气，安定神智，清热醒脑，通阳益髓。足少阳胆经之风池，既可祛外风又可息内风，具有祛风通络、醒脑定志、标本兼顾之效，以此二穴为主穴，共奏醒脑开窍、镇惊息风、平衡阴阳的功效。在发作期配合水沟、合谷、内关以宁神苏厥，迅速缓解症状。腰奇位于尾骨端直上 2 寸，督脉正中线上，是任、督、冲脉的交会处，故该穴位虽然为经外奇穴，亦有循经取穴的含义。腰奇穴是治疗癫痫的必取穴，邵教授运用腰奇治疗痫证始于 20 世纪 60 年代初，认为治疗本病不论发作与否均必取之。本穴与大椎、风池上下配伍取穴，振奋阳气，贯通督脉，故脑髓得养，痫证自除。自拟方定痫散以涤痰祛风、镇惊安神为用。天麻平肝息风；陈皮、半夏、云苓燥湿化痰；全蝎、蜈蚣、僵蚕、钩藤祛风解痉、化痰散结；胆南星清化痰热；石菖蒲祛痰开窍；朱砂、琥珀重镇安神。邵老深谙古人"凡疑病难症者，最宜针药并用。针以调其气血；药之而祛病邪"之要，总结出系统的缓解期治疗方案。除以上主穴外，邵老在临床辨证方面根据发病时间，白天多发配申脉，夜间多发配照海，以调节阴、阳跷脉之盛衰；痰涎壅盛配丰隆以行气布津；心烦失眠配神门、内关以养心、安神、定志；若患病日久，脏腑功能受损可配肝俞、肾俞；纳食差，脾胃虚弱可配足三里、中脘。

（七）李寿山、吴少怀分阴阳论治癫痫

李寿山认为，癫痫病机为风、火、痰、瘀导致心、肝、脾、肾脏气失调，引起一过性阴阳反作，气逆痰涌，火炎风动，蒙闭清窍而突然发作。治疗此病，先分阴阳。阳痫多呈大发作，成年人居多。急则治标，宜清热息风，涤痰定痫。如发作较频，发病前头痛眩晕，舌红脉大者，常用风引汤加减：桂枝 10g，大黄 7.5g，干姜 7.5g，生龙牡各 25g，生石膏 30g，寒水石 15g，滑石 15g，紫石英 30g，赤石脂 20g，丹参 25g，钩藤 30g，全蝎 5g，蜈蚣 2 条（后二味另研分服）。水煎服，每日 1 剂。药后诸症状缓解，发病次数减少，继服验方止痫丹（郁金、胆南星、清半夏、牛黄各 0.2g。共研细末，备用），成人每服 3g，早、晚各 1 次，儿童酌减。

阴痫多呈小发作，少年患者居多，治宜镇肝息风，安神定痫。如发作较频，发病前惊恐烦躁，舌淡脉细者，常用柴胡加龙骨牡蛎汤加减：柴胡 15g，生龙牡各 25g，清半夏 15g，茯苓 20g，黄芩 10g，酒大黄 10g，桂枝 10g，灵磁石 50g，丹参 30g，生姜 10g，大枣 5 枚。水煎服，每日 1 剂。待发病数次、症状缓解后，继服五味止痫散（全蝎、僵蚕、蝉蜕、丹参、蜈蚣各等份）。无论阳痫或阴痫，若因囊虫致病者，则合服化虫丸（槟榔 60g，雷丸 30g，干漆 15g，郁金 25g，枯矾 20g，白芥子 15g。共研细末，炼蜜为丸，每丸重 5g，早、晚各服 1 丸）。因脑部外伤发病者，则用血府逐瘀汤加减治之。

常服抗癫痫西药的患者用中药治疗的同时，不能立即停药，停药会引起频发或大发作，宜渐减量而后停药，或可服维持量。

吴少怀则认为，痫证之源在肾，但发作时间则应各脏腑，如发于昼者多为阳痫，发于夜者多为阴痫；黎明发病者病在肝经；黄昏发病者病在脾经；平旦发病者病在胆经；半夜发病者病在肾经。因此，施治宜分标本、虚实与所应之脏腑。发作时，应理气清痰、息风定痫，以治其标；不发作时，应健脾化痰、养血益肾，以治其本，尤其夜间发者，当以益阴为要。吴师习用二陈汤加味，认为痫证与脾虚聚湿为痰有关。发作时，证属肝风夹痰，所以重点治肝脾，分别用柔肝潜阳、化痰息风，理气疏郁、化痰息风，清热养血、化痰息风诸法。不发作时调理脾肾，以除生痰之源，而且滋肾养肝，以期康复。至于药味配伍加减，因人制宜，因证用药，不拘泥于成法。

（八）印会河、王洪图运用抵当汤治疗外伤性癫痫

印会河根据《伤寒论》"其人喜忘""下焦蓄血"等记载，结合临床实践过程认为，对于癫痫特别是外伤引起的痫证，应考虑祛风、化痰之大法，抓主症而运用经方抵当汤取效较捷。下焦蓄血可以指某一确实部位，又可指某一症候群而言。具体辨证方面，常见症状有脑外伤史，发出不寻常的怪叫声，记忆力减退，大便干燥，舌红苔腻，脉弦数等瘀血内阻于某一部位的表现。对于方药，印会河提出，化瘀的主方为抵当汤，软坚散结的主方为消瘰丸，常用药物有土鳖虫以攻逐血，生牡蛎、玄参、贝母、夏枯草消坚散结，配以僵蚕、蜈蚣、全蝎息风之品。

王洪图通过对《内经》的引述，解释对于抵当汤合消瘰丸加减运用治疗外伤性癫痫的观点。据《内经》"血并于下，气并于上，乱而喜忘"的记载，又外伤在"头"部，而用热在"下焦"的理论论治者，这是因为此"下焦"病，实为膀胱蓄血证，膀胱经能主持诸阳之气，如《素问·热论》云："巨阳者，诸阳之属也……故为诸阳主气也。"头为诸阳之会，同时又是足太阳经所走行之处。因此说，头与太阳经关系致为密切，故头部外伤引起之蓄血证，用治疗下焦蓄血、瘀热在里的抵当汤而奏效。并举两例外伤性癫痫治验中，投以该方，逐血行瘀而获效。所用药物，除抵当汤成分外，又加用了"消瘰丸"的药物，以助软坚散结化瘀之力。

（九）汪受传从五脏伏风论治小儿癫痫经验

汪受传提出癫痫从伏风论治之说，总结出五脏伏风论治癫痫的理论，以下从理、法、方、药诸条述之。

1. 伏风潜肝　小儿多性情急躁易怒、口干咽干、夜梦繁多，癫痫频繁发作，治疗宜清肝泻火、滋阴柔肝，常用药物如夏枯草、龙胆草、栀子、百合、枸杞子等。肝阴虚生风者，可见癫痫小发作不断，常用钩藤、菊花、决明子、天麻等以平肝息风。若外风引动，肝风内盛，癫痫大发作连连，甚则神志不清的重症患儿，急宜治其标，加用动物药以强化息风之力，如加蜈蚣、地龙、僵蚕以祛风止痉，加羚羊角、全蝎、乌梢蛇以息风定痫，加龟甲、阿胶、紫河车以养阴息风。汪老师提出活用"草、虫、石"治疗小儿癫痫，首重虫蛇类动物药正因其灵动性猛，平肝息风力强。临床常用主方为定痫丸。

2. 伏风潜心　若伏风内潜导致心不藏神，则神志异常发为惊痫。临床治疗常用镇惊丸加减以镇惊，用通窍活血汤加减以化瘀通窍。此外癫痫休止期多见伏风潜心，或与伏风潜脾互见，用归脾汤加减治疗。

3. 伏风潜脾　痰自脾生、脾虚痰伏是癫痫的主要病理基础。此外癫痫反复发作，必然影响小儿饮食，日久则加重脾虚之证。伏风潜脾，治疗用药多为健脾益气、调脾助运、渗湿升清之品，发作期临床治疗常用涤痰汤加减以豁痰开窍，休止期则以健脾扶正化痰为主，多用六君子汤加减。

4. 伏风潜肺　肺在五行属金，为阳中之阴脏，肺主皮毛，经口鼻与外界相通，更易受外风的影响而引动伏风宿痰，导致癫痫发作。故癫痫的临床治疗化痰之法须贯穿始终，常用石菖蒲、胆南星、半夏等化痰之品，或加用青礞石以下气坠痰，兼可平肝定惊。

5. 伏风潜肾　伏风潜于肾多见癫痫日久，病久及肾，损及根本，抑或出生于风木大盛而肾水不足的特定运气时期，一出生即伏风内潜，其基本病机是风水相煽。临床应用补肾之法，中成药多用河车八味丸，汤剂多选用十全大补汤，加血肉有情之品，纵然有实邪存在，亦本虚标实，故治肾还是以多补少泻为宜。脾为后天之本，本证多与脾虚互见，成脾肾两虚之证，患儿发病年久，智力偏低，神疲乏力，少气懒言。治疗应脾肾同补，多加用益智仁、石菖蒲以补肾开窍。

（十）黄培新、郑国庆对癫痫持续状态的中西医结合救治

对癫痫持续状态应积极控制发作，基本治疗原则是豁痰息风、活血化瘀、开窍醒神兼顾扶正。因病情危急，可先予针刺、中成药等以促其苏醒，控制抽搐；然后再清热泻火、平肝潜阳、息风涤痰定惊，佐以扶正等治法投以中药煎剂，以防止癫痫再发。

阳衰者，持续不省人事，频频抽搐，伴面色苍白，汗出肢冷，鼻鼾息微，脉微欲绝，治当开窍醒神、回阳救逆，予苏合香丸水化后灌服，参附注射液静脉注射或静脉滴注。阴竭者，持续不省人事，频频抽搐，伴面红身热，躁动不安，息粗痰鸣，呃逆频繁，治当开窍醒神、养阴清热，予安宫牛黄丸水化灌服，静脉给予清开灵注射液；若抽搐甚者予紫雪丹水化后灌服；喉中痰声辘辘者予竹沥膏水化后灌服；高热者选用物理降温或柴胡注射液肌内注射。值得指出的是，因病情急骤，中药煎剂应据具体病情鼻饲或待患者意识苏醒后

给予；同时可采用针刺治疗，取穴为百会、风府、大椎、后溪、腰奇，若正在发作或昏迷时加水沟、内关、足三里、十宣、涌泉、太冲等，或熏鼻法以炭贮炉火，徐徐泼米醋熏鼻等以促醒。反复 GTCS 易致脑水肿，使癫痫发作不易控制，适时使用息风定痫通腑药有利于伴发的脑水肿、感染、高热等的治疗。

对患者起病后烦躁不安、舌苔黄腻、脉实为主者，在迅速控制发作和积极维持生命功能的同时应及时通腑，重用大黄，随证治之。如兼见喉间痰鸣，面色紫暗，脉沉弦者可加制半夏、瓜蒌仁、人工牛黄粉、番泻叶、牡丹皮、红花、桃仁、赤芍、当归、制天南星、石菖蒲等鼻饲给药；亦可用通腑泄热中药保留灌肠。通腑醒神胶囊（番泻叶、虎杖、人工牛黄粉、瓜蒌仁、天竺黄等）有较好疗效。需注意中病即止，谨防过下伤正，应用时可酌情配合补液，以避免电解质和酸碱平衡紊乱。息风涤痰与活血养血法的应用：痰浊是癫痫发病的根源，凝著既久，裹结日深，即成胶固难拔之势，故治痫必先治痰，而息风涤痰是贯穿癫痫治疗之始终的法则，常选用制半夏、胆南星、白芥子、白附子、天麻等，或竹沥水灌服。同时，癫痫反复发作必然耗伤正气，应在辨证基础上，注意扶正法的应用，须重用养血活血之品，如当归、制何首乌、丹参之类；癫痫久发、频发必多瘀，故应配合丹参、生地黄、桃仁、红花、川芎等活血化瘀之品及息风通络之蝉蜕、地龙、全蝎、蜈蚣等虫类药。广东省中医院院内制剂益脑安片（当归、天麻、胆南星、全蝎、甘草等）具有养血息风、活血通络、涤痰定惊、安神止痫之功，疗效满意。总之，迅速控制发作和积极维持生命功能是抢救中必须遵守的原则，在西医处理基础上结合中医药疗法，发挥中医药的优势，从不同途径控制癫痫的发作，可以提高疗效，改善患者的生存质量。

第四节　癫痫预防与调护

一、预防

（一）始于妊娠保健

《素问·奇病论》云："此得之在母腹中时，其母有所大惊，气上而不下，精气并居，故令子发为巅疾也。"母亲怀胎情志受惊，气机逆乱导致孩子发作癫痫，当属先天胎养因素；此外，分娩时产伤也属于先天因素。癫痫发生多与母亲怀孕时七情失畅、饮食不节、过劳过逸及外邪侵犯等相关，或由在产程中胎儿头部外伤导致。有研究表明，注意与沉思存在负性偏向越多的孕妇，其分娩的新生儿神经行为发育越容易出现异常。因此，预防胎儿出现癫痫始于妊娠期保健，尤其关注孕妇的孕期卫生情况，调适寒温以防外邪侵犯，舒畅身心减少情绪的大起大落、大恐大惊引起的气血逆乱，并注意饮食有节制、富含营养，切忌暴饮暴食、饥饿少食，加强孕妇自身保健，适当活动，以利于气血的正常运行，避免过度劳动或过度运动，耗伤正气导致胎气受损。另外孕妇怀孕时若罹患各种慢性疾病，应当及时向医生反馈，积极治疗的同时，需要谨慎服用药物，必要时更换治疗药物，避免胎儿药物致畸。据国外资料显示，全球有 0.3%～0.7% 的孕妇患有癫痫，较之正常妇女，患有癫痫的育龄期女性生育率相对低下，并且妊娠及分娩期间的并发症风险更高。一方面，抗癫痫药可能有一定或潜在的致畸性，妊娠可能影响药物的代谢；另一方面，缺乏抗癫痫药控制的癫痫发作除了对孕妇本身有潜在的危害外，还可能导致胎儿发育迟滞甚至流产。怀孕期间应尽早与神经癫痫科医生及产科医生取得联系，共同随访和监护孕产妇。妊娠初期不论癫痫发作的严重程度和最初的表现如何都应尽早开始治疗，首选单药治疗，在单药治疗不能控制癫痫发作频率的情况下方可进一步考虑联合治疗。尽量减少孕期癫痫发作和抗癫痫药对胎儿的影响。另外，有0.3%～0.5%的癫痫患儿的母亲患有癫痫，表明本病具有一定的遗传性，对于有家族遗传倾向的女性患者，应积极做好孕前评估，以优生优育。

（二）严防颅脑外伤

外伤可引起人体气机逆乱、血液瘀滞，气血瘀阻脑窍，可引起癫痫发作。外伤后癫痫发作是中重度脑外伤后最常见及严重的并发症之一，各种暴力作用于头部后造成脑实质或脑血管的损伤，形成脑萎缩、瘢痕等癫痫病灶，可引起各种形式的癫痫发作。可以在脑外伤后即刻或早期出现，也可以在脑外伤数年之后出现。脑外伤后1周出现的反复无诱因的癫痫发作即定义为外伤后癫痫。即刻或早期癫痫发作可引起颅内压增高，造成脑水肿及代谢异常，进一步加重颅脑损伤，影响预后；脑外伤造成的致痫灶可引起晚期癫痫反复发作，严重影响患者的生活质量，给患者个人、家庭乃至社会造成严重的经济和心理负担。目前尚未发现有效预防外伤后癫痫的手段，脑外伤后预防性服用抗癫痫药并不能降低PTE的发病风险，现有手段治疗外伤后癫痫效果欠佳。有资料表明，年龄越小癫痫的发病率越高，日常生活中尽可能避免颅脑外伤，尤其是儿童的防护尤其需要重视，并采取各种安全防范措施以预防PTE。

（三）防治其他脑病

中风致使五脏六腑、气血经络功能失常，阴阳失衡，气血逆乱为患，脑为之受扰。中风后残余之邪尚存，脑气不平，经络未和，气血欠畅，为痰为瘀，窍络不利，可继发癫痫。卒中后癫痫被认为是由卒中造成的可逆或不可逆脑损伤引起的，可分为早期癫痫发作和晚期癫痫发作，早期癫痫发作发生于卒中后2周内，晚期癫痫发作发生于卒中后2周及以上。目前的研究多认为卒中后癫痫多与破坏神经血管的完整性（包括局部脑血流量的变化、破坏血-脑屏障的完整性和炎症反应等）、神经网络异常、卒中后胶质细胞增殖、遗传和表观遗传因素等机制相关。卒中后癫痫发作可加重病情，严重影响患者的预后，应积极预防中风的发生及治疗中风，有资料表明缺血性卒中急性期应用抗血小板药物、他汀类药物及降压药物治疗或许可以降低卒中后早期痫性发作的发病率。目前越来越多的学者主张采取中西医结合的治疗方式，从而达到减毒增效、缩短疗程的治疗目的。中医学认为，中风、癫痫等具有动摇特点的疾病多与风相关，"诸暴强直，皆属于风"，治疗上常用活血、养血、和血等治法以治风。

其他神经系统疾病如中枢神经系统感染（如流行性脑脊髓膜炎、乙型脑炎、脑囊虫病等）、颅内肿瘤、静脉窦血栓形成等可引起继发性癫痫。在中枢神经系统感染方面，应该在疾病的高发期做好个人防护，积极治疗原发病；在肿瘤方面，需要综合评估病情，选择手术或放疗或化疗的不同方案，控制颅内病灶；静脉窦血栓形成在于尽早明确诊断并及早进行治疗。

（四）防治其他内科疾病

内环境变化、电解质失调及代谢改变，可影响癫痫阈值，许多状态关联性癫痫发作的诱因可能通过机体内环境改变，影响癫痫阈值。临床上观察众多女性癫痫患者进入青春期后癫痫发作，有 50%以上的人存在一定的发作规律，在月经周期中的某个时期癫痫发作频率较平时增加 2 倍以上，这种发作集中于月经某个时期的癫痫被称为月经性癫痫。有关文献显示，月经性癫痫的发病与周期性变化的雌激素水平、孕激素水平、神经中枢的激素受体水平及性激素对抗癫痫药代谢影响有关。另外，更有一些女性患者在妊娠早期出现癫痫发作（妊娠性癫痫）。对于明确病因者应积极治疗，如纠正代谢紊乱，月经性癫痫应当明确癫痫发作与月经周期的关系，适当增加抗癫痫药用量及性激素（如黄体酮）以控制癫痫。马融认为，月经性癫痫患者以肾精亏虚为本，触发因于女子周期性阴阳转化不利，以致风痰上涌，上扰神明，外闭经络而发病，治以益肾填精为则、补肾调周为法，使肾气充、阴阳转化顺，气机调顺以治其本，豁痰息风以治其标，使痰清风静而痫止。

（五）改善体质偏颇

中医体质学说以人的先天禀赋及后天获得各为不同，故其阴阳、气血、虚实都存在不一样之处，长此以往形成因人而异且较为稳定的体质，某些人群的体质偏颇会导致更容易患某些疾病，体质和疾病常互为因果。张青等研究了 322 例癫痫患者中医体质的分布特点，发现癫痫患者中 62.42%为偏颇体质。华荣等研究 124 例癫痫患者的体质分布特点显示，癫痫患者体质排在前三位的分别是气虚质、湿热质、瘀血质。《素问·评热病论》曰："邪之所凑，其气必虚。"癫痫的病机多为本虚标实，素体正气虚弱，易为邪（如风、火、痰、瘀）所攻而引起癫痫发作。

《素问·三部九候论》载："必先度其形之肥瘦，以调其气之虚实。实则泻之，虚则补之，无问其数，以平为期。"根据癫痫患者的体质不同及偏颇情况，于幼年及平素生活中尽早调整体质的偏颇状态以预防癫痫等相关疾病的发生；在论治过程中，结合体质不同，审查体质类型各异的癫痫患者发病、发展、转变趋势情况，追踪疾病进程中的体质变化，根据体质、诱发因素及发作频次等方面，因人而异地施治，阻断病机转变，预防癫痫病情进展。个体化治疗正是中医治疗癫痫的重要疗效保障。

二、调护

（一）生活调护

生活中避免发作时的危险因素，避免过劳，保障睡眠、作息正常，夜间发作的癫痫患者预防跌仆风险。

（1）患者对于本病要有正确的认识。有研究表明，情绪变化是癫痫发作的诱因之一，要解除精神上的负担，减少癫痫的诱因；另外，服用抗癫痫药需要在医生指导下使用，避免自行减药、服用等不正规服药，否则易引起癫痫发作。

（2）本病发作时可伴有意识丧失，故癫痫患者不宜从事高空作业、水上作业、高压电操作、驾驶等操作，以防发作致伤和致死；尽可能减少独自到野外水域进行潜水、游泳等活动。

（3）部分癫痫患者夜间熟睡时或初醒时发作，睡眠紊乱亦是癫痫的诱因之一，婴幼儿患者应在床边做好床栏等保护装置，防止患者因发作跌落造成外伤；并且尽可能侧卧睡姿，避免俯卧位睡眠，防治夜间发作时口中涎液引起呼吸道堵塞导致窒息危险。

（4）保持良好的生活规律。首先，养成规律的作息时间，保证充足的睡眠；其次，减少闪光刺激，如避免长时间使用电子屏幕产品（如手机、电脑、游戏机等）；再者，工作上避免从事压力过大、操劳过多的工种，避免引起过度疲劳及情绪刺激而诱发癫痫发作。

（5）对于反复癫痫发作的患者，周围家庭成员应注意对患者发作时的处理：①保持患者呼吸道通畅，以免窒息，可将患者侧卧，使痰涎流出避免阻塞气道；②可用开口器置于上下牙齿之间，或用纱布包裹的压舌板置于上下磨牙间，避免咬伤舌头；③若患者发作时肢体抽搐，不可强行按压肢体，以免造成扭伤或骨折。

（二）饮食调护

（1）中医认为，癫痫之病多以正虚为主，癫痫发作休止期宜进行食疗调补正气。首先保持规律饮食，调护脾胃后天生化之源，宜清淡饮食，少食肥甘之品，多吃富有营养、易于消化的食物，如面食、豆类、瘦肉、鸡蛋、鱼、牛奶等；多吃豆类、新鲜蔬果、乳制品等含有高蛋白质和磷脂的食品，有助于脑功能的恢复和减少发作次数。切忌过冷过热、辛温刺激的食物，伐伤脾胃，引起痰湿及火邪的滋生。

（2）忌食能兴奋神经和有刺激性的食物，譬如狗肉、羊肉、公鸡、春笋、鹅等"发物"，禁饮浓茶、咖啡一类有兴奋作用的饮料，以防诱发癫痫；忌吸烟、饮酒，以免诱发神经兴奋。

（3）生酮饮食是一种高脂、低碳水化合物和适当蛋白质的饮食。此种饮食方案模拟饥饿状态下机体分解脂肪所产生酮体提升能量的机制，对脑部疾病进行治疗。目前生酮饮食治疗难治性癫痫的机制尚未明确，目前有研究认为其能够转变谷氨酸代谢，借助于草酰乙酸的消耗达到减少门冬氨酸生成的效果。对于部分难治性癫痫患者可采取生酮饮食治疗方案。本法适用于所有年龄段的各种发作类型的难治性癫痫患者，尤其是严重婴儿肌阵挛性癫痫、肌阵挛失张力癫痫。规范的生酮饮食需要医生和医院营养师详细计算、制定食谱。

（4）在癫痫的治疗过程中，需长期服用抗癫痫药，而某些抗癫痫药容易引起骨质疏松，需要补充钙的摄入，如可食用乳制品、酪制品、禽蛋、海带及虾皮等。

（5）食疗对于调理、纠正癫痫患者体质的偏颇，以及休止期"扶正"起到一定的作用。癫痫患者在休止期或恢复期可服用以下食疗方。

1）五指毛桃猪骨汤：五指毛桃 30g，猪骨 250g，茯苓 15g，白术 15g，生姜 3 片，大枣 3 枚，盐少许，加水适量。五指毛桃具有平和之性且益气之功显著，尤其适合气虚质癫痫患者，茯苓、白术二者可健脾，兼之姜、枣调护脾胃。

2）天麻猪脑羹：天麻 10g，猪脑 1 具。将猪脑除净筋膜洗净，与天麻加水适量，以小火慢炖成稠羹汤。具有补脑髓、平肝阳止痉之效。

3）橄榄郁金茯苓汤：青橄榄 10～15 枚，郁金 20g，茯苓 30g，瘦肉适量。将青橄榄打碎，与众物一同加水至 250ml，以小火慢炖，空腹分 2 次服。有补心益肾之效，可治疗痰热扰神型癫痫。

4）桂圆酸枣蜂蜜饮：龙眼肉、酸枣仁、丹参各 15g 煎水，加蜂蜜调服，每天 2 次。治疗心脾两虚久患癫痫者，可养血安神健脾。

5）蚯蚓煨黄豆方：蚯蚓干 60g，黄豆 500g，白胡椒 30g。将上物放入锅内，加清水 2000ml，以文火煨至水干，取出黄豆晒干，存于瓶内。每次吃黄豆 30 粒，每天 2 次。功能祛风，镇静，止痉。

6）蓉归合欢汤：肉苁蓉 20g，当归 15g，合欢花 20g，白芍 15g，萱草根 15g，猪蹄 1 只。本品具有养血疏肝、解郁止痫之功效，尤其适合月经期癫痫患者。

（三）精神调护

（1）应激包括急性应激（如身边发生亲人过世等事件）及慢性应激（如压力、焦虑、抑郁等），是癫痫发作的诱因，可以增加癫痫复发的危险。对此，平素应调畅情志，避免惊恐损伤，适度调节自我心理状态，保持心理健康。

（2）女性月经期及妊娠期注意避免精神刺激，减少对外周人和事物产生郁闷、焦虑甚至生气情绪，避免诱发癫痫。

（谢　琪　卢　明　洪逸铭　郭　歆　王道弘）

参 考 文 献

拜世英，马艳红. 2015. 生酮饮食治疗儿童难治性癫痫的疗效和不良反应[J]. 临床儿科杂志，33（10）：900-902.

曹咪，邓艳春. 2019. 癫痫发作诱发因素的初步调查[J]. 癫痫杂志，5（4）：263-267.

陈常青. 2015. 中西医结合抗痫综合方案治疗癫痫的临床疗效观察[J]. 现代诊断与治疗，26（3）：505-507.

陈海鹏，马融. 2017. 马融从肾论治月经性癫痫临证经验[J]. 中华中医药杂志，32（9）：4026-4028.

陈蓉，冯正直，王卫红，等. 2019. 妊娠晚期孕妇负性认知偏向与新生儿神经行为发育的相关研究[J]. 中国健康心理学杂志，27（10）：1469-1473.

陈榆. 2013. 癫痫复发现象的研究[D]. 南宁：广西医科大学.

邓嘉成，王霞芳. 2008. 董廷瑶医案[M]. 第 2 版. 上海：上海科学技术出版社.

董良然，赵军. 2018. 针刺治疗癫痫持续状态[J]. 中国中医急症，27（4）：748-749.

额日登娜希，刘献增. 2018. 癫痫及抗癫痫药物对育龄期女性患者生殖内分泌的影响[J]. 癫痫杂志，4（1）：44-48.

韩德雄，张莺，贾超，等. 2009. 穴位埋线对全面发作型癫痫患者发作频率的影响[J]. 辽宁中医杂志，36（1）：116-117.

韩桂莲. 2016. 透穴埋线治疗原发性癫痫的临床观察[D]. 郑州：河南中医药大学.

何丽云，李润今，刘祖发，等. 2010. 癫痫宁片作为添加治疗对癫痫发作严重程度的影响[J]. 中医杂志，51（9）：797-800.

华荣，黄燕，刘茂才，等. 2016. 岭南名医林夏泉养血熄风、涤痰定痫法辨治癫痫的临床经验[J]. 广州中医药大学学报，33（1）：118-120.

黄培新，刘茂才. 2005. 神经科专病中医临床诊治[M]. 第 2 版. 北京：人民卫生出版社.

黄燕，华荣，郑春叶. 2018. 刘茂才脑病学术思想与临证经验集[M]. 北京：人民卫生出版社.

李春辉，王雪玲. 1997. 加味甘麦大枣汤治疗癫痫 48 例疗效观察[J]. 新中医杂志，（1）：19-20.

李世绰，洪震，吴逊，等. 2015. 临床诊疗指南癫痫分册[M]. 北京：人民卫生出版社.

李松伟，刘海英，赵芸艺. 2019. 难治性癫痫与中医体质相关性[J]. 河南中医，39（11）：1652-1656.

梁奕添. 2012. 外伤后癫痫研究进展[J]. 右江医学，（4）：580-582.

林玉霖，庄惠昌，林祖宪. 1999. 宁痫中药胶囊治疗癫痫 180 例疗效观察[J]. 福建医药杂志，21（6）：67-68.

龙远适. 1998. 癫痫食疗简介[J]. 实用中医药杂志，（2）：20-21.

陆玲丹，李辛，陆征宇，等. 2015. 化痰熄风方药联合西药治疗癫痫 30 例临床观察[J]. 中医杂志，56（4）：304-306.

罗景华，任榕娜. 2009. 难治性癫痫的病理研究进展[J]. 医学综述，15（5）：737-739.

罗卫平，何宇峰，王丽菊. 2010. 醒神开窍针刺法治疗难治性癫痫临床研究[J]. 上海针灸杂志，29（8）：503-505.

那尔布力·巴合提别克，张晓英，景福权，等. 2017. 头针配合康复治疗小儿癫痫疗效观察[J]. 上海针灸杂志，36（10）：1199-1202.

彭建中，杨连柱. 1996. 全国名老中医药专家临证精华丛书·赵绍琴临证验案精选[M]. 北京：学苑出版社：150-151.

彭康. 2018. 努力发挥中医药在治未病中的主导作用[J]. 中国中医药报，3（10）：3.

秦丽高，张社峰，王伟民. 2016. 王松龄教授治疗难治性癫痫经验[J]. 中医研究，29（6）：39-41.

孙宇丹，刘毅. 2017. 难治性癫痫的中西医研究进展[J]. 陕西中医，38（2）：269-271.

谭辉. 2018. 咪达唑仑联合丙戊酸钠、中药安宫牛黄丸治疗 RSE 的临床疗效[J]. 临床医学，9：23-25.

王高华. 2018. 癫痫共患病的现状及其研究意义[J]. 武汉大学学报（医学版），39（2）：177.

王洪图，詹海洪. 1993. 黄帝医术临证切要[M]. 北京：华夏出版社.

王立阳. 2005. 脑外伤后继发性癫痫 67 例临床分析[J]. 神经疾病与精神卫生，5（6）：448-449.

王萍. 2007. 抗癫痫药物的毒副作用[J]. 国际内科学杂志，34（2）：91-93.

王巧云. 1986. 补中益气汤治愈癫痫——祝谌予教授验案[J]. 成都中医学院学报，（2）：19，58.

吴梁晖，倪小佳，王睿弘，等. 2020. 黄培新应用治风先治血理论及临床经验介绍[J]. 新中医，52（3）：197-199.

吴少怀. 1983. 吴少怀医案[M]. 王允升整理. 济南：山东人民出版社.

吴逊，林庆. 2001. 癫痫和发作性疾病·神经病学[M]. 北京：人民军医出版社.

吴振甲，王飞燕. 2012. 中西医结合治疗癫痫心悟[J]. 社区中医药，14（7）：221-222.

夏露，欧舒春，夏莉，等. 2018. 抗癫痫药物早期治疗反应预测癫痫患者长期结局的价值[J]. 卒中与神经疾病，25（1）：105-107，111.

许延增. 2003. 食疗和六味地黄汤治疗癫痫[J]. 哈尔滨医药，（6）：53-54.

阳正国，肖顺琼. 2012. 中药治疗癫痫临床及实验研究进展机制[J]. 实用中医药杂志，（6）：524-526.

杨洁，任玉兰，吴曦，等. 2011. 基于循证的针灸治疗癫痫的现代 RCT 文献的刺灸特点分析[C]. 中国针灸学会. 2011 中国针灸学会年会论文集，北京：167-169.

杨晓，华荣，廖卫平，等. 2010. 癫痫病人体质分布特点初探[J]. 四川中医，28（6）：24-25.

杨杏林. 1988. 陈百平老中医治疗癫痫的经验[J]. 辽宁中医杂志，（7）：1-2.

姚奇志，池林. 2016. 浅谈痫病的分期论治[J]. 中国中医急症，25（12）：2275-2277.

余婷婷. 2019. 外伤后癫痫研究进展[C]. 中国抗癫痫协会. 第八届 CAAE 国际癫痫论坛论文汇编，青岛.

张慧如，陈永明. 2020. 卒中后癫痫发作及其发病机制的研究进展[J]. 中国脑血管病杂志，17（2）：86-91.

张青，丁成赟，刘金民，等. 2017. 322 例癫痫患者中医体质分布特点研究[J]. 中华中医药杂志，32（8）：3801-3803.

张媛，聂莉媛，张青，等. 2016. 中医药治疗癫痫的系统评价[J]. 中华中医药杂志，31（12）：5266-5269.

张珍，杨旭红. 2016. 中医辨证论治癫痫略述[J]. 光明中医，31（4）：459-460.

赵岚青，于航，赵传胜. 2018. 卒中后早期痫性发作危险因素分析及卒中急性期治疗对早期痫性发作的影响[J]. 国际神经病学神经外科学杂志，45（5）：486-491.

周洋，陆征宇，李辛，等. 2015. 化痰息风方对癫痫患者认知功能与生活质量的影响[J]. 中国中医急症，24（6）：962-964，995.

朱冬雨，陆征宇，陆玲丹，等. 2017. 中西医治疗癫痫的研究进展[J]. 神经病学与神经康复学杂志，13（4）：221-225.

朱梦龙，冯学功. 2016. 胡希恕和冯世纶教授六经辨治癫痫经验[J]. 中华中医药杂志，31（7）：2593-2595.

Alberto Verrotti, Elisabetta Mencaroni, Miriam Castagnino, et al. 2015. Foetal safety of old and new antiepileptic drugs[J]. Expert Opinion on Drug Safety, 14（10）：1563-1571.

Baker D, Eccles FJR, et al. 2018. Correlates of stigma in adults with epilepsy: A systematic review of quantitative studie[J]. Epilepsy & Behavior, 83：67-76.

Berg AT, Shinnar S. 1991. The risk of seizure recurrence following a first unprovoked seizure: a quantitative review[J]. Neurology, 41：

965-972.

Bernhardt BC, Worsley KJ, Kim H, et al. 2009. Longitudinal and cross-sectional analysis of atrophy in pharmacoresistant temporal lobe epilepsy[J]. Neurology, 72（20）: 1747-1754.

Fisher RS, Acevedo C, Arzimanoglou A, et al. 2014. ILAE official report: a practical clinical definition of epilepsy[J]. Epilepsia, 55: 475-482.

Herzog AG. 2015. Catamenial epilepsy: Update on prevalence, pathophysiology and treatment from the findings of the NIH Progesterone Treatment Trial[J]. Seizure: European Journal of Epilepsy, 28: 18-25.

Kim LG, Johnson TL, Marson AG, et al. 2006. Predicyion of risk of seizure recurrence after a single seizure and early epilepsy: further results from the MESS trial[J]. Lancet Neurol, 5（4）: 317.

Klein KM, Hamer HM, Reis J, et al. 2005. Weightchangein monozygotictwins treated with valproate[J]. Obes Res, 13（8）: 1330-1334.

Maruyama N, Fukuma A, Ihara I, et al. 2005. Epilepsy and variation in the frontal lobe artery[J]. Epilepsy Res, 64（1/2）: 71-75.

Nancy Foldvary-Schaefer, Tommaso Falcone. 2003. Catamenial epilepsy: Pathophysiology, diagnosis, and management[J]. Neurology, 61（6 Suppl 2）: S2-15.

RathA, NaryananTJ, ChowdharyGV, et al. 2005. Valproate-in-ducedhyperammonemic encephalopathy with normalliver function[J]. Neurol India, 53（2）: 226-228.

Reiter E, Feucht M, Hauser E, et al. 2004. Changes in bodymass index during long term top iramate therapy inpaediatric epilepsy patients a retrospective analysis[J]. Seizure, 13（7）: 491-493.

Sergiusz Jozwiak MD, Zwiak MD, Katarzyna Kotulska MD. 2014. Prevention of Epileptogenesis-A New Goal for Epilepsy Therapy[J]. Pediatric Neurology, 51: 758-759.

Simone Frizell Reiter, Gyri Veiby, Anne-Kjersti Daltveit, et al. 2013. Psychiatric comorbidity and social aspects in pregnant women with epilepsy — The Norwegian Mother and Child Cohort Study[J]. Epilepsy & Behavior, 29（2）: 379-385.

Sisodiya SM, Lin WR, Harding BN, et al. 2012. Drug resistance in epilepsy: expression of drug resistance proteins in common causes of refractory epilepsy[J]. Brain, 125（pt 1）: 22-31.

Uturic M, Abramson RK. 2005. Acute hyperammonemiccoma with chronic valproic acid therapy[J]. Ann Pharmacother, 39（12）: 2119-2123.

Xu Z, Wang Y, Chen B, et al. 2016. Entorhinal Principal Neurons Mediate Brain -stimulation Treatments for Epilepsy[J]. EBio Medicine, 14: 148-160.

第五章 诊断方法与思路

一、癫痫概述

癫痫发作（epileptic seizure），是指脑神经元异常过度、同步化放电所造成的一过性临床表现，可分为诱发性发作及非诱发性发作。癫痫（epilepsy）是一种以具有持久性的致痫倾向为特征的脑部疾病。在诊断癫痫时需要有至少 2 次的癫痫发作，或 1 次发作合并明确的致痫倾向。癫痫综合征（epileptic syndrome），是由特定临床表现和脑电图改变组成的癫痫疾病，着重强调脑电与临床结合的综合征，如颞叶癫痫、额叶癫痫、儿童良性癫痫伴中央颞区棘波、青少年肌阵挛性癫痫等。值得注意的是，并非所有患者均能明确诊断为某种癫痫综合征。癫痫性脑病（epileptic encephalopathy）是指由于频繁癫痫发作和（或）癫痫样放电造成的进行性神经精神功能障碍或退化。本概念强调由癫痫本身异常造成的进行性神经功能衰退。

（一）癫痫定义

为增加临床实践诊断癫痫的可操作性，ILAE 于 2014 年发布了癫痫的临床实用性定义，提出癫痫的诊断条件是：①至少 2 次间隔＞24 小时的非诱发性（或反射性）发作；②1 次非诱发性（或反射性）发作，在未来 10 年再发风险与 2 次非诱发性发作再发风险相当（至少 60%）；③诊断为某种癫痫综合征。鉴于再发风险的评估目前尚无规范化建议，本可操作性定义现暂供临床工作参考。

我国的癫痫领域权威机构中国抗癫痫协会（CAAE）也在 2005 年首次发布《临床诊疗指南——癫痫病分册》，并于 2015 年进行了修订和更新。2015 年 CAAE 新版《临床诊疗指南——癫痫病分册》将癫痫定义为不是单一的疾病实体，而是一种有着不同病因基础、临床表现各异但以反复癫痫发作为共同特征的慢性脑部疾病状态。重新认识癫痫对临床的指导如下：首先，明确了癫痫是多种因素所致的电-临床变化，如自身免疫性脑炎所致的癫痫持续状态、多发性硬化合并癫痫等各种病理状态。其次，随着诊断手段的进展，绝大多数癫痫均可寻求到致痫病灶。再者，癫痫是一种慢性脑部疾病状态，除癫痫发作外，还合并认知减退、行为异常、抑郁等脑部功能异常及相应社会、心理的变化。对于癫痫疾病的理解不能从单一途径、单一致病机制考虑，需要进行综合分析和判断。

另外，目前 CAAE 的癫痫诊疗指南仍推荐将临床上出现 2 次（间隔至少 24 小时）非诱发性癫痫发作诊断为癫痫，并提出 ILAE 最新定义存在尚未可知的影响因素，有待于临床进一步实践验证。在目前的临床研究或病例报道中，大部分国家或地区对癫痫的临床诊断基于 ILAE 以往指南所提出的 2 次非诱发性癫痫发作作为依据，2014 年 ILAE 最新版的癫痫定义被临床医生普遍接受尚待时日。

　　明确以上癫痫及相关的基本概念，有助于临床诊治过程采取正确的诊疗方案。

　　（二）癫痫的分类

　　2010 年 ILAE 对 1981 年推出的癫痫发作分类进行了部分修订，建议在临床工作中推广应用。由于原 1981 年分类中部分性发作中的"部分"指代的意义不明。部分性发作中也可有意识障碍发生，同时也并非仅局部受累，可继发较为广泛甚至全脑的电活动异常。在 2010 年 ILAE 修订版将部分性发作的名称修正为局灶性发作。并定义为：恒定起源于一侧大脑半球内，呈局限性或更广泛分布的致痫网络，可以继发累及对侧半球。由于电生理的进展及对解剖功能的深入认识，同样起源的癫痫可以具有不同的传导途径导致多样化的临床表现，原先部分性的简要分类已经不能满足描述及分类不同个体的发作情况，2010 年 ILAE 新分类建议取消对局灶性发作的进一步分类，代之以具体描述。目前修订后的癫痫发作的主要分类如下：全面性发作、局灶性发作、发作类型不明型。新分类与旧分类的具体比较见表 5-1。

表 5-1　1981 年及 2010 年 ILAE 癫痫发作的分类对比

1981 年分类			2010 年分类		
全面性发作	部分性发作	继发全面性发作	全面性发作	局灶性发作	发作类型不明型
强直-阵挛（大发作）；失神；肌阵挛；阵挛；强直；失张力	简单部分性发作（无意识障碍）；复杂部分性发作（有意识障碍）	不能分类的发作	强直-阵挛；失神：典型失神、不典型失神、伴特殊表现的失神（肌阵挛失神、眼睑肌阵挛）；肌阵挛：肌阵挛、肌阵挛失张力、肌阵挛强直；阵挛；强直；失张力	根据需要，对局灶性发作进行具体描述	癫痫性痉挛

　　2017 年 3 月，ILAE 发布了最新的癫痫发作及癫痫分类修订指南，这是继 ILAE 提出的 1981 年癫痫发作分类体系、1989 年癫痫综合征分类体系及 Engel 等于 2001 年提出的癫痫发作分类修订建议之后，ILAE 基于临床实践的又一革新之作。

　　该版指南将意识状态存在与否作为局灶性癫痫发作的分类要点，将癫痫发作（seizure）分为局灶性起源（focal on-set）、全面性起源（generalized onset）、未知起源（unknown onset）三大类（表 5-2）。依据新版指南建议，既往的"简单部分性发作"现被推荐称为"意识清楚的局灶发作"，"复杂部分性发作"则被称为"伴意识障碍的局灶发作"，"部分继发全面发作"更新为"局灶性进展为双侧强直-阵挛"，并在局灶性起源分类中单独列出。依据 ILAE 新版癫痫发作及癫痫分类指南，新的局灶性起源的癫痫包括自动症、行为终止发作、过度运动发作、自主神经发作及情绪发作，新的全面性起源的癫痫包括眼睑肌阵挛伴失神、肌阵挛发作、肌阵挛-失张力、肌阵挛-强直-阵挛发作。另外值得注意的是，失张力发作、阵挛发作、癫痫性痉挛、肌阵挛及强直性发作既可能为局灶起源也可能为全面性起源，临床医师应依据患者发作时的表现、脑电图及头部影像学检查等资料进行合理判断（表 5-2）。

对于癫痫的病因分类，2017 年 ILAE 推荐的《癫痫发作及癫痫分类指南》则将癫痫病因分类为遗传性、结构性、感染性、免疫性、代谢性及未知病因六大类，替换既往的特发性、症状性及隐源性癫痫病因分类，对于多种病因共存且病因明确的癫痫患者，除常规的抗癫痫治疗外，更应积极控制病因。

表 5-2 2017 年 ILAE 新版癫痫发作分类

局灶性起源	全面性起源	未知起源
运动性	运动性	运动性
自动症、失张力发作、阵挛发作、癫痫性痉挛、过度运动发作、肌阵挛发作、强直发作	强直-阵挛发作、阵挛发作、强直发作、肌阵挛发作、肌阵挛-强直-阵挛发作、肌阵挛-失张力发作、失张力发作、癫痫性痉挛	强直-阵挛发作、癫痫性痉挛
非运动性	非运动性（失神发作）	非运动性
自主神经发作、行为终止、认知发作、情绪发作、感觉性发作	典型发作、非典型发作、肌阵挛发作、眼睑肌阵挛伴失神	行为终止
局灶性进展为双侧强直-阵挛		其他无法分类

除癫痫发作分类外，癫痫综合征的分类也非常重要。癫痫综合征是一组有特定电-临床表现的疾病，诊断癫痫综合征有助于选择治疗、判断预后。例如，儿童良性癫痫伴中央颞区棘波的主要 EEG 特征为睡眠期增多的中央颞区棘波，绝大多数预后良好；青少年肌阵挛癫痫的脑电图特征为发作期双侧 4～6Hz 多棘慢综合波，虽然对药物治疗反应良好，但仍需长期治疗；颞叶癫痫如合并海马硬化则可推荐手术治疗。现有的癫痫综合征的分类沿用了 1989 年的癫痫和癫痫综合征分类，2010 年 ILAE 提出了过渡性分类框架，其相关术语仍在不断修订和补充中。由于篇幅限制，本文不做具体介绍，可参阅《临床诊疗指南——癫痫病分册》（2015 修订版）。

二、癫痫的诊断

（一）常规的诊断流程

既往癫痫诊断多分为三步，即判断是否癫痫，判断癫痫类型，寻求癫痫病因。新诊疗指南提倡将癫痫诊断分五个步骤：判断是否癫痫，判断癫痫类型中将发作类型及癫痫综合征的类型分作两步，在寻求癫痫病因后增加了确定残障和共患病的情况。

1. 询问病史 完整的病史一般包括发作史、出生史、生长发育史、热性惊厥史、家族史及其他疾病史等，这些均能够为癫痫提供更多的临床诊断线索。

（1）发作史：由于癫痫是一种发作性的疾病，其发作时间短暂（一般 5～15 分钟），患者发作时一般难以描述其过程，而且患者就医时绝大多数处于癫痫发作间期，医生目睹癫痫发作的概率很小，故多由其家属或者朋友目睹其整个发作过程而代述。获取完整而详细的发作史对区分是否为癫痫发作、癫痫发作的类型、癫痫及癫痫综合征的诊断均有很大的帮助，是准确诊断癫痫的关键环节。

首次癫痫发作的年龄：有相当一部分癫痫发作和癫痫综合征均有特定的起病年龄范围，例如，良性家族性新生儿惊厥一般出生后 2～3 天为发病高峰期，良性婴儿肌阵挛癫痫发病年龄多在 1～2 岁，婴儿痉挛（West 综合征）多在 3 个月～1 岁发病，Lennox-Gastaut 综合征多发生于 3～8 岁儿童等。

癫痫大发作前是否有"先兆"症状：即刚要发作前夕，患者自觉的第一个感受或表现，这实际应该归属于一种部分性发作。许多患者及其家属来就诊时，往往重点描述大发作的临床表现，而对其发作前的先兆症状（部分性发作）只字不提，从而误导临床医生做出准确的诊断（其实是部分性继发全面性发作）。例如，对于出现强直-阵挛性发作的患者，尤其是成人癫痫患者，均应详细询问发作前是否存在"先兆"症状，最常见的先兆如心慌、胸闷、恶心、胃气上升感、突发害怕、幻视或幻听、一侧口角抽动等。而对于婴幼儿来说往往不能或不会表述，使得判断的难度进一步增加，这时候的判断依据主要观察婴幼儿发作前的行为表现可有惊恐样的尖叫声或向母亲跑去或突然停止活动等。这些表现临床上往往是十分模糊的，但在发作前可规律性地出现，这都提示这种发作可能有局灶的起源，而且发作前不变的先兆不仅有助于诊断部分性癫痫发作，对病灶的定位也起重要的作用。

癫痫发作时的详细过程：癫痫的临床表现复杂多样，不仅可以出现运动或感觉的障碍，也可以出现情感或意识的障碍，但是所有的癫痫发作都具有发作性（突然发生，持续一段时间后迅速终止，间期正常）、短暂性（每次发作时间多为数分钟不等）、重复性（具有反复发作的特征）、刻板性（每次发作的表现形式基本相同）的特点。临床医生应该注意患者发作时是否出现意识丧失、双眼上视、牙关紧闭、咬破舌头、肢体抽搐（一侧肢体抽动还是两侧肢体抽动）、有无摔伤、二便失禁等及整个发作历时长短（一般 5～15 分钟），发作后患者是否头痛、欲呕、全身酸痛、疲乏感明显、出现精神障碍（如谵妄状态）及 Todd 麻痹（癫痫发作后患肢可有暂时性瘫痪称麻痹）。当出现 Todd 麻痹时，往往高度提示患者脑部有器质性病变，一定要建议患者做进一步检查，以明确病因所在。一般其常见的发作类型有 GTCS、强直性发作、阵挛性发作、失神发作、失张力发作、运动性发作、感觉性发作、自主神经性发作、精神症状性发作及其他特殊发作（如痴笑性发作）等。

癫痫发作的频率：询问患者及其家属平均每月或每年发作的次数，第一次发作后何时出现第二次发作，是否有过在短时间内连续的丛集性发作，以及最长与最短发作间隔等。尤其问清患者近 1～3 个月的每月发作频率，可重点评估发作的严重程度，也可作为今后治疗评估疗效的较好基础。

需要注意的几种癫痫发作类型：一些病程较长的患者可能仅仅描述近况的发作，而忽视以往的发作或发作较轻的临床表现（如"愣神"小发作），这必然会影响医生对总体病情的评估及癫痫综合征的正确诊断。一般应该全面细致地询问早期癫痫发作的表现，后来的发作形式有无改变，以及最后一次发作的表现形式等。

癫痫发作有无诱因：如是否存在发热、过量饮酒、过度疲劳、睡眠不足、情绪紧张及某种特殊刺激等情况，这对鉴别诊断、治疗和预防均有帮助。此外还应注意有无长期应用异烟肼、水杨酸盐、肾上腺皮质激素等可诱发癫痫发作的药物。

（2）出生史：询问婴儿是否足月出生、出生时是否顺利、有无窒息或者产伤及母亲怀孕期间患过何种疾病。尤其对婴儿或者儿童疑诊癫痫者，应该重点询问出生史有无异常情况。

（3）生长发育史：重点了解患者神经精神发育情况，包括运动、语言、智力、情感等，这对于癫痫的分类和确定具体的癫痫综合征有所帮助。

（4）热性惊厥史：了解患者有无热性惊厥病史，其容易出现某些类型的发作和癫痫。一般认为，热性惊厥、海马硬化和成年期颞叶癫痫有着密切关系。

（5）家族史：询问家族中有无癫痫或者有抽搐发作的患者，特别是具体的发作表现与疑诊者相似，这都能够为诊断提供积极的信息。

（6）其他疾病史：是否有产伤、脑部外伤、中枢神经系统感染、某些重金属及 CO 中毒、脑血管意外、脑部肿瘤、寄生虫感染等病史，能够提示癫痫的病因。

癫痫诊断的重要病史资料询问要点如下。①现病史：首次癫痫发作年龄；癫痫发作频率（每年、每月、每周或每日次数，有无频繁丛集发作）；癫痫发作时的状态或诱因（觉醒、困倦、睡眠、饥饿或其他特殊诱发因素）；癫痫发作前夕的征兆（先兆症状表现）；癫痫发作时的临床表现（姿势、肌张力、运动或感觉症状、自主神经症状、自动症等）；癫痫发作时的意识状态（清醒状态或意识障碍）；癫痫发作持续的时间（一般不超过 15 分钟，重点询问有无癫痫持续状态病史）；癫痫发作后的表现（嗜睡、朦胧、Todd 麻痹、失语、遗忘、头痛或立即恢复正常）；有无其他形式的发作；是否服用抗癫痫药及服用种类、剂量、疗程、疗效情况；发病后有无精神运动发育倒退或认知损失等神经系统损害症状。②既往史和家族史：有无围产期脑损伤病史；有无中枢神经系统其他病史（感染、外伤等）；有无新生儿惊厥及高热惊厥史；家族中有无癫痫、高热惊厥、偏头痛、睡眠障碍及其他神经系统疾病史。

2. 体格检查　包括一般内科系统查体和神经系统查体，重点应放在神经系统查体方面，要注意患者的精神状态和智能有无异常，注意患者的言语是否正常，在检查眼部时，应该注意检查眼底有无病变。癫痫发作时注意有无双侧瞳孔散大、对光反射消失或病理征阳性；而间歇期多无明显阳性体征，若有神经系统定位体征阳性，结合病史应考虑继发性癫痫可能，需要进一步查找病因。

3. 辅助检查

（1）EEG：是辅助诊断癫痫最重要又最普及的客观检查手段。在我国，常规脑电图的运用已普及，但常规脑电图对癫痫患者检测的阳性率较低。目前国际通用的规范化脑电图，由于其适当延长描图的时间，包括各种诱发试验，特别是睡眠诱发试验，以及必要时加作蝶骨电极描记，因此明显提高了癫痫患者异常放电的检出率，可使阳性率提高至 80% 左右，并使癫痫诊断的准确率明显提高，值得在临床上推广使用。

1）常规脑电图：通常指患者处于安静、闭目、觉醒状态下记录的脑电波活动，包括睁闭眼、过度换气试验、闪光刺激及诱导睡眠等常用诱发试验。常规脑电图的应用范围广泛，经济方便，能及时发现并排除伪差，确保得到高质量的监测结果，但记录时间短，对癫痫的阳性检出率较低。由于癫痫样放电的随机性，常规脑电图记录的时间一般是 20～40 分钟，它往往很难捕捉到癫痫样放电的发生，因而利用率逐渐下降。

2）长程视频脑电图：也被称为长程录像脑电图检测，患者的脑电图记录和视频录像同步床旁进行，是癫痫诊断和治疗的关键设备，一般包括清醒背景脑电图录像监测和睡眠背景脑电图录像监测，监测时间从 18 小时到几天或十几天不等。与常规脑电图相比，长程视频脑电图有很多优点，大大提高了异常放电的检出率，随着监测时间的延长，阳性率就会相对增加。通过视频可以查看临床发作与脑电图的关系，同时可识别干扰、轻微发作，以确定是否是癫痫发作及癫痫发作的类型或来源，尤其适合癫痫发作频繁的患者，特别是夜间发作的监测，可以为临床医生对疾病的诊断提供重要依据。在许多大的医疗中心，视频脑电图已成为一种常规的检查工具，与磁共振成像、PET-CT 等其他检查方法相结合可以为癫痫起源的定位提供更多的信息。缺点是由于要床旁录像，会影响到患者的活动，特别是儿童不易耐受长时间的监测，且检测成本高。

3）蝶骨电极长程视频脑电图：在普通长程视频脑电图的基础上，采用冯应琨教授的方法，使用一次性针灸针，手指和皮肤用碘酒消毒，酒精脱碘后针刺。穿刺时受检者勿咬牙，微张口，选取颧弓中点下 2cm 乙状切迹处（即"下关穴"）进针，垂直进针约向上 15°插入 4～5cm 直抵骨壁（卵圆孔附近）。常规脑电图描记的脑电信号通常限于大脑半球凸面 3cm 厚度范围内。对颞叶癫痫样放电检出率低，无法很好地检测到颞叶内侧及下部的异常放电。颞叶沟回、海马回、杏仁核等处距离下关穴较近，因在此处插入电极进行检测能敏感地采集到此处的脑电信号。从双侧下关穴垂直刺入针灸针作为电极，可以准确记录到上述区域的脑电活动。常规脑电图加做蝶骨电极可以使脑电描记的范围扩大，从而明显提高颞叶癫痫的检出率。对疑有颞叶内侧面及底面癫痫灶的患者和颅基底及边缘系统的病变，采用蝶骨电极监测，能提高癫痫的检出率。

4）鼻咽电极：能够有效地描记颞叶底部和颅底中线部位病变的电活动。这种电极价格昂贵，国内市场尚无销售，加之电极由鼻腔插入，尽管有局部麻醉患者仍会感到不适，若有鼻中隔偏曲，则难于插入，且固定不便，国内未见使用。

5）皮质电极：皮质电极的前端呈圆盘状或球状，直径为 0.5cm。经开颅手术，放置于大脑皮质表面。皮质电极主要用于确定大脑皮质病变（如癫痫灶、肿瘤）的范围和为手术切除病变的皮质组织的位置及深度提供依据。皮质电极定位精确，可以描记到皮质 1cm^2 范围内的癫痫波，而头皮脑电图只能描记出大于 6cm^2 皮质范围的癫痫波；灵敏度高：皮质电极直接在大脑皮质病灶及其周围区域连续监测，可一定程度上减少干扰，皮质电极的振幅要比头皮脑电图大 10 倍，显示棘波更清晰，更容易捕捉到癫痫波。通过反复的术中皮质电极监测，可以实现对癫痫病灶切除的目的，又避免了对正常皮质的过度损伤，减少了并发症的发生率。

6）深部电极：是一种较复杂的操作技术。有两种类型：深部电极，记录电极类别变化很大，刚性和柔性针电极为主要的类型。大部分的针电极为"多触点"电极，最多达 16 个触点，采用不锈钢或与 MRI 相兼容的镍铬合金制造，环氧乙烷灭菌。通过手术野或脑立体定向孔，单头深部电极从皮质逐渐向下插入，每插入 1～2cm 时记录 1 次，直到插至目的地。多极深部电极可一次插入皮质下某一靶点，一般位于皮下 5～7cm，分别描记皮质下不同深度的脑电活动。

（2）脑磁图（MEG）：是一种无创性的脑功能检测技术，其主要原理是检测大脑皮质神经元容积传导电流产生的磁场变化，可与 EEG 形成互补。MEG 的优点在于具有较好的空间分辨能力和较高的灵敏度，可检测出直径小于 3.0mm 的微小癫痫灶，是目前用于定位癫痫灶的主要方法，在对大脑癫痫性放电源进行准确定位的同时，还具有安全、无创伤的优势，在临床上具有较高的应用价值。与 EEG 相比，MEG 具有如下优点：磁信号经颅骨时不产生畸变和衰变；磁信号受细胞内电流的影响，局限于相应皮质，脑电信号则在整个脑内传播；MEG 可由偶极子磁源定位于 MRI 图像上，具有直观、精确的特点。因此多数学者认为 MEG 在灵敏度、准确性等方面优于头皮 EEG，当 EEG 呈弥漫性改变时，MEG 多能明确致痫灶位置。因此，MEG 在癫痫外科术前评估中能起到重要作用，国内外不断有学者将 MEG 用于指导颅内电极埋置方案的制定并取得肯定的成果。但该检查价格昂贵，不作为常规检查项目。

（3）计算机断层扫描（CT）：头颅 CT 能够发现较为粗大的结构异常，但难以发现细微的结构异常。多在急性癫痫发作时或发现大脑有可疑钙化的情况下应用，一般用于排除其他脑部病变所致。

（4）磁共振成像（MRI）：随着影像学技术的飞速发展，磁共振各项技术在癫痫的应用中取得了巨大的进步并显示了巨大的潜力。MRI 的优势在于具有较高的空间分辨率，能够发现大脑中一些细微的结构异常，对于癫痫病因诊断有很高的提示价值，特别是对于难治性癫痫的评估。

1）常规磁共振成像：可以提供清晰、立体的结构图像，能清楚地区分脑白质、灰质、脑脊液等。常规磁共振成像法在临床应用最为广泛，可明确大脑内结构异常，是一种能有效找到癫痫病因的方法，如脑肿瘤、灰质异位、外伤等。大部分癫痫患者 MRI 扫描可出现形态学异常（萎缩或是高信号异常）。颞叶癫痫是一种常见的癫痫类型，大样本数据调查显示，颞叶癫痫患者表现为海马硬化，近年来国际上利用磁共振图像对颞叶癫痫患者海马体积的测量已成为公认的能很好地显示海马病变的方法。因许多癫痫患者只存在功能和代谢的改变，尚未出现形态学变化，所以常规磁共振成像也有其自身的局限性。

2）弥散加权成像（DWI）和弥散张量成像（DTI）：都是利用水分子布朗运动原理，从分子水平反映癫痫所致的脑组织代谢和生理变化。癫痫病灶在癫痫发作时引起脑组织细胞代谢发生了变化，引起局部水分子扩散程度的改变，在磁共振上反映出弥散信号也随之变化。DTI 白质束成像是在弥散张量成像的基础上发展而来，是目前公认的能无创地显示脑白质纤维束损害的一种有效方法。目前受到 DTI 技术水平的制约，取得的图像易受涡流和磁敏感效应的干扰，想要将 DTI 广泛地应用于癫痫临床还需要进一步完善图像及数据处理技术。

3）血氧水平依赖的功能磁共振成像（BOLD–fMRI）：属于功能磁共振检查方法中的一种，是通过测量大脑内去氧血红蛋白浓度的变化来反映人脑活动的一种检测手段。因其具有成像快、分辨率高、安全无创等优点，目前广泛用于癫痫外科术前定侧定位领域。近年来，有些学者将敏感性强的脑电图检查与空间分辨力高的血氧水平依赖的功能磁共振成像结合起来，同时进行检查，大大提高了癫痫患者的诊断率。EEG–fMRI 检查可直观获得发作期癫痫样活动的血氧水平依赖性反应，更有助于致痫灶的定位，不仅可以为术前评估提供帮助，也可以用于手术后随访观察、优化治疗方案。功能磁共振成像（fMRI）的分析比较复杂，需专业人员处理，如不同脑区的任务设计、数据采集及分析等，临床上尚未普及。由此可见，fMRI 对癫痫研究具有一定的潜在应用前景。

4）磁共振波谱（MRS）：是一种新型功能影像学检查方法，无须注射外源性放射性核素，利用外加磁场激发研究对象组织内部原子核产生的磁共振信号，再将其转化成波谱，通过质子像反映不同脑区能量代谢的变化情况。研究表明，癫痫发作时癫痫病灶及相关区域能量代谢发生了相应变化，MRS 可以测出选定区域局部脑组织中的几种与癫痫密切相关的代谢物浓度变化。这些代谢物 N-乙酰天门冬氨酸（N-acetyl aspartic acid，NAA）、胆碱（choline，CHO）、肌酸（creatine，CR）等是最常见与致痫灶密切相关的代谢物质。MRS 对常规磁共振阴性的颞叶癫痫患者进行定侧定位颇有帮助。磁共振波谱测得代谢异常的范围往往比 MRI 结构性病变范围大，时间上也优先于结构变化，因此是研究癫痫较为敏感的一种方法。

5）动脉自旋标记成像技术（3D-ASL）：是近年来兴起的一种新型的测量脑血流量磁共振检查手段，通过标记血液中的氢原子作为内源性对比剂，能够无创地定量检测脑血流量（CBF）值，具有简单易行、无损无辐射、空间分辨力高、可重复性好等特点。脑组织的营养供应、代谢离不开脑血流的供给，因此脑功能与脑灌注关系极为密切。ASL 不需外源性对比剂或示踪剂即能获得局部血流灌注图像，特别适用于对患者（尤其是儿童）进行重复检查、随访及治疗后评估。目前国内外对癫痫患者的评估随访研究较少，相信随着技术的进步和研究的逐步深入，ASL 在癫痫疾病研究中会有广泛的应用前景。

（5）单光子发射计算机断层成像（SPECT）：是通过向体内注射能够发射 γ 射线的示踪药物后，检测体内 γ 射线的发射，来进行成像的技术，可以反映脑灌注的情况。其可作为难治性癫痫的术前定位中的辅助检查。一般癫痫源发作期 SPECT 为高灌注，在发作间歇期为低灌注。发作期的 SPECT 是可疑致痫区定位的有力工具。SPECT 与 MRI 的融合技术对癫痫发作区的预测价值高于单纯 SPECT 的预测值。发作期 SPECT 的影像学强度主要取决于示踪剂注射的时限。早期示踪剂注射是提高定位准确性的重要因素。若延迟注射只能检测癫痫扩散后的继发性高灌注，并产生弥漫性或非局限性的检查结果。

（6）正电子发射断层成像（PET）：正电子参与了大脑内大量的生理动态，通过标记示踪剂可以反映其在大脑中的分布状态。在癫痫源的定位中，目前临床用 18F 标记 2-脱氧葡萄糖（FDG）来作为常用示踪剂，以此观测局部脑代谢的变化。一般来说，发作期癫痫源呈现高代谢，发作间歇期呈现低代谢。PET-CT 是将 PET 与具有高空间分辨率的螺旋 CT 安装在同一机架上，一次扫描即可获得 PET 与 CT 的融合图像，CT 提供的解剖信息能准确地与 PET 图像匹配，还可以同时为 PET 图像提供一种快速而精确的衰减校正方法。PET-CT 机中的 CT 机以快速螺旋扫描的方式进行操作，空间分辨率小于 1mm，PET 的空间分辨率为 6mm，进一步提高了对病灶的精确定位。致病灶的异常放电需要能量，糖几乎是脑组织唯一能量来源，研究脑组织内糖代谢就相当于测定脑功能。氟代脱氧葡萄糖（F-fluorodeoxyglucose，F-FDG）是目前临床上应用最广的非特异性正电子放射药物，与 PET-CT 结合，是目前唯一用解剖形态方式进行功能、代谢和受体显像的核医学技术，是从分子水平上无创伤地观察药物或代谢物质进入人体后的生理和生化变化。癫痫 F-FDG 代谢显像可根据临床表现分为发作期显像与发作间期显像。癫痫灶在发作间期 PET 表现为葡萄糖代谢降低，而在发作期表现为葡萄糖代谢增高。在颞叶癫痫伴随有海马硬化的患者中，癫痫侧大脑半球的低代谢有 70%～90% 被检查出，并且能检测出 MRI 难以检测出的其他类型癫痫，亦可预测临床预后。

总之，目前应用于癫痫领域的影像学检查手段越来越丰富，但是很多检查仅仅针对特殊目的，如病因学诊断、术前评估等，而不作为常规必备检查项目。但在临床医疗实践中，医生应该熟悉每一项技术本身的优劣，再根据不同癫痫类型、患者经济条件及医院设备等选择相应符合实际的检查措施。

4. 其他实验室检查

（1）血液学检查：包括血常规、血糖、电解质、血钙、血磷及免疫功能等方面的检查，有助于寻找病因。血液学检查还用于对某些药物不良反应的监测，常用的监测指标一般包括血常规和肝、肾功能等。

（2）尿液检查：包括尿常规及遗传代谢病的筛查，如怀疑苯丙酮尿症，应进行尿三氯化铁试验。

（3）脑脊液检查：主要为排除颅内感染性疾病、自体免疫性脑炎。脑脊液检查主要包括常规、生化、细菌培养涂片，另外还应作支原体、巨细胞病毒、单纯疱疹病毒、弓形体、囊虫病、免疫性抗体等病因检查。脑脊液检查不作为癫痫的常规检查。

（4）遗传学检查：目前发现一部分癫痫与遗传相关，而通过遗传学检测可以预测癫痫的发生风险，以及通过遗传学检查来指导治疗的研究也在进一步的探索之中。遗传学检查不作为癫痫的常规检查。

（5）其他检查：如对于怀疑有中毒导致癫痫发作的患者，可以有针对性地进行毒物筛查；对于临床表现为癫痫伴生长发育迟缓、智力障碍和多系统受累的患儿，均应及时进行代谢性疾病的相关检查，如尿有机酸分析、血氨基酸分析、血酰基肉碱分析、脑脊液的相关代谢产物检测及基因诊断。

（二）癫痫的病因诊断

2017 年国际抗癫痫联盟列出癫痫的六大类病因，即结构性、遗传性、感染性、代谢性、免疫性、未知。对于癫痫的诊断，积极寻求其病因是诊断中的重要步骤，其对于选择治疗方案、判断预后有很大帮助。通过病史、家族史等能够获取一定的帮助，如家族的遗传背景、既往头颅外伤史或中枢神经系统感染史等；运用现代高分辨率的影像学（如 MRI等）对于病因也有很好的提示，能够发现结构性异常，如新生肿物的发现、皮质发育畸形等情况。

一般情况下，癫痫病因与年龄有着较为密切的关系，不同的年龄组往往有不同的病因范围。新生儿及婴儿患者常见病因有先天因素、围产期因素（缺氧、窒息、头颅产伤）、遗传代谢性疾病、大脑皮质发育异常所致的畸形等；儿童及青少年患者常见病因有特发性因素（多与遗传因素有关）、先天性因素、围产期因素（缺氧、窒息、头颅产伤）、中枢神经系统感染、大脑发育异常等；成年患者常见病因有头颅外伤、脑部肿瘤、中枢神经系统感染、免疫性因素等；老年患者常见病因有脑血管意外、脑肿瘤、代谢性疾病、神经系统变性病等。

自身免疫性癫痫（autoimmune epilepsy，AE）或免疫介导性癫痫是指一系列自身抗体或免疫细胞（如 T 淋巴细胞等）所介导的，以反复性癫痫发作作为其主要且持续存在的临床特征的疾病。根据 ILAE 2017 年癫痫的分类，AE 主要指一些病因可归于自身免疫介导的中枢神经系统炎症，或者以癫痫作为核心症状的免疫疾病。根据目前文献的观念来看，AE 可分为以下几种。

1. 系统性自身免疫性疾病合并癫痫发作 包括系统性红斑狼疮、桥本甲状腺炎、1 型糖尿病等。

2. 神经系统抗体阳性合并癫痫发作 包括抗电压门控钾离子通道（voltage-gated potassium channel，VGKC）、抗 GAD65。

3. 自身免疫性脑炎相关性癫痫 包括 NMDAR 脑炎、抗 LGI1 脑炎、抗 γ-氨基丁酸 B 型受体（γ-aminobutyric acid，GABA-BR）脑炎、AMPAR 脑炎、抗接触相关蛋白类似物 2（contactin-associated protein-like 2，Caspr2）脑炎、抗甘氨酸受体（G1yR）脑炎、抗二肽基肽酶样（DPPX）脑炎、抗 γ-氨基丁酸 A 型受体（γ-aminobutyric acid，GABA-AR）脑炎等。由于目前缺乏统一的诊断标准，又缺乏有效的抗神经元抗体的评价指标，临床诊疗活动中出现了一些过度依赖于自身抗体检测诊断 AE 的趋势。

先天代谢病（IEM）是因维持机体正常代谢所必需的酶、受体、载体及膜泵生物合成发生遗传缺陷引起的疾病。代谢异常可使某些异常代谢物在体内积聚或正常物质缺乏，干扰神经系统等各系统的正常代谢，进而出现相应的临床表现，如癫痫发作、精神发育倒退或落后、喂养困难等。伴有癫痫发作的 IEM 可以称为遗传代谢性癫痫。目前已知约有 1000 多种 IEM。全球累积发病率为 1/3000～1/2000 活产儿，40%～60% 的 IEM 主要临床表现是癫痫发作。目前按照癫痫发作或以癫痫为突出表现的起病年龄进行分类，包括胎儿期起病的有吡哆醇依赖性癫痫（PDE）、磷酸吡哆醛反应性癫痫、甘氨酸脑病；新生儿期起病的有 PDE、磷酸吡哆醛反应性癫痫、甘氨酸脑病、全羧化酶合成酶缺乏症（HLCSD）、钼辅因子缺乏症（MoCD）、亚硫酸氧化酶缺乏症（SOD）、尿素循环障碍（UCDs）、有机酸血症、枫糖尿症、脑肝肾综合征（BOWEN-LEE-ZELL-wEGER 综合征）等；婴儿期起病的有有机酸血症、苯丙酮尿症、MENKES 病、生物素酶（BTD）缺乏症、婴儿型神经元蜡样脂褐质沉积症（NCL）、葡萄糖转运体 1 缺陷综合征（GLUT1-DS）、GM2 神经节苷脂沉积症、GM1 神经节苷脂沉积症（婴儿变异型）、GAUCHER II 型、脑叶酸缺乏症、亚甲基四氢叶酸还原酶（MTHFR）缺乏症；儿童早期起病的有婴儿晚 NCL、肌酸缺乏综合征（CDs）、线粒体病、Lesch-Nyha 综合征、X-连锁肾上腺脑白质营养不良（ALD）、异染性脑白质营养不良（晚发婴儿型）等；儿童晚期和青春期起病的有青少年 NCL、X-连锁 ALD、GAUCHER III 型等。由于癫痫和代谢脑病都是由 IEM 导致的，及早诊断和有效靶向治疗可逆转癫痫发作和代谢脑病，甚至可以明显地改善预后。

分子遗传学研究发现，大部分遗传性癫痫的分子机制为离子通道或相关分子的结构异常或功能改变。而今后癫痫的诊断将有可能由表型（发作类型和癫痫综合征）逐步向表型再加基因型诊断方向发展。癫痫的基因型诊断不仅可进行遗传咨询，而且有可能指导临床药物治疗，具有重要价值，例如某种离子通道病变的癫痫患者可以使用作用于该通道的药物治疗。目前部分已知的遗传性癫痫包括单基因遗传性癫痫，如良性家族性新生儿癫痫、良性家族性婴儿癫痫、全面性癫痫伴热性惊厥附加症、婴儿重症肌阵挛癫痫等；多基因遗传性癫痫，如特发性全面性癫痫、儿童失神性癫痫、青少年肌阵挛性癫痫等。

（三）常见癫痫发作类型的诊断要点

全面性发作：癫痫发作最初的临床症状表明在发作开始时即有双侧大脑半球受累，往往伴有意识障碍，而运动性症状是双侧性的，发作期 EEG 最初多呈现为双侧半球广泛性放电。以下为几种主要的全面性发作的诊断要点。

1. GTCS 诊断要点

（1）临床表现以意识丧失、双侧强直后紧跟有阵挛发作的序列活动为主要特征。早期可以出现意识丧失、跌倒，随后的发作分为强直期、阵挛期、发作后期三期，从发作到意识恢复历时 5～15 分钟。

（2）发作期脑电图多为双侧对称、同步化全面放电，一般节律 10Hz 或以上，强直期频率逐渐减低，波幅逐渐增高，阵挛期棘波与慢波交替。

2. 全面强直发作诊断要点

（1）临床表现为突发全身或者双侧肌肉的不显著或很强烈的强直收缩，肌肉呈现僵直状态，常常持续数秒至数十秒，一般很少超过 1 分钟。常伴有明显的自主神经症状（如面色苍白、出汗等），主要见于 Lennox-Gastaut 综合征。

（2）其发作时 EEG 显示双侧的低波幅快活动或高波幅棘波节律暴发图像，发作间期脑电图常常存在严重异常情况，主要是非快速动眼期（NREM 期）的频发快节律、棘波，以及棘慢波。

（3）此类型需排除癫痫性痉挛、肌阵挛发作、局灶性强直发作等。

3. 全面性阵挛发作诊断要点

（1）临床仅表现为双侧节律性阵挛发作，每次阵挛持续时间小于 100 毫秒，频率多在 1～3Hz。

（2）发作期脑电图为每次阵挛发作都对应一次全面性棘波和多棘波放电，发作间期脑电图则可从正常到严重的异常，波动较大。

（3）需要进一步通过脑影像学和其他检查方法以明确潜在的病灶。

4. 失神发作诊断要点　　失神发作分为典型失神发作和不典型失神发作两型进行讨论。

（1）典型失神发作诊断要点：①临床表现为患者突然动作中止，可有双眼凝视及叫之不应，必然存在意识损害表现（失神），不伴有或伴有轻微的运动症状，发作开始具有突发性，发作结束具有突止性，通常持续 5～20 秒，很少超过 1 分钟，主要见于儿童失神癫痫和青少年失神癫痫；②发作时 EEG 呈规律性双侧同步 3Hz 或 4Hz 的棘慢波综合暴发，发作间期可无异常表现。

（2）不典型失神发作诊断要点：①临床表现为意识障碍发生与结束均较典型失神发作缓慢，意识损害（主要失神表现）的程度轻重不一，常伴有明显的肌张力偏低、失张力和语调改变，可有轻度强直或自动症状，主要见于 Lennox-Gastaut 综合征，也可见于其他多种类型的儿童癫痫综合征；②发作时 EEG 可以表现为棘慢波综合节律，频率为 1～2.5Hz，节律不规律并混有快节律，也可侵犯边缘叶。

5. 肌阵挛发作诊断要点

（1）临床表现为患者有快速、短暂、触电样肌肉收缩，可遍及全身，也可限于面部、躯干或某个肌群，常成簇发生，可出现正性肌阵挛和负性肌阵挛两种。

（2）发作期典型的 EEG 表现为暴发性出现的全面性多棘慢波综合节律。

6. 失张力发作诊断要点

（1）临床可见患者因双侧部分或者全身肌肉张力突然丧失，而出现跌倒、肢体下坠或仅点头等症状，发作时间往往相对短暂，一般持续数秒至 10 余秒多见，发作持续时间短者多不伴有明显的意识障碍表现。

（2）发作期 EEG 表现为全面性暴发出现的多棘慢波节律，低波幅电活动或者电抑制，频率一般为 2～3Hz，发作间期 EEG 脑电图常明显异常。

（3）需排除导致跌倒发作的其他类型：部分性发作。此类型发作的临床和 EEG 改变提示异常电活动起源于一侧大脑半球的局部区域，可根据发作时有无意识改变而分为简单部分性发作（无意识障碍）和复杂部分性发作（有意识障碍），二者都可以继发全面性发作。

7. 简单部分性发作（又称为单纯部分性发作）**诊断要点**

（1）发作时无意识障碍，可表现为运动性症状（阳性症状，如强直性或阵挛性；阴性症状，如最常见的语言中断）、感觉性症状（躯体感觉性发作，也可表现为特殊感觉性发作）、自主神经性症状（如口角流涎、上腹部不适感或压迫感、肠鸣、呕吐、尿失禁、面色或口唇苍白或潮红、出汗、竖毛等）和精神性发作（高级大脑功能障碍）四大类，后两者一般很少单独出现，常发展为复杂部分性发作。

（2）运动性发作可有局灶性运动发作、杰克逊发作、偏转性发作、姿势性发作、失语性发作、发音性发作及抑制性运动发作等；感觉性发作可有躯体感觉性发作、视觉性发作、听觉性发作、嗅觉性发作、味觉性发作及眩晕性发作等；自主神经性发作症状复杂多样，常常是继发或作为复杂部分性发作的一部分；精神性发作可有情感性发作（如愉快感、欣快感、恐惧感、愤怒感、忧郁伴自卑感等）、记忆障碍性发作（似曾相识感、陌生感、记忆性幻觉）、认知障碍性发作（梦样状态、时间失真感、非真实感等）、发作性错觉（如视物变大或变小、变远或变近，物体形状改变；声音变大或变小、变远或变近；身体某部变大或变小等）。

（3）EEG 典型表现为局灶性异常放电。

8. 复杂部分性发作诊断要点

（1）发作时可出现不同程度的意识障碍（但不是意识丧失），同时伴有多种简单部分性发作的内容（往往出现自主神经症状和精神症状发作）。

（2）仅表现为意识障碍（突然动作停止，两眼发直，呼之不应，不跌倒，面色无改变，发作后可继续原来的活动）、意识障碍和自动症（出现的一些不自主、无意识的动作，发作后常有遗忘，如口咽自动症、姿势自动症、手部自动症、行走自动症、言语自动症）。

（3）EEG 可记录到单侧或双侧不同步的异常放电，通常位于颞区或额区，发作间歇期可见单侧或双侧颞区或额颞区癫痫样放电。

9. 继发全面性发作诊断要点

（1）简单或复杂部分性发作在一定条件下均可出现继发全面性发作，最常见的情况是继发 GTCS。

（2）发作时的 EEG 可见局灶性异常放电迅速泛化到两侧大脑半球全面性放电，发作间期 EEG 多为局灶性异常表现。

（3）在临床上需要重点对部分性发作继发全面性发作与全面性发作进行鉴别。

（四）各种类型癫痫综合征的诊断要点

癫痫综合征是指有特殊病因，由特定的症状和体征组合而成的特定癫痫现象，也是一种癫痫障碍。"综合征"更精确地说应该称为"电-临床综合征"，是通过一组电-临床及其发展的特点来甄别的一组临床实体。因此，临床上在明确为癫痫及其发作类型后，还应该结合患者的发病年龄、发作类型、发作时间规律、诱发因素、EEG 主要特征、影像学结果、家族史和既往史、对药物的反应及预后转归等资料，尽可能做出癫痫综合征类型的诊断。相当一部分癫痫或癫痫综合征有其特定的起病年龄范围。

癫痫实用临床定义（2014 年 ILAE）认为癫痫综合征也是可以消退的：对于年龄依赖性癫痫综合征患者，超过了发病年龄或者至少 10 年未发且至少 5 年没有服用过抗癫痫药，此类患者可以考虑为癫痫消退。

以下介绍常见的癫痫综合征的诊断要点。

1. 良性家族性新生儿惊厥（BFNC）诊断要点

（1）临床表现为患儿出生后数天内（出生后 2~3 天为发病高峰期）即开始出现频繁的全面性或者偏侧性及局灶性的强直或者阵挛性发作。此类综合征预后良好，多于 1~2 个月消失，绝大多数不遗留神经系统缺陷表现。

（2）EEG 发作间歇期大多正常，部分患儿有全面性异常或者局灶性异常的表现。

（3）此类综合征为常染色体显性遗传的离子通道病。

2. 早发性肌阵挛脑病诊断要点

（1）多出现在出生后第 1 天或者数天内，临床表现为顽固性发作三联征，即游走性肌阵挛、单纯部分性发作及强直痉挛。

（2）发作间期 EEG 表现为重复出现节律失常的暴发抑制波形，多数在夜间睡眠时明显。

（3）此类综合征罕见，病因有多种因素，最常见的为严重的遗传性代谢障碍，而且病情严重，可出现精神运动发育迟滞，预后多不良。

3. 大田原综合征（Ohtahara 综合征）诊断要点

（1）发病早，一般出生数天至 3 个月内发病，临床主要表现为强直痉挛（多为躯干向前强直屈曲）。

（2）EEG 特征是无论在清醒和睡眠状态均可出现强直痉挛和暴发-抑制性模式。

（3）此类综合征需要进一步深入检查，其头颅影像学检查常常显示严重的异常和皮质发育畸形，如果未见异常，则必须进行代谢筛查。

4. 良性婴儿肌阵挛癫痫诊断要点

（1）发病年龄多在 1~2 岁，常有惊厥或癫痫家族史，临床以全身肌阵挛发作为主要表现。

（2）EEG 特征为双侧同步的棘慢波或者多棘慢波综合节律。

5. 婴儿严重肌阵挛癫痫（Dravet 综合征）诊断要点

（1）多在 1 岁内发病，高峰期在出生后 5 个月，超过半数患儿可见癫痫发作"四联征"

的特征表现，即早发性热性惊厥、肌阵挛发作、不典型失神发作及复杂局灶性发作，随着病程的进展，如果出现进行性精神运动发育迟滞表现，则对药物的反应性差。

（2）EEG 多为双侧的棘慢波发放。

（3）头颅 CT 或 MRI 可以正常，或显示大脑、小脑萎缩，也可能显示局灶性低灌注或低代谢。

6. 婴儿痉挛（West 综合征）**诊断要点**

（1）多在 3 个月～1 岁发病，大多数患儿可以找到明确的脑损伤因素（如围产期损伤、遗传代谢疾病、发育异常、结节性硬化等），临床上以频繁的痉挛发作为特征，多出现在觉醒后，此类型预后不良。

（2）发作间期 EEG 典型特征为高幅失律。

7. Lennox-Gastaut 综合征（LGS）**诊断要点**

（1）多发生于 3～8 岁儿童，此类患儿常常出现认知和行为异常，其发作形式呈现多样化并且频繁发作，包括强直发作、不典型失神发作、肌阵挛发作和失张力发作等多种形式发作，预后差。

（2）EEG 主要表现为阵发性快活动和慢的（小于 2.5Hz）全面性棘慢波放电。

8. 儿童失神癫痫诊断要点

（1）多在 4～10 岁起病，发病高峰期在 5～7 岁，临床以短暂的（4～20 秒）和频繁的（每天数十次）失神发作伴意识损害为特征，但是神经系统发育多为正常。

（2）发作期 EEG 典型特征为全面性高幅棘波和两个或最多三个棘波的棘慢复合波，频率为 3Hz，从放电开始至结束，频率逐步有序减慢。

9. 伴有中央颞部棘波的良性儿童癫痫诊断要点

（1）5～10 岁发病最为多见，发作的主要特征为发作稀疏，通常为单次发作，为部分性运动或者感觉发作，主要累及一侧口面部感觉运动症状（30% 的患者）、口-咽-喉症状（53% 的患者）、言语剥夺（40% 的患者）、唾液分泌过多（30% 的患者），此类型综合征预后良好，青春前期多数有自我缓解的趋势。

（2）EEG 的特征为一侧或双侧中央颞部棘波，多为双相形态，并且在睡眠中频繁出现。

10. 儿童良性枕叶癫痫诊断要点

（1）临床表现以视觉症状包括黑矇、闪光、视幻觉等为主要特征，可伴有呕吐、头痛及头眼的偏转，并可以继发复杂部分性发作和全面性发作。根据发病年龄的不同，可以区分为早发型（early onset，Panayiotopoulos 型）或者晚发型（late onset，Gastaut 型）两类。

（2）EEG 多显示一侧或者双侧枕区的癫痫样放电。

11. 获得性癫痫性失语（Landau-Kleffner 综合征，LKS）**诊断要点**

（1）多在 2～8 岁发病，5～7 岁为其发病高峰期，临床表现以获得性的语言功能衰退、失语及听觉失认为主要特征，多伴有行为和心理的障碍，其中大约 80% 的病例伴有癫痫发作，形式包括部分性发作和全面性发作。

（2）EEG 特征表现以睡眠中连续出现的棘慢波综合节律为特征，颞区为主，多为双侧性。

（3）此类综合征为年龄依赖性，在一定的阶段对于药物的反应性差，多在青春前期趋于缓解，可以遗留一定的语言功能缺陷。

12. 慢波睡眠中持续棘慢复合波癫痫（ECSWS）诊断要点

（1）发病为年龄依赖性，多在 3～10 岁发病，临床存在获得性的认知功能障碍，80%～90% 的患者可有部分性和全面性发作。

（2）EEG 典型特征为慢波睡眠中持续性癫痫样放电。

（3）头颅 MRI 对 ECSWS 是必备的检查项目，一般超过 1/3 的患者检查可见异常，即使 MRI 正常，PET 或 SPECT 仍提示异常存在。

此类综合征的临床表现与 LKS 有重叠，需要鉴别，区别点在于 ECSWS 多表现为全面的智力倒退，而 LKS 以听觉失认为特征性表现。

13. Rasmussen 综合征诊断要点

（1）多起病于 1～15 岁，发病可能与感染或自身免疫异常有关，临床突出症状为难以控制的癫痫发作，多为单纯部分性运动性发作，易出现癫痫持续状态，而且发作频繁，也可继发其他类型发作，随着病情进展，患者常可出现认知下降、偏瘫等神经系统体征。此类综合征可接受手术治疗。

（2）影像学检查早期可正常，当病程有一定时间时往往出现一侧或者局部大脑进行性萎缩。

（3）EEG 呈现背景不对称慢波活动，以一侧为主的癫痫样放电。

14. 青少年肌阵挛癫痫诊断要点

（1）青少年起病，智能体格发育正常，多在觉醒后出现肌阵挛发作，主要累及双侧上肢，波及下肢时可以出现跌倒，偶尔有 GTCS。

（2）EEG 特征为双侧性多棘慢波或者棘慢波综合节律。

15. 觉醒期 GTCS 诊断要点

（1）青少年和青春期发病，多在觉醒前后有发作，临床表现有 GTCS、失神发作、肌阵挛发作等。

（2）EEG 特征为双侧性快棘慢波综合节律，频率为 3～5Hz。

16. 颞叶癫痫诊断要点 颞叶癫痫分为内侧颞叶癫痫（mesial temporal lobe epilepsy，MTLE）和外侧颞叶癫痫（lateral temporal lobe epilepsy，LTLE），绝大多数此型癫痫均为MTLE。

（1）起源于颞叶，主要见于成年人和青少年，40% 以上有热性惊厥的病史，海马硬化是最多见的病理改变，高分辨率 MRI 可以提供在海马硬化和其他结构的"双重病理"显影。

（2）临床表现包括以自主神经症状、特殊感觉症状及精神症状等为特点的简单部分性发作，常伴有自动症的复杂部分性发作等。部分患者对药物的反应性欠佳，需要接受手术治疗。

（3）EEG 常常显示颞区的癫痫样放电。

17. 额叶癫痫诊断要点

（1）起源于额叶的综合征，儿童及成年人均可以发生。额叶癫痫发作临床表现形式多样，可以出现过度运动发作或不对称强直发作，一般发作持续时间短暂，在睡眠中更容易发生，发作可能在短时间内丛集出现，发作后能够很快清醒，此类癫痫容易出现继发全面性发作及癫痫持续状态的发生。

（2）EEG 显示额区的癫痫样放电。

（3）额叶癫痫必须行头颅 MRI 检查，约 2/3 的患者可有异常表现。

18. 顶叶癫痫诊断要点

（1）起源于顶叶的综合征，临床主要表现为单纯局灶性不伴意识损伤，其主观症状可有躯体感觉、躯体错觉（如体像障碍）、眩晕、视错觉或视幻觉、言语障碍等，也可出现其他部位的发作形式，表现不一（由于异常放电容易向颞叶、额叶和枕叶等部位扩散）。

（2）85%的单纯局灶性感觉发作的发作期 EEG 显示正常，故此型 EEG 非特异性，有时会导致误诊的发生。

19. 枕叶癫痫诊断要点

（1）起源于枕叶的综合征，儿童及成年人均可以发病，临床表现以发作性的视觉症状和眼球运动为特征。

（2）症状性枕叶癫痫应该筛查代谢性疾病、分子 DNA 分析，甚至皮肤或其他组织活检；MRI 能检测到进展性损伤、脑部肿瘤、血管畸形及皮质发育畸形等。

（3）EEG 显示枕区的癫痫样放电。

20. 常染色体显性遗传夜发性额叶癫痫诊断要点

（1）此型发病高峰期在 7~12 岁，是常染色体显性遗传疾病，临床主要特征为睡眠中频繁的癫痫发作，一夜可以几次甚至数十次，其发作形式常为运动性部分性发作、过度运动等。

（2）EEG 大多正常或者一部分存在额区的癫痫样放电。

21. 进行性肌阵挛癫痫诊断要点

（1）临床表现为频繁的肌阵挛发作，常常伴有 GTCS，神经系统有异常表现，可出现认知功能呈现进行性衰退，多有小脑症状及锥体束症状。此综合征病情呈现进展性，预后不良。

（2）EEG 呈现背景活动异常基础上的双侧性棘慢波或者多棘慢波的综合节律。

（3）多见于蜡样褐脂质沉积症、Lafora 病等多种遗传代谢病或变性病。

（五）癫痫诊断中应注意的问题

1. 是癫痫发作还是非癫痫发作　目前临床上出现一种癫痫诊断"扩大化"的倾向，如"头痛性癫痫""眩晕性癫痫""腹痛性癫痫"等，实际上大部分此类诊断缺乏足够的科学证据。发作性头痛、眩晕或腹痛有很多常见的病因，而其作为癫痫的症状是极为罕见的，如果不做细致的鉴别，就轻率地做出诊断（少见的癫痫发作），显然是不符合诊断原则的。因此，切忌把任何发作性症状均视为癫痫性发作而忽视了其他常见发作性疾病的诊断。当临床诊断可疑时，可以采取行长程视频脑电图检查，以寻求诊断证据。

但是也应强调，在临床发作性疾病的诊断中，不能忽视一些非典型性的癫痫发作，如不典型失神、婴儿痉挛、复杂部分性癫痫发作等误诊为非癫痫性发作。需要引起注意的是，有些患者可能癫痫发作和非癫痫发作同时并存，或在原有癫痫的基础上合并其他发作性疾病与非癫痫性发作，应注意鉴别，避免漏诊。

2. 是癫痫还是癫痫发作 癫痫是指疾病或综合征，而癫痫发作是癫痫的临床表现，符合癫痫发作的电生理特性及临床特征的发作性事件可以诊断为癫痫发作，但是并不意味着能够诊断为癫痫。例如，有些癫痫发作不应诊断为癫痫，主要包括反射性发作、良性新生儿惊厥、热性惊厥、酒精戒断性发作、药物或其他化学物质诱发的发作、外伤后即刻或早发性发作等。

（六）采集病史时应注意的细节

对于癫痫的诊断、鉴别、分型、定位和治疗而言，获取一份详尽而又可靠的病史是极其重要的，在采集病史时应注意以下细节。

一个完整详细的病史有时需要多次询问了解方能获取。当获得的资料不全以致无法做出已列举的癫痫综合征诊断时，可按照发作类型做出诊断或归于"其他类型"的癫痫；当获得新信息时，癫痫发作类型和癫痫综合征的诊断应做符合实际的改变。

同一患者随着年龄增加及病情变化，其综合征的诊断有时须做出改变。如在婴儿期主要表现为点头发作的婴儿痉挛，随病情进展到了幼儿期，其主要临床表现为强直性发作、不典型失神发作等，这时应诊断为 Lennox-Gastaut 综合征。

对于病程较长、抗癫痫药治疗效果不好的患者，均应重新询问相关病史，避免遗漏重要线索，以进一步明确诊断，选择适合的治疗方案。

（七）难治性癫痫的诊断

难治性癫痫是目前认为采用正规的药物治疗尚未能有效控制的一类癫痫，仅占癫痫患者中的 20% 左右。对于真正的难治性癫痫，在诊断前首先必须排除是否是医源性"难治性癫痫"。

医源性"难治性癫痫"由下列因素引起：①癫痫诊断错误；②癫痫的发作分型不确切；③抗癫痫药选择不恰当；④抗癫痫药用量不足；⑤癫痫患者的依从性差等。属于这一类的非真性难治性癫痫，只要纠正相应的"因素"就可以解决。

针对临床癫痫发作频繁并且药物控制不佳者，我们应该有步骤地解决下列问题：①是癫痫发作，还是癫痫发作合并假性发作或仅为假性发作，需要细致鉴别；②重新判断癫痫发作的类型或癫痫综合征；③是否可以找到明确的病因及诱发因素，从而解决根本性问题所在；④对过去的治疗进行系统的回顾，考虑的范围包括抗癫痫药的种类、剂量、副作用及血药浓度等，是否有不适当地使用抗癫痫药导致的发作增加，例如，卡马西平对失神及肌阵挛发作非但无效，还会使发作增加；⑤了解患者的依从性，是否有不按时服药、酗酒、熬夜等，以及定期对患者的智力、知识水平及心理状态做出评价，评判患者的整体状态。

容易成为难治性癫痫的危险因素包括：①复杂部分性发作、婴儿痉挛及 Lennox-Gastaut 综合征等年龄依赖性癫痫性脑病；②发作次数频繁或短时间内出现丛集；③容易出现癫痫持续状态；④有明确的病因，尤其是先天性代谢异常、颅内发育障碍及脑部外伤等。

对于难治性癫痫而言，其早期识别有利于尽快选择合适的治疗方案，改善患者的预后情况。例如，颞叶癫痫患者，经正规抗癫痫药治疗效果不佳时，选择手术治疗可明显改善患者的预后。

此外，临床上有些癫痫患者从诊断一开始就很有可能是难治性癫痫，而不是随病情演变发展而来，这一类难治性癫痫主要包括特殊类型的癫痫综合征（常见的有大田原综合征、婴儿痉挛、Lennox-Gastaut 综合征、Rasmussen 综合征、Sturge-Weber 综合征、持续性部分性癫痫、颞叶内侧癫痫等）、特殊病因引起的症状性癫痫（常见的有皮质发育不全性癫痫、慢性肿瘤性癫痫、糖尿病性癫痫、艾滋病性癫痫、重症颅脑外伤引起的外伤性癫痫等）。总之，难治性癫痫的诊断应该遵循严谨、慎重的原则，不可过早下定论肯定或者否定这一诊断。

三、癫痫的鉴别诊断

临床上存在多种多样的发作性事件，其中包括癫痫发作及非癫痫发作。非癫痫发作较癫痫发作更为常见，在各年龄段都可以出现，其发病原因复杂多样，如发热、电解质紊乱、药物不良反应、睡眠不足、心理压力或突发戒酒等均可导致非癫痫发作，发病机制与癫痫发作完全不同，并非由大脑的过度同步化异常放电所致，EEG 不伴有大脑的异常放电。但在临床上非癫痫性发作与癫痫发作都类似的发作特点，非常容易混淆，因此，鉴别癫痫发作和非癫痫发作是癫痫诊断的重要内容。

不同年龄段非癫痫性发作原因有所不同，常见的不同年龄段发作如表 5-3 所示。

表 5-3　不同年龄段常见的非癫痫性发作

年龄段	非癫痫性发作表现
新生儿	周期性呼吸、新生儿睡眠肌阵挛、非惊厥性呼吸暂停、胃食管反流等
婴幼儿	屏气发作、情感性交叉擦腿动作、非癫痫性强直发作、过度惊吓症等
儿童	睡眠肌阵挛、夜惊、梦魇及梦游症、发作性睡病、多发性抽动症、发作性运动障碍、发作性运动诱发性运动障碍等
青少年及成人	晕厥、癔症、偏头痛、短暂性脑缺血发作、发作性运动障碍、阵发性内分泌障碍、精神病性发作等

（一）需要与癫痫发作相鉴别的常见非癫痫性发作

1. 癔症性发作　多见于青年人，尤其是青年女性，患者多有激惹性格，常于有人在场时发作，发作表现形式多样化、戏剧化。一般患者主诉较多，缺乏明确的特征，每次发作的表现也有所不同。发作时可出现两眼紧闭，眼球乱动，瞳孔正常，角膜反射存在，面色苍白或发红，无意识丧失，无摔伤、舌咬伤及尿失禁，发作后无行为异常，发作持续时间长，可长达数小时，常需安慰及暗示治疗才能终止，脑电图多正常。全身抽搐样发作而意识正常的情况在假性发作中比较常见，其抽搐表现为躯干的屈伸运动、用力闭眼或头部来回摇动等。而癫痫可见于各年龄段（儿童及老年人多见），患者多数无激惹性格，在任何情况下均可发作，发作具有突发性、短暂性、重复性、刻板性的特点，且多有意识障碍，瞳孔散大，对光反射消失，角膜反射消失，可自行终止，EEG 多数具有典型的癫痫样放电。

复杂部分性发作，也可具有不同程度的精神症状，包括情感障碍，如恐惧、发怒、抑郁等，须动态观察并进一步检查以明确诊断。不过应注意，10%的癔症性发作可同时存在真正的癫痫发作，10%～20%的癫痫发作亦可伴有癔症性发作。癔症性发作与癫痫发作的鉴别见表 5-4。

表 5-4 癔症性发作与癫痫发作的鉴别

鉴别要点	癔症性发作	癫痫发作
性别年龄	青年女性多见	各年龄
激惹性格	多有	少有
发作场合	有精神诱因及有人在场时	任何情况下，白天或晚上
发作形式	多样化、戏剧化	刻板
意识丧失	无	可有
发作伴随症状	两眼紧闭，眼球乱动，面色苍白或发红，无摔伤、舌咬伤及尿失禁，发作后无行为异常	两眼上翻或斜向一侧，面色青紫，有摔伤、舌咬伤及尿失禁，发作后可有行为异常
持续时间	较长，可达数小时	短暂，约数分钟（1～5 分钟）
终止方式	需安慰及暗示治疗	自行停止
瞳孔	正常，对光反射存在	散大，对光反射消失
角膜反射	存在	消失
EEG	多为正常	一般有癫痫样放电

2. 晕厥发作 晕厥是一过性全脑血流量的不足，以致大脑网状结构功能受抑制而引起意识丧失，通常由精神紧张、精神受刺激、长时间过度疲劳、突然体位改变或者拥挤的环境等因素诱发，亦可见于其他情况，包括排尿因素（排尿中或排尿后，原因为迷走反射）、直立性低血压（神经源性或药物所致）和心率异常（心源性所致）。其表现为持续数分钟的意识丧失，发作前后伴有出冷汗、面色苍白、恶心、头重脚轻和乏力等不适症状。而当晕厥发作存在意识障碍及跌倒发生时，尤其是惊厥性晕厥可伴有抽搐，应重点与癫痫（GTCS、失神发作）相鉴别。

晕厥发作与 GTCS 的鉴别要点有：①GTCS 多有类似的反复发作史；②部分晕厥患者也可伴有角弓反张式的全身痉挛，多发生于意识丧失后数十秒以后，GTCS 则有一个从强直到阵挛到软瘫的过程，持续时间较长，过程中出现意识丧失；③晕厥发作少见舌咬伤或尿失禁，而 GTCS 则常见；④晕厥恢复较快，虽可有疲劳或嗜睡，却不会有精神症状，GTCS 后恢复较慢，常可遗留精神症状。

晕厥发作与失神发作的鉴别要点有：①晕厥发作时因出现血压下降，常出现面色苍白且持续至后期，失神发作无明显血压改变及苍白表现；②晕厥的发作多有先兆（如出冷汗、面色苍白、恶心、头重脚轻和乏力等），失神发作则为突然开始、突然终止；③晕厥发作后一般无后遗症状，不典型的失神发作后可有意识朦胧，不能回忆；④EEG 表现：晕厥发作时一般为广泛性同步性慢波，失神发作可出现棘慢综合波。

晕厥发作与癫痫发作的主要鉴别要点见表 5-5。

3. 短暂性脑缺血发作（TIA） 是指某一大脑区域供血不足而出现神经功能的缺失症

状（运动和感觉功能缺失），症状开始就达到高峰，然后逐渐缓解，一般不超过 24 小时。

表 5-5　晕厥发作与癫痫发作的鉴别要点

鉴别要点	晕厥发作	癫痫发作
诱因	精神紧张、焦虑、疼痛等	无上述诱因
体位	站立或坐位	各种体位
主要症状	意识丧失，无明显抽搐	意识丧失，强直-阵挛发作
	肌张力不高	肌张力强直
伴随症状	面色苍白，两眼微睁或闭着；大汗，心率减慢；舌咬伤及尿失禁罕见	面色青紫，两眼上翻；出汗不明显；常伴舌咬伤及尿失禁
发作时 EEG	非特异性慢波	癫痫样放电
发作间期 EEG	多正常，可有慢波	多呈暴发性异常

　　TIA 与癫痫小发作可以从以下几个方面鉴别：①TIA 多见于老年患者，常有高血压、冠心病、脑动脉硬化、糖尿病等病史，持续时间多为数分钟到数小时不等，而癫痫小发作可见于任何年龄，以青少年多见，无前述危险因素，发作时间数秒到数分钟；②TIA 的表现症状多为缺失症状而非刺激性症状，肢体瘫痪比肢体抽搐多见，感觉减退比感觉异常多见；③部分 TIA 患者出现肢体抽动，从表面上看类似癫痫，但患者多无癫痫家族史，而且肢体抽动无规律，脑电图无明显痫性样放电（表 5-6）。另外，在儿童和青少年患者中，需要注意烟雾病导致的 TIA 与癫痫发作的鉴别。

表 5-6　癫痫小发作与 TIA 的主要鉴别要点

鉴别要点	癫痫小发作	TIA
病因	不定	一过性脑缺血所致
发作时间	数秒钟	数十秒、数分钟或更长，不超过 24 小时
发作特点	无前驱症状，起止突发，儿童多见	多有前驱症状，如黑矇，见于老年人
发作后情况	如常人	可残留部分神经系统体征
发作时 EEG	异常	正常

　　4. 偏头痛　主要表现为一侧或双侧的剧烈性头痛，发作前可以有先兆，如暗点或变形的暗点、失语、逐渐扩展的麻木和偏瘫，多有家族遗传史。

　　偏头痛与癫痫的鉴别要点：①癫痫头痛程度较轻，多在发作前后出现，偏头痛则以偏侧或双侧剧烈头痛为主要症状，常伴恶心、呕吐等症状；②偏头痛先兆症状持续时间较长，发作持续时间长（几小时或几天），而癫痫先兆症状持续时间相对较短，发作持续时间短（数分钟）；③偏头痛可出现闪光、暗点、偏盲、视物模糊等视幻觉，而癫痫也可具备简单视幻觉，但复杂视幻觉更加常见；④癫痫的意识障碍发生突然、很快终止，且程度重，基底动脉型偏头痛的意识障碍发生较缓慢、易唤醒；⑤癫痫患者用抗癫痫药有效，偏头痛患者用抗癫痫药无效，而用麦角胺有效；⑥癫痫的 EEG 多不正常，可表现为阵发性棘波或棘慢复合波，偏头痛则多正常，主要为局灶性慢波。

5. 睡眠障碍 是睡眠-觉醒过程中表现出来的各种功能障碍，一般可包括发作性睡病、睡眠呼吸暂停、夜惊、梦游、梦魇、快速眼动期行为障碍等，多发生在睡眠期间或者在睡眠、清醒转换期间，发作时意识多不清醒，发作内容包含运动、行为等。由于很多的癫痫发作类型也容易在睡眠中发病，也表现为一定的运动、意识障碍等，如睡眠中发生的强直-阵挛发作、某些额叶起源的发作，因此，睡眠障碍易被误诊为癫痫。通常，睡眠障碍多出现于非快速眼动睡眠Ⅲ、Ⅳ期，而癫痫发作多出现于非快速眼动睡眠Ⅰ、Ⅱ期。睡眠脑电监测有助于二者的区分。

6. 抽动症 是一种以多发性不自主的抽动、语言或行为障碍为特征的综合征，多发生于儿童和青少年，临床表现为不自主的反复快速的一个部位或者多个部位肌肉的抽动，常伴有发声（喉部肌肉抽动）。在临床上容易与肌阵挛发作相混淆，肌阵挛发作多表现为双侧全面性，多发生于睡醒后，罕有发声，发作期和发作间歇期 EEG 能够鉴别。

7. 过度换气综合征 是由心理障碍引起的生理、心理反应，患者会因为感觉不到呼吸而加快呼吸（即呼吸过度），引起呼吸性碱中毒，可以造成手脚麻木，严重时四肢可见抽搐，多数患者伴有慢性焦虑状态。当临床上出现发作性精神症状、短暂的意识丧失和四肢抽动等，需要与过度换气综合征、癫痫自动症、失神发作及全身性发作鉴别。一般而言，患者的症状可通过不恰当的过度换气诱发，发作间期或发作期脑电图无癫痫样放电，发作前后血气分析显示 CO_2 分压偏低是重要的鉴别点。

8. 器质性疾病引起的发作性症状 器质性病变也可以引起非癫痫发作，如严重大脑损伤出现的脑干强直发作、先天性心脏病引起的青紫发作、破伤风引起的痉挛性发作，这些都需要与强直-阵挛性发作相鉴别。脑干强直发作多发生于大脑皮质弥漫性受损时，表现为角弓反张样（去大脑皮质的姿势，双手强直背伸），而由于同样的情况下也容易出现癫痫发作，因此，在临床分析的基础上，EEG 能够及时地排除鉴别；青紫发作多存在先天性心脏病的病史，心脏检查（如心脏彩超）异常有助于鉴别；破伤风引起的痉挛性发作，仔细询问病史、发作的表现、EEG 表现等均能提供鉴别的价值。

9. 精神病发作 与癫痫性精神障碍发作有时难以区分，需注意二者的鉴别。精神病发作逐渐起病（几小时到几天），持续时间可在几小时到几天不等，发病前多无感觉先兆，为清醒状态，发作时的动作复杂，常有目的，可以出现激动或冲动，智能是完整的，但有时因激动、幻觉等影响测试结果，常可见幻听，对发病过程可回忆；癫痫性精神障碍发作表现为突然起病，持续时间亦短（几分钟），多有感觉先兆、幻视及意识障碍，可出现自动症（如抚弄衣服，重复动作无目的），也常由于注意力不集中而出现记忆困难及定向力障碍，对发病过程不一定能回忆，有时可出现继发大发作。

10. 生理性发作性症状 多为正常发育过程中出现的某些生理现象或者行为表现，常见于婴幼儿、儿童，一般随着年龄的增大而自行完全缓解，不需要特殊治疗，主要包括新生儿的反射性运动、屏气发作及睡眠中的生理性肌阵挛等。

11. 屏气发作 多有明显诱因（如惊吓、疼痛或发怒），发作时患者处于清醒状态，并出现呼吸暂停，有时可因缺氧而出现发绀，随后转为惊厥发作，EEG 检查为正常脑电图；癫痫发作多无明显诱因，也不一定出现呼吸暂停现象，当出现惊厥发作时，过一段时间才会出现发绀，EEG 检查为异常脑电图。

12. 急性缺氧性脑病　是由大脑急性缺氧引起的一系列神经精神异常表现的综合征，可由心搏骤停、严重心律失常、心力衰竭、休克、CO 中毒、急性呼吸衰竭及睡眠呼吸暂停综合征等引起，常在脑部缺血、缺氧情况下导致痫性发作，脑缺氧时间较长，可引起脑神经元广泛坏死。

13. 电解质平衡紊乱　包括低钠血症、高钠血症、低钙血症、低镁血症等。其中低钠血症最为常见，当血清钠小于 115mmol/L 时，50%以上患者可出现痫性发作；低钙血症也比较常见，多继发于甲状腺术后、肾衰竭、急性胰腺炎及肾小管性酸中毒等。

14. 葡萄糖代谢障碍　低血糖可出现心悸、冷汗、意识恍惚、发作性意识丧失和痫性发作，多为全身性发作或局灶性发作持续状态，一般发作时血糖小于 2.0mmol/L；糖尿病非酮症高渗性昏迷或酮症酸中毒患者也可以出现局灶性运动发作或局灶性发作持续状态。

15. 中毒及药物过量　如慢性铅中毒、砷中毒、汞中毒、有机磷中毒、河豚毒中毒及CO 中毒等，均可出现痫性发作。有些药物，如士的宁、尼可刹米、戊四氮、丙咪嗪、异烟肼、青霉素、三氟拉嗪等，也可以引起痫性发作。

16. 其他　其他引起痫性发作的疾病可有高血压脑病、透析性脑病、尿毒症性脑病、肝性脑病、甲状腺毒血症、甲状腺功能亢进症等，均可引起痫性发作，故应全面了解患者病情及进行相关的实验室检查，方能与之鉴别。

总之，诊断癫痫性发作时必须除外非癫痫性发作，诊断过程中应详细询问患者的发作史，积极寻找引起癫痫发作的原因，EEG 特别是视频 EEG 监测对于鉴别癫痫性发作与非癫痫性发作有非常重要的价值。对于诊断困难的病例，可以转诊或介绍给神经专科医师。

（二）中医诊断思路

1. 明病识证，病证结合　病证结合，是符合临床实际的思维模式，其强调将辨病与辨证二者有机统一起来，是一种在临床诊疗中既重视对疾病本身的诊断、又注重个体化辨证论治，包含了多种结合形式及治疗措施的临床诊疗体系，同样地也适合运用于癫痫这一疾病的论治。所谓辨病，是对疾病的病因病机、临床表现、病情的发展及预后与转归等从整体上的把握；辨证则是注重根据病情某一发展阶段的特点而做出阶段性判断。对于病证结合，简而言之，即辨西医之病、辨中医之证，从不同角度深入认识疾病本身。首先借助现代先进的科学技术、现代医学理论、思维方法对疾病做出明确诊断，以弥补中医学在诊断、疗效评判标准方面缺乏统一性的缺点，在此基础上，运用中医特有的优势，即辨证思维方法，做出分型、确定治则治法、组方遣药，最终达到提高中医的诊断统一性、治疗确定性、疗效可重复性等多重目的，以提高疾病的临床治疗效果。故在临床中，医者应该发挥自己的主观能动性，详细收集患者病情的客观资料，运用辨病和辨证两种思辨模式，对病情做出全面深入的分析与判断，进而制定出一系列切实可行的治疗方案。

其实每一个疾病本身都具有其特殊性，从病因、发病形式、临床特征、病程长短及病情转归和预后都有一定的规律可循，也构成这一类疾病的特点。对癫痫这一疾病而言，中医学认为，其主要病位在脑窍，涉及心、肝、脾、肾四脏，进而产生风、痰、火、瘀为致病之标，久发则耗气伤血，以本虚或虚中夹实多见，临床上可出现突然晕仆，不省人事，两目上视，四肢抽搐，口吐涎沫，或伴异常叫声等，或仅有突然发呆，两眼瞪视，呼之不应，或头部下垂，肢软无力等不同表现，括而言之，其临床表现形式内容十分丰富。故辨病是寻求疾病的共性及其变化的普遍规律，在诊断思维上起到提纲挈领及区别其他疾病的作用，是一个重要的环节。而对于辨证论治，则是寻求疾病的广泛性及其变化的特殊规律，进而识别疾病的个性，有助于辨病的具体化，更加具有针对性，重点强调现阶段的情况。例如，痫病证型大致可分为风痰闭阻、痰火扰神、瘀阻脑络、心脾两虚、心肾亏虚五型，这就是在辨病的基础上辨证分型而治的实际运用，使得治疗方案更加详细具体。

但是，即使是同一证候，其病机也有细微差异，导致治疗的侧重点也有所不同。例如，痰瘀证可见于癫痫、中风、痴呆等。但是癫痫之痰顽固胶着难化、深伏体内，易随风动，癫痫之瘀多为外伤或大脑发育不全所致，瘀血内停脑窍故见意识丧失、四肢抽搐等；中风之痰瘀多为气虚无力运行，导致水停痰生、血行不畅而阻滞脑脉，经络筋骨失荣而半身不遂；痴呆之痰瘀多由久病之后正气损伤，痰浊内聚、瘀血阻窍而致脑神失聪。这三种疾病呈现的痰瘀有轻重、性质的细微差别，故我们在临证之际，必须做到知病知证的统一，知证又必先知病这一前提条件，即做到"明病识证"，方切实际。只有疾病的诊断正确，辨证才有了规范性，而辨证准确无误，辨病也就有了客观基础，二者相互不可分割。临床上提倡辨证与辨病的有机结合，是中医辨证论治精神新的延伸，是新时代中医发展需要的更高追求。我们了解病证的真正目的，是把它纳入辨证论治体系中，而不是让辨证服从于辨病，即使是知道了什么病，如果不加以辨证，也是无法处方用药的，所以说"辨证是绝对的，辨病是相对的"。

从对患者本身来说，医生借鉴西医的辨病，结合中医特有的辨证，有益于提高临床疗效。通过对疾病临床表现、现代实验室检验及检查来诊断疾病，在此基础上进行中医的辨证论治，其优势在于可以把握西医疾病的发展规律，同时可以更具有针对性地进行辨证和识别证型的变化，提高疾病的临床疗效及掌握对其防治的主动权，使得西医、中医二者的优势得以发挥。例如，出血性中风和缺血性中风是两种不同性质的疾病，在现代技术检查（CT、MRI 等）的基础上进行中医的辨证分型治疗，无疑更加符合患者的病情，有利于提高疗效。根据这两种疾病（脑出血、脑梗死）的演变规律，预加防范，对提高治愈率、降低病死率及致残程度都是很有积极意义的。又如，中医讲的阳痫和阴痫，虽然均属于癫痫，但是发挥中医辨证论治的长处，用药原则不一样（更符合患者的实际情况），可以更好地预防疾病，提高临床疗效。

此外，在癫痫的辨证施治过程中，提倡宏观辨证和微观辨证相结合的道路，以提高辨证的准确性，实际也是病证结合的具体运用。例如，原发性癫痫和继发于脑囊虫的癫痫，在一定程度上它们可以呈现相同证型，而且它们有时不能通过影像学检查进行甄别，这时应该借助微观领域的检查手段，以明确病因，采用现代医疗手段消除病因。

总之，病证结合是中医学自身发展过程中的产物，病与证二者应是兼容并蓄、互为补充的关系，应相互吸取优点，扬长避短，以提高临床疗效为最终目的，而不应该割裂开来。

2. 审度病势，把握规律 癫痫患者各期的病机有所不同，临床上应该根据实际情况，把握其演变规律，方可掌握防治的主动权，提高各个阶段的疗效。如癫痫发作期其病机主要是气机逆乱，可见"脏气不平"或"营卫逆乱"等情况，气机逆乱而产生风，风动往往触动伏痰，其中风痰闭阻为癫痫的主要证型。癫痫休止期因患者病情轻重而异，轻者休止期数月甚至逾年，重者休止期数日甚至按时或分计算。休止期多虚实夹杂，以脾肾亏虚为主，兼夹痰或瘀或积，故我们根据病情的急缓、轻重、病位深浅等，要求患者做到调养精神、注意饮食、避免过劳及定期服药（中医根据当前患者证型处方）等。

把握规律，即是把握疾病各个阶段的演变规律。具体应该牢牢抓住各阶段患者正气与邪气的盛衰情况，关注患者得神与失神情况等。一般而言，癫痫患者神志清晰、精神尚可，说明正气未亏或邪气较轻；若癫痫患者失神，出现意识丧失、瞳仁散大等，说明正邪争斗，邪气偏盛；若患者出现癫痫持续状态，提示病情危笃，预后不良，需要积极采取抢救措施。风痰闭阻为癫痫的主要证型，把握息风涤痰贯穿始末是癫痫各阶段论治的一般规律，临床上可酌选平肝息风、清热息风、养阴宁风、养血止风，行气消痰、豁痰开窍、通腑导痰、辛温破痰、健脾断痰等法，当寒则寒，当热则热，或寒热并用，随证而调，更有脱证（意识丧失，肢体抽搐。大汗淋漓，二便失禁，脉微欲绝或虚数）急宜扶正固脱，方能转危为安。

总之，审度癫痫各期的特点，把握共性与特性的关联和差异，才能更好地防治癫痫。

3. 审证求因，把握病机　审证求因是通过对疾病证型的深入探析，以求得其发病原因的过程，其中求因是重点，亦是难点。只有正确的辨证，明确病因，才能把握确切的病机，掌握疾病防治的大体方向。

癫痫病因可由饮食不节致痰浊偏盛，加之肝阳化风，痰随风动气升，风痰上干清窍，闭阻脑络而发；亦可由七情内伤，造成肝经郁结或情志所伤累及肝肾，肝肾阴亏，肝阳上亢，相火妄动，阳亢化风扰乱清窍而发；亦可由肝火素旺之人，突然暴怒或触动伏痰，痰借火威，上扰脑神而发；亦可由颅脑外伤，瘀血阻窍，脑络不通，神机失养而发；亦可由痫病日久，耗伤气血，心脾两伤，心神脑络失养，或病久累及心、肝、肾精血不足，髓海亏虚，脑窍失养而反复发作。故明确癫痫病因，可以推测出病机，其病因不同，病机亦随之不同，治疗方则随之而变。

在疾病辨证的过程中要观其同而察其异，切忌以点代面，以偏概全。因为有关的证候之间的近似类似，表明它们在病机方面具有一定的统一性和一致性。而在症状特点方面的不同或相异，以及同一证候本身在不同条件下可能出现的变异，则又提示它们相互之间存在差别，即是病因和疾病的不同所致。所以在辩证思维过程中，观同与察异两种方式缺一不可，只有巧妙地运用相同与相异两种思维模式，使二者辨证统一起来而互为补充，方能洞悉疾病的关键所在，进而准确求因，使得治疗更具有针对性。

在审证的过程中，还要注意掌握各种证候的诊断标准、主证和次证，但是又不可僵死地看待这些标准，同时还应该注意研究证候的非典型表现，做到知常达变、心中有数，只有这样才能够进一步提高辨证的准确性。总之，获取细致的病史，审证求因，全面地进行分析比较与综合思考，才能客观准确地做出判断，对疾病的防治起到关键的桥梁作用。

（陈子怡　谢学敏　陈　春　程丽明　谢　璇）

参 考 文 献

陈茂盛. 2007. 病证结合理论及发展趋势探讨[J]. 中医杂志，48（10）：942-944.

丁晶，汪昕. 2016. 癫痫诊疗指南解读[J]. 临床内科杂志，33（2）：142-144.

郭鹏，郭同经. 2008. 实用癫痫学[M]. 济南：山东科学技术出版社：190-203.

黄培新，黄燕. 2013. 神经科专病中医临床诊治[M]. 北京：人民卫生出版社：296-327.

李艾青，龚雪. 2019. 自身免疫性癫痫研究新进展[J]. 中国神经精神疾病杂志，45（8）：502-505.

李琬，吴水才. 2015. 癫痫病灶检测技术的研究进展[J]. 北京生物医学工程，（41）：102-109.

秦炯. 2016. 重视儿童癫痫的病因学诊断[J]. 癫痫杂志，2（3）：191.

屈新萍. 2019. NMDAR脑炎的癫痫发作临床特点及治疗研究进展[J]. 现代医药卫生，35（18）：2835-2839.

吴江. 2010. 神经病学[M]. 北京：人民卫生出版社：282-311.

吴希如. 2006. 遗传代谢病与癫痫（大纲）[C]. 全军儿科学会. 2006年全国儿科热点研讨会论文集，杭州：30-35.

肖波，周罗. 2017. 癫痫最新临床诊疗指南：机遇与挑战并存[J]. 协和医学杂志，（2）：122-126.

徐运. 2008. 神经系统疾病鉴别诊断学[M]. 上海：第二军医大学出版社.

许颖超，华青. 2019. 遗传代谢性癫痫研究进展[J]. 精准医学杂志，34（3）：277-280.

学范，王伟，王建设，等. 2015. 临床遗传代谢病[M]. 北京：人民卫生出版社：1-95.

杨志刚，刘桂芳，沈凌花. 2016. 60例遗传代谢病患儿神经系统损害和症状[J]. 中外女性健康研究，（18）：180-181.

中华医学会. 2007. 临床诊疗指南·癫痫病分册[M]. 北京：人民卫生出版社：4-33.

钟华，张桁华. 2018. 磁共振技术在癫痫疾病中的应用进展[J]. 当代临床医刊，31（1）：3694-3695.

周仲瑛. 2007. 中医内科学[M]. 北京：中国中医药出版社：162-170.

Almannal M，Elhattab AW. 2018. Inborn errors of metabolism with seizures：defects of glycine and serine metabolism and cofactor-related disorders[J]. Pediatr clin N Am，65（2）：279-299.

Brenner T，Graeme JS，Hart Y，et al. 2013. Prevalence of neurologic autoantibodies in cohorts of patients with new and established epilepsy[J]. Epilepsia，54（6）：1028-1035.

Campistol J. 2016. Epilepsy in inborn errors of metabolism with therapeutic options[J]. Semin Pediatr Neurol，23（4）：321-331.

Campistol J，Plecko B. 2015. Treatable newborn and infantseizures due to inborn errors of metabolism[J].Epileptic Disord，17（3）：229-242.

CP Panayiotopoulos. 2012. 癫痫综合征及临床治疗[M]. 秦兵，主译. 北京：人民卫生出版社：1-538.

Fisher RS，Acevedo C，Arzimanoglou A. 2014. ILAE official report：a practical clinical definition of epilepsy[J]. Epilepsia，55（4）：475-482.

Greco A，Rizzo MI，Virgilio AD，et al. 2016. Autoimmune epilepsy[J]. Autoimnmnity Reviews，15（3）：221-225.

Ong MS，Kohane IS，Cai T，et al. 2014. Population-level evidence for an autoimmune etiology of epilepsy[J]Jama Neurology，71（5）：569-574.

Pearl PL. 2017. Inherited metabolic epilepsies[M]. New York：Demos Medical Pub：570-574.

Scheffer IE，Berkovic S，Capovilla G，et al. 2017. ILAE classification of the epilepsies：position paper of the ILAE commission for classification and terminology[J]. Epilepsia，58（4）：512-521.

第六章 癫痫基因的诊疗进展

第一节 癫痫遗传学概述

癫痫的病因有多种，2010 年和 2017 年国际抗癫痫联盟将其分成结构性、遗传性、感染性、代谢性、免疫性及未知病因六大类。其中，遗传性病因发挥着越来越重要的作用。即使是由结构性异常引起的癫痫，大部分亦可能有遗传性因素参与。例如，结节性硬化由分别编码错构瘤蛋白和结节蛋白的 *TSC1* 和 *TSC2* 基因突变引起；夜间发作性额叶癫痫可能由 *CHRNA2*、*CHRNA4* 等基因突变引起；家族性颞叶癫痫与 *CPA6*、*GAL* 及 *LGI1* 等基因突变有关。因此，在没有明确的外部获得性因素（如头部创伤、脑卒中、感染等）的癫痫病例中，遗传因素可能均发挥了主要作用。超半数以上的癫痫均具有遗传学基础。

遗传性癫痫（genetic epilepsy）是指由已知或者推测的遗传突变或缺陷直接导致的，以癫痫发作为核心症状的疾病。癫痫涉及的遗传性病因非常多样，单基因、多基因、线粒体和染色体等的突变和异常均可导致癫痫的发生。

一、基因突变的分类

根据 DNA 序列变异的物理形态，可大致分为点突变、大片段突变、拷贝数变异、动态突变和染色体异常。

（一）点突变

点突变（point mutation）是指基因组 DNA 序列中单个碱基的变化，亦包括少数几个碱基的插入、缺失和碱基替换等。根据点突变对基因功能的影响可分成同义突变（synonymous mutation）、错义突变（missense mutation）、无义突变（nonsense mutation）、移码突变（frameshift mutation）、剪接位点突变（splice site mutation）、转录突变或启动子突变（promoter mutation）和多聚腺苷尾信号突变等。

同义突变是指密码子中的碱基突变没有造成氨基酸的改变，还是编码同样的氨基酸，一般发生在密码子的第二或第三位碱基。错义突变是指密码子中的碱基变异导致其编码的氨基酸发生了改变，即原氨基酸被另一种氨基酸所替代。无义突变是指碱基改变使原氨基酸的密码子突变为终止密码子（TAA、TGA、TAG），从而使肽链合成提前终止。移码突变是指单个或数个（非 3 或非 3 的整数倍）碱基的插入或缺失，引起蛋白质读码框的改变，从而使氨基酸的编码信息发生错读。通常框移突变在错读数个或数十个氨基酸后会提前出现终止密码子（TAA、TGA、TAG），使多肽链合成提前终止。如果是以 3 个或 3 的整数倍的碱基插入或缺失导致的突变，使基因编码蛋白质插入或丢失 1 个或几个氨基酸，称为框内突变（in-frame mutation）。剪接位点突变是指由于外显子和内含子交界处的剪接供体、受体部位或其旁侧保守序列的突变，改变 RNA 前体的剪接方式，使得产生的成熟 RNA 中含有内含子或缺失外显子序列的一类突变。固有剪接位点为外显子上下游+1/+2 和−1/−2 位点。启动子突变是指位于启动子区的点突变。多聚腺苷尾信号突变是指发生在 3'端多聚腺苷尾信号序列（AAATAA）中的点突变，这些突变通常会影响受累基因的转录水平或影响初级转录本的加工，从而使基因表达发生改变。

（二）大片段突变

与上述小变化的点突变不同，大片段突变是数十到数万个碱基对或更大范围的 DNA 片段的变异，主要包括插入（insertion）、缺失（deletion）、重复（duplication）和 DNA 重排（rearrangement）。

（三）拷贝数变异

拷贝数变异（copy number variation，CNV）是指染色体上变异范围超过 1kb 的 DNA 片段的变异，包括缺失与重复。CNV 在基因组内广泛存在，据估计，在人类基因组 360Mb 范围内，有超过 1500 个区域的拷贝数是可变的，占人类基因组的 12%。长距离聚合酶链反应（PCR）、基因分型芯片、单核苷酸多肽性（SNP）芯片、多重连接探针扩增技术、比较基因组杂交芯片等高分辨率的分子生物学技术能够有效地鉴定这些变异。

（四）动态突变

动态突变（dynamic mutation）是指 DNA 中的三核苷酸重复序列（如 CAG、CGG、GCG 等）拷贝数发生不稳定扩增而产生的突变。动态突变可遗传给后代，且伴随着世代的传递会不断积累，重复序列的拷贝数逐渐增多，超过某个正常范围时，便会导致疾病的发生。根据拷贝数的扩增程度可以分为前突变（premutation）、全突变（full mutation）和镶嵌性突变（mosaicism mutation）。由于重复拷贝数在世代传递过程中不断增加，其发病率可逐代升高、疾病严重性可逐代加重、发病年龄逐代提前，称之为遗传早现。迄今为止，发现与 DNA 动态突变有关的遗传病超过 20 多种，主要为神经肌肉系统的遗传性疾病，如脊髓小脑性共济失调、Friedreich 型共济失调、强直性肌营养不良、亨廷顿病、脆性 X 综合征、I 型进行性肌阵挛性癫痫（EPM1，又称 Unverricht-Lundborg disease，ULD）等。I 型进行性肌阵挛性癫痫可由 CSTB 基因启动子区 12bp 聚合物重复序列（5'-CCCCGCCCCGCG-3'）的异常扩增所致。正常拷贝数为 2～3 次，携带 12 次异常拷贝的纯合个体或复合杂合（12 和 17 拷贝杂合）个体临床可不表现出症状，而 30 次以上异常拷贝的个体则出现 EPM1 的症状。常见表现出疾病的异常拷贝数为 30～80 次。最近的研究亦显示 CSTB 基因编码的点突变亦可导致 EPM1。脆性 X 综合征是临床常见的 X 连锁智力低下综合征，严重患者青春期前可伴有癫痫发作。其由 FMR1 基因异常所致，超过 99%的患者是由 FMR1 基因（CGG）三核苷酸重复序列异常扩增引起，少于 1%的患者是因 FMR1 基因部分缺失或点突变而致病。

（五）染色体异常

染色体异常包括染色体数目或结构的异常。人类体细胞是双倍体细胞，含有 22 对常染色体和 1 对性染色体，其中 22 条常染色体和 1 条性染色体称为一个染色体组。染色体数目异常包括个别染色体的增加或减少，如唐氏综合征（又称 21 三体综合征）；亦包括以染色体组的形式成倍增加或减少，如 69，XXX。

二、基因突变的遗传方式

人基因组 DNA 分子发生序列变异，导致编码的蛋白质发生改变，通过生殖细胞产生的配子传递给后代，使后代产生遗传病，称之为生殖系突变或种系突变（germline mutation）。若突变发生在生殖细胞以外的体细胞，如肿瘤等病变组织，称为体细胞突变（somatic mutation），体细胞突变不能遗传给后代。常见的遗传方式有常染色体遗传、性连锁遗传和线粒体遗传（mitochondrial，Mi）等。

（一）常染色体遗传

常染色体遗传包括常染色体显性遗传（autosomal dominant，AD）和常染色体隐性遗传（autosomal recessive，AR）。

在常染色体显性遗传性疾病中，并不是所有携带遗传性基因突变的家庭成员都会致病，即出现外显不全的情况。外显不全可用外显率来表示。外显率是指表现出疾病症状的个体数与所有携带突变基因的个体数之比，即外显率=患者数/（患者数+无临床表型的致病基因携带者）。外显率 100% 为完全外显，低于 100% 为外显不全。如 GEFS+ 为家族性遗传性癫痫综合征，临床上小家系较常见，大家系遗传分析可见常染色体显性遗传伴外显不全，外显率为 62%～89%。

常染色体隐性遗传包括纯合突变和复合杂合突变。纯合突变是指突变基因同一位点的纯合子突变，而复合杂合突变指的是突变基因不同位点的双突变。

（二）性连锁遗传

性连锁遗传包括 X 连锁显性遗传（X-linked dominant，XLD）、X 连锁隐性遗传（X-linked recessive，XLR）和 Y 连锁遗传（Y-linked）。Y 连锁遗传患者仅限于男性。

（三）线粒体遗传

线粒体遗传（mitochondrial，Mi）是指线粒体 DNA（mitochondrial DNA，mtDNA）的遗传方式。人 mtDNA 以多拷贝的环状双链 16kb DNA 分子形式存在，包含 37 个基因，编码 13 个蛋白质亚基、2 个核糖体 RNA（rRNA）和 22 个转运体 RNA（tRNA）。细胞中 mtDNA 来源于卵子，其遗传方式严格遵循母系遗传，为细胞质遗传。

常染色体和性连锁遗传是核 DNA 的遗传方式，遵循孟德尔遗传方式传递，通常由单个基因突变引起，亦可有多个基因参与，可表现出复杂遗传，伴或不伴环境的影响。

（四）多基因遗传

多基因遗传（polygenic inheritance）是指累加基因和环境因素共同影响形成的一种性状，常具有家族倾向，但不表现出孟德尔遗传规律。在多基因遗传病种中，若干作用微小但具有累积效应的致病基因构成了个体患某种疾病的遗传因素。这种由遗传基础决定的一个个体患病的风险称为易感性（liability）。

（五）新生突变

新生突变（de novo mutation）强调在父母双亲中未发现，而在患病子代中出现的基因突变，通常都是散发病例，且通常提示为显性遗传。新生突变可以发生在生殖周期的任何一个阶段，通常出现在双亲的配子中，也可以出现在胚胎早期、晚期或者胎儿发育期。越来越多的证据显示，新生突变在癫痫，特别是在癫痫性脑病的发生中起着重要作用。最典型的例子就是 Dravet 综合征。70%～80%的 Dravet 综合征患者是由编码 I 型钠离子通道 α 亚基的 *SCN1A* 基因突变所致，目前报道的有超过 1400 多例突变，其中，90%以上的 *SCN1A* 基因突变都是新生突变。有学者进一步对 44 例携带 *SCN1A* 基因新生突变的患者进行遗传分析后发现，约 75%的患者的新生突变来自父本生殖细胞系。Dravet 综合征的高新生突变率提示，即使没有家族史，也应该考虑遗传因素是癫痫的病因，尤其是在散发的癫痫性脑病中，对理解癫痫的发生机制和临床咨询具有重要意义。

（六）特殊遗传模式

有些基因可呈现出一些特殊的遗传模式，如位于 X 染色体上的编码原钙黏蛋白 19 的 *PCDH19* 基因。*PCDH19* 基因突变可引起限于女性的癫痫伴智力低下（epilepsy limited in female with mental retardation，EFMR），其遗传模式既不是 X 连锁显性遗传也不是 X 连锁隐性遗传，而是一种特殊的 X 连锁方式：EFMR 中携带 *PCDH19* 基因突变的杂合子女性受累，而携带突变的半合子男性不受累。据此，提出了一种特殊的遗传机制——"细胞干扰"假说，该假说认为突变型与野生型的细胞异质状态才会致病，而纯合的野生型或者纯合的突变型都不会致病。

第二节 癫痫遗传病因分类

随着基因检测技术的进步，近年来癫痫遗传学研究得到了蓬勃发展，取得了一系列新进展，使人们能够从多种层面认识癫痫疾病的病因及致病机制。近 10 年随着二代测序在临床的广泛应用，与癫痫有关的新基因、新变异呈指数上升。据粗略统计，目前已有超过 1000 个基因与癫痫有关。根据这些基因与癫痫的密切程度，可将这些基因分为四大类，即癫痫基因、神经发育相关的癫痫基因、癫痫关联基因、可能的癫痫相关基因。

一、癫痫基因

这类基因突变可引起纯粹或相对纯粹的癫痫，或以癫痫为核心症状的癫痫综合征，可能是导致癫痫发生的直接原因。如 *SCN1A* 基因，其突变可引起 Dravet 综合征，其突变形式以错义突变和无义突变为主。需注意的是，这类基因除了引起癫痫外，还可能引起其他非癫痫类疾病，但若表现出癫痫时，则仅引起癫痫或以癫痫为主。仍以 *SCN1A* 基因为例，*SCN1A* 基因突变亦可引起家族性偏瘫型偏头痛。*PRRT2* 基因突变可导致多种临床综合征，包括发作性运动障碍、婴儿惊厥伴阵发性手足舞蹈徐动症和良性家族性婴儿痉挛等。携带 *PRRT2* 基因突变的患者可仅表现为纯粹癫痫的良性家族性婴儿痉挛。因此，*SCN1A* 基因、*PRRT2* 基因均可归为癫痫基因。

目前已有 84 个基因被归类为癫痫基因，涉及多种致病机制。为更好地了解癫痫基因产物的分子特征，根据基因编码的蛋白功能对其进行分类，见表 6-1。离子通道类基因是最常见的癫痫基因，占癫痫基因的 33%（28/84），如钠离子通道基因、钾离子通道基因等，表明离子通道类基因在癫痫中发挥着重要作用。离子通道类基因突变可导致由轻到重的多种癫痫表型。酶/酶调节基因在癫痫基因中位居第二（25/84），此类基因突变主要导致严重的癫痫表型，个别基因可引起相对较轻型的癫痫类型，如 *CPA6* 基因突变引起的家族性颞叶癫痫和家族性热性惊厥。其他癫痫基因的功能主要涉及转运、受体结合、细胞黏附、信号转导、膜运输、细胞骨架、核酸结合及部分功能未知。

表 6-1 癫痫基因及其功能分类

编码蛋白功能	基因
离子通道	
钠离子通道	*SCN1A*，*SCN1B*，*SCN2A*，*SCN8A*，*SCN9A*
钾离子通道	*KCNA2*，*KCNB1*，*KCNC1*，*KCNMA1*，*KCNQ2*，*KCNQ3*，*KCNT1*
HCN 通道	*HCN1*
钙离子通道	*CACNA1A*，*CACNA1H*，*CACNB4*
氯离子通道	*CLCN2*
GABA-A 受体	*GABRA1*，*GABRB1*，*GABRB3*，*GABRD*，*GABRG2*
NMDA 受体	*GRIN2A*，*GRIN2B*，*GRIN2D*
乙酰胆碱受体	*CHRNA2*，*CHRNA4*，*CHRNB2*
酶/酶调节	
酶	*AARS*，*ALDH7A1*，*ALG13*，*CDKL5*，*CERS1*，*CHD2*，*CPA6*，*DNM1*，*EPM2A*，*GNAO1*，*GUF1*，*ITPA*，*NHLRC1*，*PLCB1*，*PNPO*，*PRDM8*，*SIK1*，*ST3GAL3*，*ST3GAL5*，*UBA5*，*WWOX*
酶调节	*ARHGEF9*，*CSTB*，*DOCK7*，*TBC1D24*
转运体/受体	
转运体	*SLC1A2*，*SLC12A5*，*SLC13A5*，*SLC25A12*，*SLC25A22*，*SLC2A1*，*SLC6A1*
受体	*ADRA2B*，*CASR*，*FRRS1L*，*GPR98*，*SCARB2*
细胞黏附分子	*CNTN2*，*PCDH19*

续表

编码蛋白功能	基因
信号转导/分子	*EFHC1*，*FGF12*
膜转运	*GOSR2*，*STX1B*，*STXBP1*
细胞骨架蛋白	*LMNB2*，*SPTAN1*
核酸结合	*EEF1A2*，*GUF1*
不能分类	*ARV1*，*DEPDC5*，*GAL*，*KCTD7*，*LGI1*，*NECAP1*，*PRICKLE1*，*PRRT2*，*SZT2*

癫痫基因突变引起的表型谱粗略可囊括 23 种癫痫类型，从轻型的良性家族性婴儿癫痫到极严重的早期婴儿癫痫性脑病均有涉及。根据癫痫表型和起病年龄对这些基因进行了分类总结，见表 6-2。

表 6-2 癫痫基因及其相关的癫痫表型

表型（按起病年龄排序）	遗传模式	基因
新生儿期		
5′磷酸吡多胺氧化酶缺乏（PNPOD）	AR	*PNPO*
吡哆醇依赖性癫痫（PDE）	AR	*ALDH7A1*
良性家族性新生儿惊厥（BFNS）	AD	*KCNQ2*，*KCNQ3*
婴儿期和儿童期		
家族性婴儿肌阵挛性癫痫（FIME）	AR	*TBC1D24*
良性家族性婴儿惊厥（BFIS）	AD	*PRRT2*，*SCN2A*，*SCN8A*
Amish 婴儿癫痫综合征（AIES）	AR	*ST3GAL5*
婴儿早期癫痫性脑病（EIEE）	AD	*CACNA1A*，*GABRA1*，*GABRB3*，*KCNQ2*，*KCNT1*，*SCN2A*，*SCN8A*
	AR	*AARS*，*ARV1*，*DOCK7*，*FRRS1L*，*GUF1*，*ITPA*，*NECAP1*，*PLCB1*，*SLC12A5*，*SLC13A5*，*SLC25A12*，*SLC25A22*，*ST3GAL3*，*SZT2*，*TBC1D24*，*WWOX*
	XLD	*CDKL5*
	XLR	*ARHGEF9*
	XL	*ALG13*，*PCDH19*
	UN	*DNM1*，*EEF1A2*，*FGF12*，*GABRB1*，*GNAO1*，*GRIN2B*，*GRIN2D*，*HCN1*，*KCNA2*，*KCNB1*，*SIK1*，*SLC1A2*，*SPTAN1*，*STXBP1*，*UBA5*
Dravet 综合征（DS）	AD	*SCN1A*，*SCN9A*
家族性热性惊厥（FFS）	AD	*GABRG2*，*GPR98*，*SCN1A*，*SCN9A*
	AR	*CPA6*
全面性癫痫伴热性惊厥附加症（GEFS+）	AD	*GABRD*，*GABRG2*，*SCN1A*，*SCN1B*，*SCN9A*，*STX1B*
全面性癫痫及发作性运动障碍（GEPD）	AD	*KCNMA1*
肌阵挛-失张力性癫痫（MAE）	AD	*SLC6A1*
儿童期癫痫性脑病（COEE）	AD	*CHD2*

续表

表型（按起病年龄排序）	遗传模式	基因
局灶性癫痫和言语障碍（FESD）伴或不伴智能障碍	AD	GRIN2A
儿童失神性癫痫（CAE）	AD	GABRG2
	UN	CACNA1H，GABRA1，GABRB3
青少年期及以后		
青少年失神性癫痫（JAE）	AD	CLCN2，EFHC1
青少年肌阵挛性癫痫（JME）	AD	CACNB4，CLCN2，EFHC1，GABRD
	UN	GABRA1
特发性全面性癫痫（IGE）	AD	CACNB4，CLCN2，GABRD，SLC12A5，SLC2A1
	UN	CACNA1H，CASR
家族性成人肌阵挛性癫痫（FAME）	AD	ADRA2B
	AR	CNTN2
家族性颞叶癫痫（FTLE）	AD	CPA6，GAL，LGI1
非特定时期		
进展性肌阵挛性癫痫（PME）	AD	KCNC1
	AR	CERS1，CSTB，EPM2A，GOSR2，KCTD7，LMNB2，NHLRC1，PRDM8，PRICKLE1，SCARB2
夜间发作性额叶癫痫（NFLE）	AD	CHRNA2，CHRNA4，KCNT1
	UN	CHRNB2
家族性局灶性癫痫（FFEVF）	AD	DEPDC5

AD，常染色体显性遗传；AR，常染色体隐性遗传；UN，未知；XL，X-连锁遗传；XLD，X-连锁显性遗传；XLR，X-连锁隐性遗传。

二、神经发育相关的癫痫基因

这类基因突变导致明显的神经发育畸形和癫痫，但癫痫的严重程度可不同。例如，*TSC1* 和 *TSC2* 基因，导致结节性硬化，可同时伴有严重的癫痫类型。而如 *TUBB3* 和 *WDR62* 基因，其异常与特征性的脑发育畸形相关，但临床癫痫发作并不常见。

约 73 个基因可归类为神经发育相关的癫痫基因，根据基因功能的不同进行分类，见表 6-3。其中酶/酶调节基因占神经发育相关癫痫基因的大部分（24/73），提示这些基因在神经发育和癫痫发生中起着重要作用。编码细胞骨架蛋白的基因也频繁出现（15/73）。此外，还涉及其他多种功能途径，包括细胞黏附、细胞外基质、膜结构、膜运输和功能暂未知。

表 6-3　神经发育相关的癫痫基因及其功能分类

编码蛋白功能	基因
酶/酶调节	
酶	AMPD2，CASK，CDK5，EXOSC3，FIG4，HERC1，KATNB1，NSDHL，PAFAH1B1，PIK3R2，PNKP，QARS，SEPSECS，STAMBP，TRMT10A，TSEN15，TSEN2，TSEN54

续表

编码蛋白功能	基因
酶调节	*ARFGEF2*，*CCDC88C*，*OPHN1*，*PLEKHG2*，*PPP1R15B*，*TSC2*
转运体/受体	
转运体	*MFSD2A*，*SLC12A6*，*SLC20A2*，*SPATA5*
受体	*GPR56*，*PTCH1*，*XPR1*
细胞黏附分子	*CNTNAP2*
细胞外基质	*COL4A2*，*LAMB1*，*LAMC3*，*RELN*
膜结构	*OCLN*
膜转运	*SYN1*
细胞骨架蛋白	*CENPE*，*CENPJ*，*DCX*，*DIAPH1*，*FLNA*，*KIF11*，*KIF2A*，*KIF5C*，*PCLO*，*TUBA1A*，*TUBA8*，*TUBB2A*，*TUBB2B*，*TUBB3*，*TUBG1*
核酸结合	*ARX*，*CLP1*，*EMX2*
不能分类	*ANKLE2*，*ASPM*，*ATN1*，*ERMARD*，*IER3IP1*，*MED17*，*MPDZ*，*NDE1*，*RTTN*，*SASS6*，*SNIP1*，*SRPX2*，*STRADA*，*TSC1*，*VPS53*，*WDR62*，*WDR73*

　　这些神经发育相关的癫痫基因导致的神经发育畸形，可大致分成局灶性（或多灶性）和全面性脑发育畸形。这些脑发育畸形除了引起轻重不等的癫痫外，还常伴有躯体或其他系统异常，如颜面部畸形、生长发育迟缓、智能发育障碍等。根据脑畸形部位、疾病类型对这些基因进行分类总结，见表 6-4。

表 6-4　神经发育相关的癫痫基因及其相关的疾病表型

表型	遗传模式	基因
局灶或多灶脑发育畸形		
灰质		
前脑无裂畸形	AD	*PTCH1**
带状钙化伴简单旋转和多小脑回	AR	*OCLN*
双侧额顶区多小脑回	AR	*GPR56*
双侧外侧裂周区多小脑回	UN	*GPR56*
双侧颞枕区多小脑回	AR	*FIG4**
CK 综合征	XLR	*NSDHL*
巨脑-多小脑回-多指-脑积水综合征	AD	*PIK3R2**
多小脑回伴视神经发育不全	AR	*TUBA8*
Rolandic 癫痫、言语障碍和智能障碍	UN	*SRPX2*
对称性或非对称性多小脑回	AD	*TUBB2B**
侧脑室旁异位	XLD	*FLNA*
侧脑室旁异位伴小头畸形	AR	*ARFGEF2*
侧脑室旁结节状异位	AD	*ERMARD**
皮质下灰质异位	XL	*DCX*
	UN	*PAFAH1B1**

续表

表型	遗传模式	基因
结节性硬化	AD	TSC1，TSC2
复合性皮质发育不全伴其他脑畸形	AD	KIF2A，KIF5C，TUBB2A，TUBB3*，TUBG1*
皮质发育不全-局灶性癫痫综合征	UN	CNTNAP2
枕区皮质畸形	AR	LAMC3
脑桥小脑发育不全	AR	AMPD2，CLP1，EXOSC3*，PCLO*，SEPSECS，TSEN2*，TSEN54，VPS53
	UN	TSEN15
X-连锁智能障碍伴小脑发育不全和特征性面部畸形	XLR	OPHN1*
丘脑底核萎缩	AD	ATN1
特发性基底节钙化	AD	SLC20A2*，XPR1*
白质和其他		
胼胝体发育不全伴周围神经病	AR	SLC12A6
脑白质营养不全和获得性小头畸形伴或不伴肌张力障碍	AR	PLEKHG2*
非综合征型脑积水	AR	CCDC88C，MPDZ*
脑穿通畸形	AD	COL4A2*
脑裂畸形	UN	EMX2
全面性脑发育畸形		
无脑回畸形	AD	TUBA1A
	AR	LAMB1，RELN
	XL	ARX，DCX
	UN	PAFAH1B1*
无脑回伴小脑发育不全	AR	CDK5*
无脑回伴小头畸形	AR	KATNB1，NDE1
癫痫、听力缺失及精神发育迟滞综合征	AR	SPATA5
Galloway-Mowat 综合征	AR	WDR73*
精神发育迟滞和小头畸形伴脑桥小脑发育不全	XLD	CASK
小头畸形-毛细血管畸形综合征	AR	STAMBP
小头畸形、癫痫及糖尿病综合征	AR	IER3IP1
小头畸形、发作及发育障碍	AR	PNKP
小头畸形、身材矮小及糖代谢受损	AR	PPP1R15B*，TRMT10A
小头畸形、身材矮小、多小脑回伴发作	AR	RTTN
小头畸形伴或不伴脉络膜视网膜病变、淋巴水肿或精神发育迟滞	AD	KIF11
出生后进展性小头畸形、发作及脑萎缩	AR	MED17
原发性小头畸形	AR	ANKLE2*，ASPM，CENPE*，CENPJ*，MFSD2A，SASS6*
原发性小头畸形伴或不伴皮质畸形	AR	WDR62*

续表

表型	遗传模式	基因
进行性小头畸形伴发作及大脑小脑萎缩	AR	*QARS*
发作、皮质盲、小头畸形综合征	AR	*DIAPH1*
巨头畸形、面部畸形及精神运动发育迟缓	AR	*HERC1**
羊水过多、巨脑症及症状性癫痫	UN	*STRADA*
X-连锁癫痫伴不同程度学习行为障碍	XLD，XLR	*SYN1*
精神运动发育迟缓、癫痫及颅面畸形	AR	*SNIP1*

*癫痫发作可能少见。

AD，常染色体显性遗传；AR，常染色体隐性遗传；UN，未知；XL，X-连锁遗传；XLD，X-连锁显性遗传；XLR，X-连锁隐性遗传。

三、癫痫关联基因

此类基因主要引起躯体和其他系统异常，同时可伴随出现癫痫或痫性发作的基因。超过 500 多个基因可归为此类，并且仍不断有新的基因出现。这些基因异常表达可涉及人体多个系统，如心脏循环系统、免疫系统、运动系统等，相应地可引起各个系统遗传性疾病，临床表现复杂多样，癫痫或痫性发作只是其中的一个伴随症状。

例如，线粒体肌病。线粒体是真核细胞的重要细胞器，不仅为细胞提供能量，也与细胞凋亡、衰老、信号转导、离子稳态、氧化还原、递质合成与传递等密切相关。其功能障碍引起的线粒体肌病，当累及中枢神经系统时可伴发出现癫痫发作。线粒体既受自身 mtDNA 的调控，也受核 DNA 的调控，因此，二者基因突变均可导致线粒体肌病。迄今为止，已有 350 个 mtDNA 和核 DNA 基因经报道与线粒体肌病有关。由 mtDNA 突变所致的线粒体肌病中，线粒体脑病伴乳酸酸中毒及卒中样发作综合征（mitochondrial encephalomyopathy, lactic acidosis, and stroke-like episodes, MELAS）、肌阵挛癫痫伴破碎红纤维综合征（myoclonic epilepsy with ragged red fibres, MERRF）是伴发癫痫发作较为常见的两种综合征，可由 *MTTL1*、*MTTK*、*MTTH*、*MTTS1*、*MTTS2*、*MTND1*、*MTND5* 等基因异常引起。由核 DNA 基因突变导致的线粒体肌病中，与癫痫较为密切的 *POLG* 基因突变相关综合征，如 Alpers-Huttenlocher 综合征（AHS）、线粒体隐性共济失调综合征（mitochondrial recessive ataxia syndrome, MIRAS）、肌阵挛癫痫-肌病-感觉性共济失调综合征（myoclonus epilepsy, myopathy, sensory ataxia, MEMSA）、伴癫痫的脊髓小脑性共济失调（spinocerebellar ataxia with epilepsy, SCAE）、感觉性共济失调神经病伴构音障碍及眼肌麻痹（sensory ataxia neuropathy dysarthria and ophthalmoplegia, SANDO）等。

根据受累系统及遗传性疾病类型，将癫痫关联基因分类，见表 6-5。

表 6-5　癫痫关联基因及其相关疾病表型

表型	遗传模式	基因
循环障碍		
海绵状血管畸形	AD	*CCM1*，*KRIT1*

续表

表型	遗传模式	基因
长 QT 综合征	AD	*CALM2*，*KCNQ1*，*KCNJ5*
	UN	*CAV3*
烟雾病	AR	*GUCY1A3*
	UN	*RNF213*
其他（脑淀粉样血管病等）	AD	*COL4A1*，*PRNP*，*PROS1*
	AR	*CTC1*，*F2*，*JAM3*
认知障碍		
阿尔茨海默病	AD	*APP*，*PSEN1*，*PSEN2*
天使综合征	UN	*UBE3A*（IC）
自闭症	AD	*CHD8*
	XLR	*TMLHE*
	UN	*RPL10*，*SLC9A9*
脆性 X 综合征	XLD	*FMR1*
额颞叶痴呆	AD	*MAPT*
精神发育迟滞	AD	*ARID1A*，*ARID1B*，*ASXL1*，*AUTS2*，*BRAF*，*DEAF1*，*DYNC1H1*，*GNB1*，*HIVEP2*，*KAT6A*，*KIAA0442*，*KIF1A*，*MBD5*，*MED13L*，*MYT1L*，*NONO*，*PPP2R1A*，*PPP2R5D*，*PURA*，*SETBP1*，*SMARCA2*，*SMARCA4*，*SMARCB1*，*SMARCE1*，*SYNGAP1*，*TCF4*，*ZEB2*
	AR	*ANK3*，*ERCC6*，*FMN2*，*FTO*，*GRIK2*，*HERC2*，*KPTN*，*LMAN2L*，*MAN1B1*，*MED25*，*METTL23*，*NRXN1*，*PGAP1*，*PIGG*，*PUS3*，*SOBP*，*TRAPPC9*
	XLD	*IQSEC2*，*SLC9A6*，*SYP*，*USP9X*，*ZDHHC15*
	XLR	*AP1S2*，*ATP6AP2*，*CLIC2*，*CUL4B*，*DLG3*，*FGD1*，*GRIA3*，*HCFC1*，*IL1RAPL1*，*KDM5C*，*KIF4A*，*MECP2*，*MID2*，*PAK3*，*PHF6*，*RAB39B*，*SMS*，*TAF1*，*THOC2*，*UBE2A*
	UN	*CACNG2*，*COL4A3BP*，*DYRK1A*，*FTSJ1*，*GATAD2B*，*GDI1*，*GPT2*，*GRIN1*，*MEF2C*（IC），*SHROOM4*
其他（McLeod 综合征，进行性脑病等）	AD	*RAI1*（IC），*SERPINI1*
	AR	*BSCL2*
	XL	*XK*
	UN	*MTOR*
发育障碍（伴躯体畸形）		
先天性糖基化障碍	AR	*ALG1*，*ALG11*，*ALG2*，*ALG3*，*ALG6*，*CAD*，*COG4*，*COG6*，*DOLK*，*DPAGT1*，*DPM1*，*DPM2*，*MOGS*，*MPDU1*，*NGLY1*，*RFT1*，*SLC39A8*，*STT3A*，*STT3B*
	XLD，SMo	*SLC35A2*
	XLR	*SSR4*
	UN	*ALG12*，*ALG9*，*COG7*，*COG8*

续表

表型	遗传模式	基因
Joubert 综合征	AR	*AHI1*，*CC2D2A*，*CSPP1*
	UN	*OFD1*
小眼畸形	AD	*BMP4*，*OTX2*，*RBP4*，*SOX2*
	XL	*NAA10*
多发性先天性畸形-肌张力减退-发作综合征	AR	*PIGN*
	AD，SMu；AR	*PIGT*
	XLR	*PIGA*
肌肉萎缩症	AR	*CHKB*，*LAMA2*，*TRAPPC11*
肌肉萎缩-肌营养不良蛋白聚糖病	AR	*B3GNT1*，*B4GAT1*，*FKTN*，*GMPPB*，*POMGNT1*，*POMK*，*POMT1*，*POMT2*
多发性神经纤维瘤	AD	*NF1*
神经病变	AD	*DNMT1*，*SPTLC2*
	AR	*ABHD12*
Rett 综合征	UN	*FOXG1*（IC）
脊肌萎缩症伴进展性肌阵挛性癫痫	AR	*ASAH1*
Sturge-Weber 综合征	UN	*GNAQ*
Zellweger 综合征	AR	*PEX2*
	UN	*PEX13*，*PEX14*，*PEX19*，*PEX3*
其他（颅缝早闭，致死性骨发育不全等）	AD	*ACTB*，*ACTG1*，*ACVR1*，*ADNP*，*DNMT3A*，*EFTUD2*，*EHMT1*（IC），*FAM111A*，*FGFR2*，*FGFR3*，*GATA6*，*HNF1B*，*KCNH1*，*KCNJ6*，*KMT2A*，*MAF*，*MAGEL2*，*MAPRE2*，*MARCA2*，*MSX2*，*NOTCH1*，*NSD1*，*POGZ*，*PTEN*，*PUF60*，*SATB2*，*SETD2*，*SOX5*，*ZSWIM6*
	AR	*AGPS*，*ALDH18A1*（IC），*AP3D1*，*ARNT2*，*ATP6V0A2*，*BRAT1*，*C12orf57*，*C19orf61*，*CCDC88A*，*CEP164*，*CLPP*，*COL18A1*，*CRB2*，*CRLF1*，*DHCR24*，*DOCK6*，*EPG5*，*EXT2*，*FAT4*，*GNPAT*，*GPSM2*，*GPX4*，*LRP2*，*MKS1*，*NANS*，*NIN*，*PARN*，*PEX5*，*PIGL*，*RAB18*，*RAPSN*，*ROGDI*，*SLC33A1*，*SLC35A3*，*TELO2*，*XPNPEP3*
	XLD	*AMER1*，*DXS423E*，*NDUFB11*，*NHS*，*SMC1A*
	XLR	*BCAP31*，*CHRDL1*，*DKC1*，*EBP*，*MBTPS2*，*PQBP1*，*RBM10*，*ZC4H2*
	UN	*CEP290*，*CHN1*，*KRAS*，*NDN*（IC），*NRAS*，*SHANK3*（IC），*SNRPN*（IC）
炎症及免疫障碍		
单纯疱疹性脑炎	AD	*IRF3*
	UN	*TICAM1*，*TRAF3*
免疫缺陷	AR	*BCL10*，*CORO1A*，*IFNAR2*，*ISG15*，*ORAI1*，*PGM3*，*PRKDC*，*STAT1*，*STAT2*

续表

表型	遗传模式	基因
	XLR	*ATP6AP1*
炎性病变	AD	*IFIH1*，*NOD2*
	AR	*CD59*，*PSMB8*
其他（念珠菌病，嗜中性粒细胞减少症等）	AD	*RANBP2*
	AR	*CARD9*，*DOCK8*，*FADD*，*HAX1*
	AD，AR	*CPT2*
代谢障碍		
酸尿症	AR	*ACADSB*，*AUH*，*C2orf25*，*CLPB*，*CTH*，*D2HGDH*，*DHTKD1*，*DPYS*，*GLYCTK*，*MMAA*，*MMADHC*，*MTR*，*SLC25A1*
	UN	*ACSF3*，*IDH2*
氨基酸代谢紊乱	AR	*AASS*，*ALDH4A1*，*AMT*，*ARG1*，*GCH1*，*GLDC*，*GLUL*，*LIAS*，*PRODH*，*QDPR*，*SLC25A15*
辅酶 Q10 缺乏	AR	*COQ2*，*COQ4*，*COQ6*，*COQ8A*，*COQ9*，*PDSS2*
联合氧化磷酸化缺陷	AR	*CARS2*，*EARS2*，*FARS2*，*GFM1*，*GTPBP3*，*MRPS22*，*MTFMT*，*MTO1*，*NARS2*，*RMND1*，*TXN2*，*VARS2*
	XLR	*AIFM1*
糖尿病	AD	*ABCC8*，*KCNJ11*
	UN	*ZFP57*
酶缺乏	AD	*ATP1A2*，*RYR1*
	AR	*ABAT*，*ACADS*，*ACOX1*，*ACY1*，*ADK*，*ADSL*，*AMACR*，*ASNS*，*ATIC*，*BCKDHA*，*CPS1*，*DHFR*，*DLD*，*DPYD*，*FAR1*，*HIBCH*，*MCCC1*，*MCCC2*，*MLYCD*，*MTHFR*，*NADK2*，*OPLAH*，*PC*，*PDHX*，*PDX1*，*PHGDH*，*PSAP*，*PSAT1*，*PSPH*，*SCO2*，*SLC25A20*，*UPB1*
	XLD	*HSD17B10*，*PDHA1*
	XLR	*GK*，*MAOA*，*NDP*，*OTC*，*PGK1*
	UN	*BCKDK*，*HADHA*，*HMGCS2*，*NAT8L*，*PEX7*，*POMC*
叶酸吸收不良	AR	*SLC46A1*
叶酸转运缺乏	AR	*FOLR1*
糖原贮积病	AR	*AGL*，*GYS1*
激素代谢障碍	AD	*CACNA1D*，*GLI2*，*PROK2*，*THRB*
	AR	*MCM8*，*MRAP*
	AD，AR	*HESX1*
	XLR	*AVPR2*
	UN	*FGF8*
	XL	*ANOS1*
高磷酸酶症伴精神发育迟滞综合征	AR	*PGAP2*，*PGAP3*，*PIGO*，*PIGV*，*PIGW*，*PIGY*
低钙血症	AD	*GNA11*

续表

表型	遗传模式	基因
低血糖症	AD	*AKT2*，*GCK*，*INSR*
低镁血症	AR	*TRPM6*
	AD，AR	*CNNM2*
	UN	*EGF*
甲状旁腺功能减退症	AD	*PTH*
Leigh 综合征	AR	*LRPPRC*
	AR，Mi	*NDUFA2*，*NDUFAF6*，*NDUFS4*，*NDUFS8*
脂质沉积病	AR	*NPC1*，*NPC2*
发扭结综合征	XLR	*ATP7A*
线粒体肌病（进行性眼外肌麻痹伴线粒体 DNA 缺失等）	AD	*POLG2*
	AR	*ATP5A1*，*ATPAF2*，*BCS1L*，*BOLA3*，*BRP44L*，*C10orf2*，*FBXL4*，*MPC1*，*PNPLA8*，*POLG*，*RRM2B*，*RTN4IP1*，*SDHD*，*SUCLA2*，*TMEM70*，*UQCC2*
	AR，Mi	*APOPT1*，*COX10*，*COX6B1*，*COX8A*，*FASTKD2*，*PET100*
	AR，XLD，Mi	*FOXRED1*，*NDUFA1*，*NDUFAF3*，*NDUFV1*，*NUBPL*
黏多糖贮积症	AR	*HGSNAT*
	XLR	*IDS*
神经元蜡样脂褐质沉积症	AD	*DNAJC5*
	AR	*CLN3*，*CLN5*，*CLN6*，*CLN8*，*CTSD*，*CTSF*，*GRN*，*MFSD8*，*PPT1*，*TPP1*
硫胺素代谢障碍综合征	AR	*SLC19A3*，*TPK1*
维生素 D-依赖性佝偻病	AR	*CYP27B1*
其他（脑铁沉积，唾液酸贮积病等）	AD	*ANKH*，*COL3A1*，*DNM1L*，*TTR*
	AR	*ARHGDIA*，*CYB5R3*，*ECM1*，*ETFDH*，*ETHE1*，*GAMT*，*GBA*，*HADHB*，*HEXA*，*HSD17B4*，*KCNJ10*，*LARS2*，*MOCS2*，*PIGM*，*PLA2G6*，*SLC17A5*，*TANGO2*
	AD，AR	*FTL*，*SLC16A1*
	XLD	*WDR45*
	XLR	*SLC6A8*
	UN	*GPHN*
运动障碍		
脑血管障碍	AD	*CAMTA1*
	AR	*SLC9A1*
运动障碍	AR	*PDE10A*
肌张力障碍	AD	*SGCE*
	AR	*ACO2*，*CRYAB*，*NALCN*，*TBCK*，*UNC80*
	AD，AR	*GLRA1*，*SPR*

续表

表型	遗传模式	基因
发作性共济失调	AD	*KCNA1*
	UN	*SLC1A3*
发作性偏瘫	AD	*ATP1A3*
亨廷顿病	AD	*HTT*
帕金森病	AD	*LRRK2*
	AR	*DNAJC6*，*SYNJ1*
痉挛性共济失调	AR	*AFG3L2*，*SACS*
痉挛性截瘫	AD	*NIPA1*
	AR	*AP4B1*，*AP4E1*，*AP4S1*，*ERLIN2*，*GJC2*，*HACE1*，*TECPR2*，*ZFYVE26*
	XLR	*PLP1*
痉挛性四肢瘫	AR	*ADD3*，*ELOVL4*，*GAD1*，*SLC1A4*
脊髓小脑共济失调	AD	*ATXN10*，*ITPR1*，*TBP*
	AR	*ANO10*，*GRM1*，*RUBCN*，*SNX14*，*SYT14*，*TDP2*
	UN	*TDP1*
髓鞘异常		
亚历山大病	AD	*GFAP*
克拉伯病	AR	*GALC*
脑白质营养不良	AD	*TUBB4A*
	AR	*AIMP1*，*ARSA*，*HSPD1*，*POLR3B*，*VPS11*
脑白质病	AD	*CSF1R*
	AR	*DARS2*，*EIF2B1*，*HEPACAM*，*MLC1*，*RNASET2*
肿瘤		
恶性胶质瘤	AR	*BRCA2*

AD，常染色体显性遗传；AR，常染色体隐性遗传；IC，孤立病例；Mi，线粒体；SMo，体细胞嵌合体；SMu，体细胞突变；UN，未知；XL，X-连锁遗传；XLD，X-连锁显性遗传；XLR，X-连锁隐性遗传。

四、可能的癫痫相关基因

这些基因与癫痫的相关性尚不明确，研究报道认为这些基因可能与癫痫有关，但在目前的在线人类孟德尔遗传数据库（OMIM）中尚没有相关信息。需注意，这类基因随着突变例数的重复报道和相关功能学的研究证实，根据其与癫痫的相关性即可归为上述三类中的某一类。目前已有 200 多个基因经临床筛检或动物实验研究或功能学提示可能与癫痫有关，见表 6-6。例如，钠离子通道基因 *SCN4A* 基因，主要在骨骼肌表达，与肌肉疾病有关。最近有个别报道在癫痫患者体内发现 *SCN4A* 基因突变，但致病性尚不明确。外周钠离子通道基因 *SCN4A* 在中枢神经系统疾病——癫痫中的致病作用需大样本重复及相关功能学证实。

表 6-6 可能的癫痫相关基因

编码蛋白功能	基因
离子通道	
钠离子通道	SCN3A，SCN4A，SCN5A
钾离子通道	KCNAB1，KCNAB2，KCNC3，KCND2，KCND3，KCNE1，KCNH2，KCNH5，KCNJ2，KCNMB3，KCNN3，KCNV2，KCTD3
超极化激活-环核苷酸门控阳离子通道	HCN2，HCN4
钙离子通道	CACNA1G，CACNA2D1，CACNA2D2，RYR3，TRPM1
氯离子通道	CLCN4，CLCN6
GABA-A 受体	GABRA6，GABRB1，GABRB2
NMDA 受体	GRIK1，GRINA
乙酰胆碱受体	CHRFAM7A，CHRNA7，CHRNB3
酶/酶调节	
酶	ACMSD，ACOT7，AKT3，CBL，CHD1L，CHD3，CHD4，COX1，COX3，CP，CSNK1G1，CYP26C1，DGKD，DNM3，FASN，FBXO28，GBE1，HCK，HDAC4，HECW2，HS2ST1，HUWE1，INPP4A，KARS，KDM6A，KIAA1456，MAGI2，MAN2A2，MANBA，MAPK10，MCM9，ME2，MPP7，MRI1，MTMR11，ND1，ND4，ND5，NEDD4，NEDD4L，NEU1，OPA1，PARK2，PHF8，PIGQ，PNPT1，PRKX，PTPN23，SGK223，ST8SIA2，STK11，TK2，TNK2，TRIM8，TRMT44，UBR5，WHSC1，ZMYND8
酶调节	ARHGEF15，ELMO1，FARP2，FSTL5，NOL3，NPRL2，NPRL3，PPP1R3C，RANGAP1，RAPGEF6，SRGAP2
转运体/受体	
转运体	AAAS，ATP13A2，ATP6，ATP6V0C，ATP8，ATP8A2，NIPA2，OCA2，SLC1A1，SLC25A2，SLC26A1，SLC30A3，SLC4A10，SLC4A3，SLC6A3，SLC6A4，SLC7A11，SLC8A1，SLCO1B7，TAP1
受体	ADORA2A，AGTR2，CD46，CRHR1，CXCR4，ENG，EPHA5，EPHB2，ERBB4，FLT4，GABBR1，GABBR2，HTR1A，HTR2A，IL27RA，LPHN2，NPC1L1，NR2F1，OPRM1，OR10H2，PLXNB2，RORB，RTN4R，TRNR1，TSPAN7
膜受体调节	DLG2，GIPC1
细胞外基质	COL2A1，COL6A2，COL6A3，HSPG2，MATN4，NID1，TNFAIP6
细胞黏附分子	CELSR3，CHL1，CTNND2，L1CAM，NLGN1，PCDH12，PCDH15，PCDH7，PCDHB13，PCDHB4，PCDHG
信号分子	BDNF，BMP5，CRH，IL10，IL1B，IL1RN，IL6，NRG2，NRG3，PDYN，SEMA5B
信号转导	CALN1，CLSTN1
膜结构	GJD2，LOR，PMP22
膜运输	EXOC6B，NAPB，SEC24D，SNAP25，SV2A，SYN2，SYT2，TSNARE1，VPS35
表面活性蛋白	SUCO
细胞骨架蛋白	DMD，GAS2L2，HIP1，KIF3C，MYH14，MYH6，MYO9B，NEB，SVIL，TBCD，TUBA3E
核酸结合	BRD2，CELF4，CENPW，CREBBP，CUX1，DMBX1，EFTUD2，EIF2C4，EIF3E，GMEB2，HNRNPH1，HNRNPU，HOXD，INO80，JRK，KLF13，MED12，MLLT3，MSC，MYOCD，PHOX2B，RBFOX1，RBFOX3，RBPJ，RFX3，SCA2，SCNM1，SETD5，SON，THAP1，YAP1，ZBTB18，ZMYND11，ZNF12，ZNF182，ZNF44

续表

编码蛋白功能	基因
分子伴侣	*TBCD*，*TOR1A*
载体	*APOE4*，*CYTB*，*KPNA7*，*WDR19*
免疫	*C3*，*IGSF8*
不能分类	*BRWD3*，*BSN*，*C16orf62*，*C18orf25*，*C7orf55*，*DIP2C*，*FLG*，*GRIP1*，*HEG1*，*ITGB1BP1*，*KIAA2022*，*LRFN5*，*NCKAP5*，*NELL1*，*NGFRAP1*，*NKAIN3*，*NOL11*，*PIK3AP1*，*PODXL*，*PRICKLE2*，*PRRC2B*，*RB1*，*RD3*，*SEZ6*，*SHANK1*，*SKI*，*SLC7A6OS*，*SQSTM1*，*ST5*，*ST7*，*STYXL1*，*TBL1XR1*，*TENM2*，*TMEM139*，*TSPYL4*，*TTN*，*YWHAE*，*ZFYVE20*

五、与癫痫有关的拷贝数变异

随着检测技术的发展，与癫痫等神经系统及神经心理疾病相关的拷贝数变异（CNV）的数量呈快速增长。多项研究显示，约 10%的癫痫患者可检测到致病性的 CNV。CNV 已逐渐成为遗传性癫痫中重要的致病因素，不仅可以导致临床常见的癫痫类型，如遗传性全面性癫痫（genetic generalized epilepsies，GGE），亦可引起罕见的难治性癫痫性脑病。文献中已报道的 CNV 及相关的癫痫类型见表 6-7。其中，15q13.3、15q11.2 和 16p13.11 三个区域的重复微缺失是研究热点，各占 GGE 遗传病因的 1%左右。平均拷贝数变异长度约为 250kb，通常包含多个已知基因，如与婴儿痉挛有关的 2q24 dup 拷贝数变异区域包含有 *SCN1A*、*SCN2A* 和 *SCN3A* 钠离子通道基因簇。

表 6-7　CNV 及其相关的癫痫表型

CNV	起终位置（Mbp）	遗传方式	相关表型
1q21.1 dup	chr1：145.8-147.8	新生突变	婴儿痉挛伴智力障碍
1q21.1 del	chr1：146.5-147.8	遗传突变	儿童失神癫痫
1q31.3-q41 dup	chr1：195.3-216.3		结节性硬化，GTCS，智力障碍
1q44 del	chr1：245.0-247.1	新生突变	婴儿痉挛伴智力障碍
2q23.1 del	chr2：148.0-152.1	新生突变	婴儿痉挛伴智力障碍
2q23.3-q24.2 del	chr2：152.3-163.0	新生突变	婴儿痉挛伴智力障碍
2q24.1 del	chr2：155.4-159.1	新生突变	未分类癫痫伴智力障碍
2q24 dup	chr2：159.5-166.9	新生突变	婴儿痉挛
2q24.3 dup	chr2：166.1-166.8	遗传突变	婴儿痉挛伴智力障碍
2q24.3 del	chr2：166.8-167.1	新生突变	GTCS 伴不典型失神发作
3pter-p25.3 del	chr3：0-10.7	新生突变	未分类局灶性癫痫伴智力障碍
5p15.31-p15.2 del	chr5：7.9-11.7	新生突变	热性惊厥，部分性发作，GTCS，不典型失神发作，癫痫持续状态
5q11.2 del	chr5：57.9-58.6	新生突变	遗传性全面性癫痫
5q14.3-q15 del	chr5：89.1-92.3	未知	婴儿痉挛伴智力障碍

续表

CNV	起终位置（Mbp）	遗传方式	相关表型
6q22.1 del	chr6：118.0-118.3	新生突变	婴儿痉挛，不典型失神发作伴热性惊厥，全面性癫痫伴不典型失神发作，未分类的全面性癫痫，GTCS
6q25.3-q27 del	chr6：158.1-170.8	新生突变	未分类局灶性癫痫伴智力障碍
6q26-q27 del	chr6：162.4-170.9	新生突变	复杂部分性发作伴智力障碍
7q11.23-q21.12 del	chr7：75.2-86.6	新生突变	婴儿痉挛伴不典型失神发作
8p23.3-p23.1 del	chr8：0.2-6.9	新生突变	结节性硬化，GTCS，失神发作
9p24.1-pter del	chr9：0.0-8.7	新生突变	婴儿痉挛
9q34.3 del	chr9：140.6-140.9	新生突变	婴儿痉挛伴智力障碍
14q23.3 del	chr14：67.2-67.8	新生突变	热性惊厥，癫痫持续状态，结节性硬化，跌倒发作
15q11.2 del	chr15：22.8-23.2	遗传突变	儿童失神癫痫，青少年肌阵挛癫痫
15q11-q13 tri and dup	chr15：23.6-28.5	新生突变	复杂部分性发作，失张力发作，智力障碍，GTCS，结节性硬化，婴儿痉挛
15q13.3 del	chr15：30.9-32.5	新生，遗传	儿童失神癫痫，青少年肌阵挛癫痫
15q26.3 del	chr15：100.6-102.4	新生突变	婴儿痉挛
16p13.11 del	chr16：15.5-16.3	新生，遗传	肌阵挛-站立不能癫痫伴智力障碍，儿童失神癫痫，West综合征，仅有GTCS
16p12 del	chr16：21.9-22.6	遗传突变	儿童失神癫痫，青少年失神癫痫，仅有GTCS
16p11.2 dup	chr16：29.5-30.1	遗传突变	Rolandic癫痫
16p11.2 del	chr16：29.5-30.1	新生，遗传	未分类癫痫，仅有GTCS，West综合征伴智力障碍
16q22.3-q24.3 dup	chr16：74.0-90.3	新生突变	婴儿痉挛
17p13.3 del	chr17：2.4-2.5	新生突变	婴儿痉挛，肌阵挛癫痫，结节性硬化，GTCS，智力障碍，婴儿痉挛伴智力障碍
17p13.1 del	chr17：10.5-10.6	新生突变	未分类局灶性癫痫伴智力障碍
17p11.2 del	chr17：16.5-20.2	新生突变	结构-代谢性局灶性癫痫
19p13.2 del	chr19：11.7-13.4	新生突变	West综合征伴智力障碍
22q11.2 del	chr22：18.9-21.5	新生突变	青少年肌阵挛癫痫，觉醒期大发作，仅有GTCS
Xp22.33 del	chrX：0.0-0.8	新生突变	Lennox-Gastaut综合征伴智力障碍
Xp11.4 dup	chrX：41.6-41.6	新生突变	婴儿痉挛，肌阵挛癫痫，复杂部分性发作，智力障碍
Xq27-q28 dup	chrX：142.0-150.0	新生突变	West综合征伴智力障碍，婴儿痉挛伴智力障碍

六、与癫痫有关的脑组织体细胞突变

体细胞突变发生在细胞分裂时，不能遗传给后代，最常见于肿瘤组织。近年来，脑组织中的体细胞突变在病因未明的癫痫中的作用越来越受到重视，特别是在难治性癫痫相关的皮质发育畸形、神经节胶质瘤和无明显病灶的局灶性癫痫中，常与mTOR通路基因的体细胞突变有关。人类脑细胞包含数千亿个神经元，在大脑皮质发育过程中，神经元细胞每分钟分裂105次。在神经发生过程中，每个神经元祖细胞每天大约积累5个单核苷酸变异（single nucleotide variation，SNV），平均每个细胞有200～400个SNV。这些神经元细胞彼此通过突触相互连接，因此局部区域的神经元细胞发生基因突变，功能异常可影响周围神经元乃至整个大脑的功能。目前已报道与癫痫有关的脑组织体细胞突变总结于表 6-8 中。例如，偏侧巨脑回症（HME）与 *PI3CA*、*AKT3* 和 *MTOR* 的脑体细胞突变密切相关。一项研究表明，30%（6/20）的 HME 患者存在 *PI3CA*、*AKT3* 和 *MTOR* 的脑体细胞突变，而由于受 HME 影响的脑区域相对比较大，已鉴定的体细胞突变在不同大脑区域的等位基因突变比例为 10%～40%。局灶性皮质发育不良（FCD）是儿童耐药癫痫的主要原因，特别是 FCD Ⅱ型（FCDⅡ），其主要特征是皮质神经元的迁移缺陷和神经元发育不良。由于 FCD 散发，无家族史，且在患者身体的其他部位未找到类似的病理组织，因此一直有推论认为 FCD 可能是由体细胞突变引起的。以匹配的大脑和周围组织进行深度测序，研究表明，在 16% 的 FCDⅡ患者脑内，仅有一小群脑细胞中发现存在 *MTOR* 体细胞突变，且突变负担范围为变异等位基因频率的 1%～10%。

　　为了确定癫痫患者大脑中的体细胞突变，有几个技术问题需要考虑。由于大脑体细胞突变是一种器官特异性的遗传变异，因此应该对同一患者受影响脑组织中的基因组 DNA 与未受影响组织（如血液或唾液）中的基因组 DNA 进行对比分析。另外，脑内携带体细胞突变的细胞通常不以高突变负担的肿瘤肿块出现，因此需要对大块组织或单细胞测序进行高深度测序，才能检测出一小部分具有体细胞突变的细胞。

表 6-8　与癫痫有关的脑组织体细胞突变

基因	疾病	突变频率（%）	突变	测序深度或读数	等位基因突变比例（%）
MTOR	FCDⅡ	2/4（50）	c.7280T＞C	X412-668	6～12
		10/73（13.7）	c.1871G＞A，c.4348T＞G，c.4447T＞C，c.5126G＞A，c.5930C＞A，c.6577C＞T，c.6644C＞T，c.7280T＞A	X100-347499	1～7
		6/13（46.2）	c.4376C＞A，c.4379T＞C，c.6644C＞T，c.6644C＞A	X100-260	1.1～9.3
		1/1（100）	c.4487T＞G	＞X80	8.3
		4/8（50）	c.4379T＞C，c.6644C＞T，c.6644C＞A	X50-60	1.2～6.0
	FCD	6/20（30）	c.4379T＞C，c.6644C＞T，c.6644C.A	＞X2300	1.1～6.3
		4/52（7.7）	c.4379T＞C，c.4447T＞C，c.6644C＞A，c.5930C＞G	＞X5000	2.3～10.6
	HME	1/20（5）	c.4448C＞T	23-159 reads	17.14
		3/38（7.9）	c.6644C＞T，c.6644C＞A，c.5930C＞A	＞X5000	7.1～20.6
GNAQ	SWS	23/26（88.5）	c.548G＞A	X2400-93000	1.0～18.1
		12/15（80）	c.548G＞A	X708528	3.7～8.9
TSC1	FCDⅡ	4/40（10）	c.610C＞T，c.64C＞T	X100-20012	1～2
		1/52（1.9）	c.384C＞T	＞X5000	5.1～6.7
TSC2	FCDⅡ	1/40（2.5）	c.4639G＞A	X100-20012	1～2
	FCD	1/52（1.9）	c.2251C＞T	＞X5000	1.0
	HME	2/38（5.3）	c.1759A＞T，c.4672G＞A	＞X5000	3.1～3.8，7.5～11.6

续表

基因	疾病	突变频率（%）	突变	测序深度 或读数	等位基因 突变比例（%）
AKT3	HME	1/20（5）	c.49C＞T	23-159 reads	28
		1/8（12.5）	c.49G＞A	—	4～17
		1/33（3）	c.49C＞T	X567	10～18
		1/38（2.6）	c.49C＞T	＞X5000	3.4～4.4
		1/14（7.1）	c.49G＞A	—	8～14
AKT1	HME	1/38（2.6）	c.49G＞A	＞X5000	8.1～9.3
PI3CA	HME	4/20（20）	c.1633G＞A	23-159 reads	28～30
		1/39（2.6）	c.3140A＞G	—	13
		1/39（2.6）	c.1624G＞A	—	28
	FCD Ⅱ	1/33（3）	c.3140A＞G	X567	4.7
DEPDC5	FCD Ⅱ	1/10（10）	c.865C＞T	X1505	10
SLC35a2	NLFE	3/18（16.7）	c.910T＞C, c.634_635del, c.634_635del	X137-492	2～14
	FCD Ⅰ	2/38（5.3）	c.164G＞T, c.747_757dup	X137-492	19～53
KRAS	BAVM	4/26（15.4）	c.35G＞A, c.35G＞T	X339±64	2.4～4.0
DCX	DCS（SBH）	3/30（10）	c.556C＞T, c.233G＞T 1270-1G＞A	＞X200	5～15
LIS1	DCS（SBH）	3/30（10）	c.190A＞T, 1002+1G＞A Chr17: 2583480: G＞C	＞X200	13～26
FLNA	PVNH	1/61（1.6）	S1449Pfs*10	＞X200	35
TUBB2B	PAC	1/47（2.1）	Chr6: 3225184: G＞C	＞X200	23

FCD，局灶性皮质发育不良；HME，偏侧巨脑回；SWS，慢波睡眠；NLFE，无明显病灶的局灶性癫痫；BAVM，脑动静脉畸形；DCS，双皮质综合征；SBH，皮质下灰质异位；PVNH，室旁结节性增生；PAC，巨脑回。

第三节　基因与变异致病性评估

遗传病因确认与分子诊断可以协助癫痫诊断、指导治疗和评估癫痫的再发风险。然而，癫痫的基因诊断并非易事。癫痫作为复杂、多样性的疾病，具有遗传异质性和表型异质性两大特点。大多数综合征均具有遗传异质性，即一种癫痫综合征可由多种不同的致病基因所致。例如，大田原综合征可由 *STXBP1*、*KCNQ2*、*SCN2A*、*ARX*、*KCNT1*、*SLC25A22* 等基因突变引起；婴儿癫痫伴游走性局灶性发作与 *KCNT1*、*SCN2A*、*SCN1A*、*SLC25A22*、*PLCB1* 等基因有关。而大多数基因亦可表现出表型异质性，即同一个致病基因可导致多种不同的癫痫表型。典型的如 *SCN1A* 基因，其突变可引起一系列疾病表型谱，从轻型的热性惊厥、热性惊厥附加症、GEFS+到重型的 Dravet 综合征、Lennox-Gastaut 综合征、早发性肌阵挛性脑病等多种癫痫性脑病类型。由于这些异质性的存在，如何为患者制定基因检测策略和确定致病基因是临床面临的重大挑战之一。

随着二代基因检测技术的不断发展和完善，如定制基因盒进行靶向基因检测、全外显子测序、全基因组测序等，使癫痫患者基因漏检的概率正在逐渐降低，但随之而来的，新基因的急剧增多，新变异的大量涌现，为原本困难的基因变异的致病性解读增添难度。

已有多个指南或评估标准用于解读基因序列变异，目前基因检测机构行业中应用较多的是美国医学遗传学与基因组学学会（American College of Medical Genetics and Genomics，ACMG）于 2015 年制定的评估指南，简称 ACMG 指南。ACMG 指南将符合孟德尔遗传特征疾病的变异的致病属性分成五类，分别为致病、可能致病、良性、可能良性、意义未明。这里的可能是指有 90% 以上的可能性。证据来源共 8 种，包括人群数据、软件计算预测数据、功能数据、疾病共分离数据、新发变异数据、等位基因数据、其他数据库收录数据及其他来源数据。ACMG 指南提供了两套标准，一是用于对致病或可能致病的变异进行分类，二是用于对良性或可能良性的变异进行分类。致病变异分级标准可分为非常强（PVS1）、强（PS1-4）、中等（PM1-6）、支持证据（PP1-5）。良性变异分级标准可分为独立（BA1）、强（BS1-4）、支持证据（BP1-7）。需注意，数字只是作为有助于参考的分类标注，不具有任何意义。根据变异分级标准的不同组合，判断该变异的致病属性。例如，某个基因变异若同时具有 1 个 PVS1 和 1 个以上 PS1-4，则可判断该变异具有致病性；若为 1 个 PVS1 和 1 个 PM1-6，该变异则为可能致病；若具有 1 个 BA1，则为良性变异；若同时具有 1 个 BS1-4 和 1 个 BP1-7，则为可能良性变异；而若该变异不满足任何致病或良性标准或相互矛盾，则为意义未明。ACMG 指南主要从突变（变异）水平进行评估，其存在一定的局限性，即面对未知基因（致病性未明）时，变异分级标准不宜应用。

而仅从突变（变异）水平评估变异的致病性是不够的，还应从基因水平、基因型、功能型及基因功能亚区效应等方面综合评估。基因水平的评估，强调的是基因本身与疾病的相关性，即该基因发生变异时是否可致病，亦即基因的致病潜力，是评估变异（突变）致病性的前提条件。针对癫痫基因致病性的评估，最新提出了一个"基因致病潜力评估指南"。该指南提出基因的致病潜力应综合三个方面进行评估：①变异在无亲缘关系患者群中的重复率；②基因既往报道的临床表型，包括遗传模式、基因损害程度与临床严重程度的相关性；③相关实验研究证据。在分析基因与癫痫性脑病相关性的过程中，以下三个方面的证据可提示该基因在癫痫性脑病中具有"可能致病性"：①在患者群中具有较高的突变频率或热点突变；②具有特定遗传模式的癫痫相关的其他临床表型；③基因变异导致的功能损害与癫痫的发生有关。至少满足上述三个特征中的某一个，即可评估其为"可能致病"。另外，至少满足下述四个特征中的某一个，则可特异性地支持基因在癫痫性脑病中具有"致病性"：①基因变异与特定的临床表型有关；②具有明确的基因型-功能型-临床表型相关性；③基因损害程度与临床严重程度具有相关性，并能解释其严重的临床表型；④变异特异性疾病模型能产生相应的临床表型，或具有明确的癫痫致病机制。该研究对这 74 个基因在癫痫性脑病中的致病潜力进行了评估，发现只有 24 个具有明确致病性，27 个为可能致病，另外 23 个需要更多的临床证据或者相关的功能学研究，提示目前报道的基因不一定真正与癫痫有关，而癫痫性脑病相关基因的致病性与基因突变导致的功能改变类型有关。例如，*SCN8A* 和 *KCNT1* 只有功能增加型（GOF）的突变才致病，*SCN1A*、*KCNQ2* 和 *GABRG2* 只有功能丧失型（LOF）的突变才可导致癫痫性脑病发生；*SCN8A* 功能丧失型突变、*KCNQ2* 功能增加型突变则可能不具有致病性，*SCN1A* 功能增加型突变则导致的是轻型癫痫——全面性癫病伴热性惊厥附加症。因此，基因是否具有明确的基因型-功能型-临床表型相关性、基因损害程度与临床严重程度是否存在量相关性是评估基因致病性的重要组成部分。

变异致病性的评估，亦即临床一致性评估，是考虑变异是否致病的一个重要因素。有研究显示，经 ACMG 评估为致病或可能致病的基因变异，其中 63.6%（21/33）的变异经过临床一致性评估后被评为致病或可能致病；然而，有 36.4%（12/33）的变异被 ACMG 评估为临床意义不明，但经过临床一致性的评估后，其中 6 个可被评为致病或者可能致病的变异。该研究提示，ACMG 评估体系可能会漏掉一些可能致病的变异。

第四节　癫痫基因检测对临床的指导

基因检测结果可以帮助临床医生为患者做出个体化的治疗方案，包括疾病诊断、用药选择、危险因素的规避、预后判断及遗传咨询等。

一、精准医疗

癫痫的精准医学或精准医疗（precision medicine）是基于癫痫的个体化医疗，以癫痫患者的基因组数据为前提，构建集遗传信息、生物学信息和医学信息于一体的数据库，实现精准的癫痫分类与诊断，并制定个性化的疾病预防与治疗方案。精准医学实现了临床与科研的相互转化，为了解各类癫痫的共同原因和特殊原因提供了有效而快捷的途径，利于癫痫的分子分型与针对特定突变基因或基因型的靶向药物的治疗与研发。目前已在临床应用或正在开展的具有很大前景的遗传性癫痫的精准治疗方法有多项，部分概述如下。

1. *SCN1A* *SCN1A* 基因编码 I 型电压门控性钠离子通道 α 亚基 Nav1.1，其突变可引起一系列疾病的表型谱，临床表型严重程度存在显著差异，具有一定程度的基因型-功能表型-临床表型相关性，即遗传性的功能增加型（gain of function，GOF）的错义突变大多导致的是轻型的癫痫表型，如 GEFS+，而新生的功能丧失型（loss of function，LOF）的错义突变和蛋白截短突变往往引起严重的癫痫性脑病——Dravet 综合征。在这类 Dravet 综合征患者应用钠通道阻滞剂，如卡马西平、奥卡西平、拉莫三嗪和苯妥英钠等，可加重患者癫痫发作，故应避免使用。其机制推测可能是由于 Nav1.1 在抑制性神经元上高度表达，钠通道阻滞剂对已经受抑（LOF）的抑制性中间神经元的效应超过了对兴奋性神经元的效应，因此进一步导致抑制的减少和癫痫发作的增加。有临床研究显示，司替戊醇（Stiripentol）作为添加药物，与丙戊酸、氯巴占合用时对 Dravet 综合征患者特别有效，且已在临床常规应用（确定的精准治疗）。其机制尚不明了，推测可能与司替戊醇的 γ-氨基丁酸能效应有关。另有研究显示芬氟拉明（Fenfluramine）可能对 Dravet 综合征有显著疗效，但缺乏随机安慰剂对照试验，且因副作用较大限制了临床应用（潜在的精准治疗）。

2. *SCN2A* *SCN2A* 基因编码电压门控性钠离子通道 Nav1.2，其突变可导致各种不同类型的癫痫综合征。遗传性突变大多报道于良性家族性新生儿-婴儿惊厥，而新生突变多见于严重的癫痫类型，如婴儿癫痫伴游走性局灶性发作、大田原综合征、West 综合征等。目前报道的突变绝大多数都为错义突变，功能学研究显示多数为钠离子通道功能增加（GOF）。对于功能增加型 *SCN2A* 突变的癫痫性脑病患者而言，钠离子通道阻滞剂可能是一种有效的精准治疗方法，可使癫痫发作明显减少或预后得到改善。

3. *SCN8A* *SCN8A* 基因编码电压门控性钠离子通道 Nav1.6。目前报道的 *SCN8A* 突变主要与癫痫性脑病有关，其功能学改变大多为钠离子通道功能增加，少数改变为通道功能丧失。钠通道阻滞剂可能是一种有效的精准治疗方法，单独应用钠通道阻滞剂（如卡马西平、奥卡西平或苯妥英钠）有效率可达 18%，联合应用钠通道阻滞剂有效率可达 24%。且在一例为钠离子通道功能丧失（LOF）的病例中，卡马西平亦显示出了明显的效果。

4. *KCNQ2* *KCNQ2* 基因编码电压门控性钾离子通道亚基 Kv7.2。*KCNQ2* 突变最初报道于良性家族性新生儿惊厥，呈常染色体显性遗传。最近，越来越多的 *KCNQ2* 新生突变在癫痫性脑病中被发现。功能学研究显示，引起癫痫性脑病的 *KCNQ2* 突变大多表现为钾离子通道功能丧失（LOF）和显性负效应，仅少数表现为通道功能增加（GOF）。有临床观察研究显示，钠通道阻滞剂（如卡马西平、苯妥英钠）对 *KCNQ2* 癫痫性脑病特别有效，推荐钠通道阻滞剂可作为 *KCNQ2* 癫痫性脑病的一线治疗（确定的精准治疗）。其机制可能是电压门控性钠离子通道和 *KCNQ* 钾离子通道能够形成一个通道复合体，其兴奋性能被钠通道阻滞剂所修正。钾通道开放剂瑞替加滨可增加钾离子通道电流，或许可被推荐作为靶向治疗方法（潜在的精准治疗），但其副作用较大，可引起皮肤和视网膜色素沉着。

5. *KCNT1* *KCNT1* 基因编码钠离子依赖性钾离子通道（T 亚家族，膜 1，也称作 Slo2.2 或 Slack），负责跨膜动作电位的缓慢超级化。它在额叶皮质表达，由细胞内 CL^- 和 Na^+ 的浓度增加而激活。*KCNT1* 突变的疾病谱包括严重形式的常染色体显性遗传夜间发作性额叶癫痫（ADNFLE）和婴儿癫痫伴游走性局灶性发作（EIMFS）。目前已知的 *KCNT1* 突变功能学改变均为钾离子通道功能增加，因此，钾通道阻滞剂可能是一种具有前景的精准治疗方法。奎尼丁（Quinidine）是一种抗疟药和抗心律失常药物，对于 *KCNT1* 具有特异性的抑制效应。有文献报道，奎尼丁可显著减少 EIMFS 患者的癫痫发作，但亦有治疗失败的个例报道。文献统计目前已报道有 16 例 *KCNT1* 突变患者应用奎尼丁治疗，8 例有效，8 例无明显效果，且可能出现长 Q-T 间期等心律异常。

6. *KCNA2* *KCNA2* 基因编码电压依赖性钾离子通道亚单位 Kv1.2，其突变目前主要在各种癫痫性脑病患者中被发现。功能学研究显示，这些突变可导致多种功能学改变，如有些突变可导致完全性钾通道功能丧失伴显性负效应，有些则可引起通道功能增加。对于功能增加型的 *KCNA2* 基因突变，阻滞 Kv1.2 钾通道可能是一种比较合理的精准治疗。4-氨基吡啶（4-aminopyridine）原是治疗发作性共济失调和多发性硬化的药物，可体外阻滞 Kv1.2 钾通道，或许可用于 *KCNA2* 功能增加型突变的患者，但尚未见相应临床观察数据报道。

7. *GRIN2A/GRIN2B* *GRIN2A* 和 *GRIN2B* 基因分别编码 NMDA 受体的 GluN2A 和 GluN2B 亚基。NMDA 受体在兴奋性通路中发挥主要作用，对于突触的生成和突触的可塑性具有重要作用。GluN1 是甘氨酸的结合位点，而 GluN2 一般被谷氨酸激活。*GRIN2A* 突变可引起一系列局灶性癫痫疾病谱，如伴中央颞区棘波的良性儿童癫痫（BECCT）、Rolandic 癫痫、Landau-Kleffner 综合征（LKS）和癫痫性脑病伴睡眠期持续棘波（EECSWS）等，表型或轻或重，可呈外显不全的家系遗传，亦可散发出现。*GRIN2B* 突变可引起局灶性癫痫、West 综合征、Lennox-Gastaut 综合征和不能分类的癫痫性脑病。NMDA 受体拮抗剂，如美金刚，已被推荐作为 *GRIN2A* 和 *GRIN2B* 基因突变患者的一种治疗方案。美金刚是已经批准用于治疗 Alzheimer 痴呆的药物，可明显降低 *GRIN2A* 突变患者的癫痫发作频率，但尚需大样本数据来进一步证实。

8. *SLC2A1*（*GLUT1*）　*SLC2A1* 基因编码葡萄糖转运体 GLUT1，能够使葡萄糖通过血脑屏障。*SLC2A1* 突变可导致 GLUT1 缺陷，降低大脑葡萄糖利用率。典型 GLUT1 缺陷表现为早期起病的重度发育迟缓伴小头畸形和药物难治性癫痫，而轻型 GLUT1 缺陷临床症状多样，可表现为发作性运动诱发的运动障碍、早发失神癫痫、肌阵挛-站立不能性癫痫及其他类型的遗传性全面性癫痫。生酮饮食是典型 GLUT1 缺陷的标准治疗方法，临床可常规使用（确定的精准治疗）。生酮饮食产生的酮体可不依赖 GLUT1 通过血脑屏障，为大脑提供能量。

9. *TSC1/TSC2*　*TSC1* 和 *TSC2* 基因分别编码错构瘤蛋白和结节蛋白，是雷帕霉素靶蛋白（mechanistic target of rapamycin，mTOR）信号通路的负调节子，其突变可导致 mTOR 过度活化，促使细胞过度生长和增殖，导致以多个脏器肿瘤为特征的结节性硬化，临床可伴发药物难治性癫痫。mTOR 抑制剂依维莫司是一种已经确定的治疗结节性硬化的精准治疗方法。依维莫司可通过抑制过度活化的 mTOR 通路，有效缩小结节性硬化患者室管膜下巨细胞星形细胞瘤的体积和减少癫痫的发作频率。

10. *ALDH7A1*　*ALDH7A1* 基因编码 α-氨基己二酸半醛脱氢酶，参与体内赖氨酸的分解代谢。*ALDH7A1* 突变可导致吡哆醇依赖性癫痫（pyridoxine dependent epilepsy，PDE），为常染色体隐性遗传、婴幼儿期起病的难治性癫痫性脑病。其特征为大剂量吡哆醇治疗有效，而常规抗癫痫药无效。因此，大剂量吡哆醇（维生素 B_6）是 *ALDH7A1* 突变所致 PDE 患者的特异性精准治疗，需长期服用。

综上所述，对癫痫的易感基因进行深入细致的研究，将为临床上准确地进行分子遗传诊断、癫痫分型、特异性抗癫痫药物靶点筛选及基因治疗提供有力的理论和实验依据。

二、遗传咨询

随着人们对遗传性癫痫认识的深入，遗传咨询在癫痫诊疗过程中的作用越来越重要。咨询者关心的核心问题是生育或再生育后代个体患病的风险。对癫痫双胞胎患者的研究表明，同卵双胞胎患病一致率明显大于异卵双胞胎，癫痫遗传性为 50%～70%，可以增加一级亲属患病风险 2～4 倍。对于符合孟德尔遗传规律的单基因疾病而言，后代患病风险评估可以按照孟德尔遗传比率结合概率运算法则进行计算。简单举例，对于常染色体显性遗传的良性家族性新生儿惊厥等疾病，父母一方为杂合子（患病），另一方为正常纯合子，则子女患病的风险为 50%（不分性别）；若父母为近亲结婚，双方均为杂合子（患病），则子女患病风险增至 75%。而对于 X 连锁遗传方式的癫痫类型，发病则有男女性别差异。目前常见的符合 X 连锁遗传方式的癫痫疾病表型，通常为男性半合子突变受累，而女性半合子突变携带者不受累。

新生突变导致的散发癫痫类型，特别是难治性癫痫性脑病已经越来越被重视。新生突变是指父母双亲均正常，而在患病子代中才出现的基因突变。大多数新生突变似乎发生在双亲的配子细胞结合成受精卵或胚胎发育的早、晚期，多见于父系配子细胞。遗传专家认为，这种新生突变导致遗传病的家庭生育患病二胎的风险约为1%。但需警惕嵌合突变的问题。合子后嵌合突变是指发育自单个合子的多细胞个体中部分细胞携带了突变，从而导致个体中同时存在两种或两种以上的细胞系。如果双亲的外周血细胞中存在低比例的嵌合突变，或者即使双亲外周血细胞中没有发现突变，而是在生殖细胞存在嵌合突变，均可能遗传给后代，使后代的患病风险剧增，这样的家庭再生育相同疾病的二胎的风险可高达50%（呈常染色体显性遗传）。在Dravet综合征中即有过这样的报道。一些原来认为是新生突变的Dravet综合征患者，随着新型检测手段的应用，在无症状或者轻微表型（如热性惊厥）的双亲中，检测到父代或母代携带嵌合的 *SCN1A* 基因突变。因此在进行遗传咨询时应特别注意临床表现为散发，而实际上为遗传性癫痫的患者，确切地判断其遗传方式，从而为遗传咨询提供有力保障，降低后代的发病风险。

遗传咨询范例如下。

1. 新生突变　患病小孩自己发生新生突变（denovo mutation，即小孩有突变，父母无突变），这种情况父母再生育正常小孩的概率等同于正常夫妻。新生突变一般提示为常染色体显性遗传，因此该患儿突变可遗传给其下一代，其下一代患病的概率为50%。

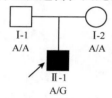

图 6-1　新生突变示例

如图6-1所示：患儿，男，10岁。1岁开始起病，表现为发作性抽搐、点头、发呆，发作频繁，智能言语均差，行脑电图检查后在癫痫专科门诊诊断为"癫痫性脑病（Lennox-Gastaut综合征可能性大）"。因头颅MRI未发现明显异常，病因不明。该患儿父母正常，无家族史。对患儿及其父母进行全外显子测序，发现 *GABRB3* 基因的新生突变（即小孩有突变，父母无突变）。明确 Lennox-Gastaut 综合征的诊断，并根据患者临床特征及基因检测结果，调整药物方案，给予丙戊酸钠联合拉莫三嗪治疗，患儿发作明显好转，至今已4年无发作，患儿智能、言语亦较前明显改善。

遗传咨询：该患儿为新生突变，父母均无此突变。若父母再生育，生育正常小孩的概率等同于正常夫妻。但该患儿此突变可遗传给其下一代，其下一代患病的概率为50%。

2. 常染色体显性遗传性突变　患病小孩突变来自有症状的父母一方，这种情况父母再生育正常小孩的概率为50%。该患儿突变亦可遗传给其下一代，其下一代患病的概率为50%。

如图6-2所示：患儿，女，15岁。12岁出现发作性尖叫、呼之不应伴或不伴口角抽动，每天发作0~3次。查体示后腰部多处色素脱失斑。在癫痫门诊行头颅MRI发现左侧颞区高密度影；腹部CT示右肾错构瘤；长程视频脑电图显示癫痫样放电。诊断考虑"结节性硬化症，症状性癫痫"。该患儿母亲身上有小块色素脱失斑，无癫痫发作史。行二代测序后发现患儿 *TSC1* 基因存在 1 个移码突变 c.280_281delGT（p.Gln94ValfsTer8），该突变为杂合突变，遗传来自

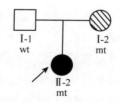

图 6-2　常染色体显性遗传性突变示例

其母亲，其母亲存在相同突变。给予丙戊酸钠、左乙拉西坦联合拉莫三嗪治疗，患儿发作明显好转。

遗传咨询：该患儿携带一个常染色体显性遗传性突变，遗传自其有症状的母亲。因此若父母再生育，生育正常小孩和异常小孩的概率各为 50%。该患儿此突变亦可遗传给其下一代，其下一代患病的概率为 50%。由于存在外显不全的情况，携带有突变的个体不一定都会表现出临床症状。

3. 常染色体隐性遗传性突变 患病小孩携带 2 个突变，无症状父母各携带 1 个突变。这种情况父母再生育正常小孩的概率为 75%，异常小孩的概率为 25%。该患儿突变可遗传给其下一代，若该患者配偶不携带该基因突变，则生育正常小孩的概率为 100%。

如图 6-3 所示：患儿，女，14 岁。7 岁出现发作性异常动作，在突然起步、坐起时出现，每天 1～3 次，在癫痫门诊行脑电图和头颅 MRI 均未发现异常，诊断考虑"发作性运动障碍"。该患儿父母正常，无家族史。行基因检测后发现患儿具有发作性运动障碍相关基因 *PRRT2* 的复合杂合突变（即一个突变遗传自父亲，另一个突变遗传自母亲），明确"发作性运动障碍"的诊断。经给予少量奥卡西平治疗后，患儿完全无发作。

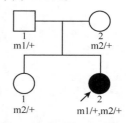

图 6-3 常染色体隐性
遗传性突变示例

遗传咨询：该患儿携带 *PRRT2* 的复合杂合突变，其姐姐携带一个突变（遗传自母亲），但不发病，因此在此家系中携带有 *PRRT2* 基因纯合突变或复合杂合突变的成员方可患病。若父母再生育，小孩患病的概率为 25%。

4. X 连锁显性遗传病 携带这种类型突变多见于女性患者，且携带这种类型突变的男性患者症状往往比女性重，易夭折。若女性患者与正常男性生育下一代，生育男孩或女孩的患病率均为 50%。若男性患者与正常女性生育下一代，全部男孩正常，而全部女孩可能患病。

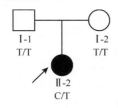

图 6-4 X 连锁显性
遗传性突变示例

如图 6-4 所示：患儿，女，11 岁。4 岁出现发作性动作停止，意识丧失，每月 2～3 次，在癫痫门诊行头颅 MRI 发现双侧额顶叶带状灰质异位。长程视频脑电图显示癫痫放电。诊断考虑"皮质下带状灰质异位，症状性癫痫"。该患儿父母正常，无家族史。行基因检测后发现患儿 *DCX* 基因第 6 外显子存在 1 个新生错义突变 c.971T ＞ C（p.Phe324Ser），该突变为杂合突变，其父母 *DCX* 基因外显子中均未见有突变。调整药物为左乙拉西坦 250mg 每天 2 次、拉莫三嗪 50mg 每天 2 次，发作明显减少，至今已 4 年无发作。

遗传咨询：该患儿携带一个 X 染色体新生杂合突变，父母均无突变。因此若父母再生育，生育正常小孩的概率等同于正常夫妻。但该患儿此突变可遗传给其下一代，其下一代无论男孩还是女孩，患病的概率均为 50%。

5. X 连锁隐性遗传病 男孩携带突变则患病率 100%，而女孩携带一个突变（即杂合子）为无症状携带者，携带两个突变（纯合子或复合杂合突变）则出现患病。所以若携带一个突变的女性与正常男性生育下一代，则生育男孩 50%患病，女孩则均不患病；若携带两个突变的女性与正常男性生育下一代，则生育男孩 100%患病，女孩则均不患病；若携带突变的男性与正常女性生育下一代，男孩、女孩均不患病；若携带突变的男性与携带突变的无症状女性生育下一代，男孩、女孩患病的概率均为 50%。

　　如图 6-5 所示：患儿，男，8.5 岁。2 岁出现发作性四肢抽搐伴意识丧失，每月 5～6 次。查体示智能差，不能言语。在癫痫门诊行长程视频脑电图示癫痫样放电，诊断考虑"癫痫性脑病"。该患儿父母正常，无家族史。行全外显子测序检测后发现患儿具有 *ARHGEF9* 基因的错义突变 c.868C＞T（p.Arg290Cys），患儿父亲无突变，另 3 个患病兄弟存在相同突变。多次调整药物方案，患者癫痫发作无明显改善。

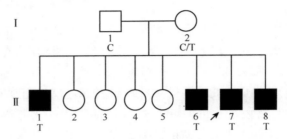

图 6-5　X 连锁隐性遗传性突变示例

　　遗传咨询：该患儿及 3 兄弟携带相同突变，均有癫痫发作和智能障碍，父亲不携带突变，突变来自母亲，遗传方式为 X 连锁隐性遗传。若父母再生育，男孩患病概率为 50%，女孩则正常。

（刘晓蓉　何　娜　胡彬文　侯晓妹　杨碧莹）

参 考 文 献

Bae T, Tomasini L, Mariani J, et al. 2018. Different mutational rates and mechanisms in human cells at pregastrulation and neurogenesis[J]. Science, 359（6375）: 550-555.

Berg AT, Berkovic SF, Brodie MJ, et al. 2010. Revised terminology and concepts for organization of seizures and epilepsies: report of the ILAE Commission on Classification and Terminology, 2005-2009[J]. Epilepsia, 51（4）: 676-685.

Bird TD. 1994. Major patterns of human inheritance: relevance to the epilepsies[J]. Epilepsia, 35 Suppl 1: S2-6.

Bonanni P, Malcarne M, Moro F, et al. 2004. Generalized epilepsy with febrile seizures plus（GEFS+）: clinical spectrum in seven Italian families unrelated to SCN1A, SCN1B, and GABRG2 gene mutations[J]. Epilepsia, 45（2）: 149-158.

Brunklaus A, Ellis R, Reavey E, et al. 2014. Genotype phenotype associations across the voltage-gated sodium channel family[J]. Journal of Medical Genetics, 51（10）: 650-658.

Caban C, Khan N, Hasbani DM, et al. 2017. Genetics of tuberous sclerosis complex: implications for clinical practice[J]. The application of clinical genetics, 10: 1-8.

Coughlin CR, 2nd, Swanson MA, Spector E, et al. 2018. The genotypic spectrum of ALDH7A1 mutations resulting in pyridoxine dependent epilepsy: a common epileptic encephalopathy[J]. J Inherit Metab Dis, 42（2）: 353-361.

Depienne C, Bouteiller D, Keren B, et al. 2009. Sporadic infantile epileptic encephalopathy caused by mutations in PCDH19 resembles Dravet syndrome but mainly affects females[J]. PLoS Genet, 5（2）: e1000381.

Depienne C, Trouillard O, Bouteiller D, et al. 2011. Mutations and deletions in PCDH19 account for various familial or isolated epilepsies in females[J]. Hum Mutat, 32（1）: E1959-1975.

Depienne C, Trouillard O, Gourfinkel-An I, et al. 2010. Mechanisms for variable expressivity of inherited SCN1A mutations causing Dravet syndrome[J]. J Med Genet, 47（6）: 404-410.

Dichgans M, Freilinger T, Eckstein G, et al. 2005. Mutation in the neuronal voltage-gated sodium channel SCN1A in familial hemiplegic migraine[J]. Lancet, 366（9483）: 371-377.

He N, Lin ZJ, Wang J, et al. 2019. Evaluating the pathogenic potential of genes with de novo variants in epileptic encephalopathies[J].

Genet Med，21（1）：17-27.

Helbig I，Scheffer IE，Mulley JC，et al. 2008. Navigating the channels and beyond：unravelling the genetics of the epilepsies[J]. The Lancet Neurology，7（3）：231-245.

Heron SE，Scheffer IE，Iona X，et al. 2010. De novo SCN1A mutations in Dravet syndrome and related epileptic encephalopathies are largely of paternal origin[J]. J Med Genet，47（2）：137-141.

Hildebrand MS，Dahl HH，Damiano JA，et al. 2013. Recent advances in the molecular genetics of epilepsy[J]. J Med Genet，50（5）：271-279.

Insel TR. 2014. Brain somatic mutations：the dark matter of psychiatric genetics?[J]. Mol Psychiatry，19（2）：156-158.

Jia Y，Lin Y，Li J，et al. 2019. Quinidine Therapy for Lennox-Gastaut Syndrome With KCNT1 Mutation. A Case Report and Literature Review[J]. Frontiers in neurology，10：64.

King DA，Fitzgerald TW，Miller R，et al. 2014. A novel method for detecting uniparental disomy from trio genotypes identifies a significant excess in children with developmental disorders[J]. Genome research，24（4）：673-687.

Koh HY，Lee JH. 2018. Brain Somatic Mutations in Epileptic Disorders[J]. Mol Cells，41（10）：881-888.

Lalioti MD，Antonarakis SE，Scott HS. 2003. The epilepsy, the protease inhibitor and the dodecamer：progressive myoclonus epilepsy, cystatin b and a 12-mer repeat expansion[J]. Cytogenet Genome Res，100（1-4）：213-223.

Lee JH，Huynh M，Silhavy JL，et al. 2012. De novo somatic mutations in components of the PI3K-AKT3-mTOR pathway cause hemimegalencephaly[J]. Nat Genet，44（8）：941-945.

Leu C，Coppola A，Sisodiya SM. 2016. Progress from genome-wide association studies and copy number variant studies in epilepsy[J]. Curr Opin Neurol，29（2）：158-167.

Lim JS，Kim WI，Kang HC，et al. 2015. Brain somatic mutations in MTOR cause focal cortical dysplasia type II leading to intractable epilepsy[J]. Nat Med，21（4）：395-400.

Liu XR，Huang D，Wang J，et al. 2016. Paroxysmal hypnogenic dyskinesia is associated with mutations in the PRRT2 gene[J]. Neurology Genetics，2（2）：e66.

Liu XR，Wu M，He N，et al. 2013. Novel PRRT2 mutations in paroxysmal dyskinesia patients with variant inheritance and phenotypes[J]. Genes Brain Behav，12（2）：234-240.

MacArthur DG，Manolio TA，Dimmock DP，et al. 2014. Guidelines for investigating causality of sequence variants in human disease[J]. Nature，508（7497）：469-476.

Matthijs G，Souche E，Alders M，et al. 2016. Guidelines for diagnostic next-generation sequencing[J]. Eur J Hum Genet，24（1）：2-5.

McTague A，Howell KB，Cross JH，et al. 2016. The genetic landscape of the epileptic encephalopathies of infancy and childhood[J]. The Lancet Neurology，15（3）：304-316.

Mefford HC. 2015. Copy Number Matters in Epilepsy[J]. Epilepsy Curr，15（4）：180-182.

Meng H，Xu HQ，Yu L，et al. 2015. The SCN1A mutation database：updating information and analysis of the relationships among genotype，functional alteration，and phenotype[J]. Hum Mutat，36（6）：573-580.

Pal DK，Pong AW，Chung WK. 2010. Genetic evaluation and counseling for epilepsy[J]. Nat Rev Neurol，6（8）：445-453.

Poirier K，Saillour Y，Bahi-Buisson N，et al. 2010. Mutations in the neuronal ss-tubulin subunit TUBB3 result in malformation of cortical development and neuronal migration defects[J]. Hum Mol Genet，19（22）：4462-4473.

Rahman J，Rahman S. 2018. Mitochondrial medicine in the omics era[J]. The Lancet，391（10139）：2560-2574.

Rahman S，Copeland WC. 2019. POLG-related disorders and their neurological manifestations[J]. Nat Rev Neurol，15（1）：40-52.

Redon R，Ishikawa S，Fitch KR，et al. 2006. Global variation in copy number in the human genome[J]. Nature，444（7118）：444-454.

Reif PS，Tsai MH，Helbig I，et al. 2017. Precision medicine in genetic epilepsies：break of dawn?[J]. Expert Rev Neurother，17（4）：381-392.

Richards RI，Sutherland GR. 1997. Dynamic mutation：possible mechanisms and significance in human disease[J]. Trends Biochem Sci，22（11）：432-436.

Richards S，Aziz N，Bale S，et al. 2015. Standards and guidelines for the interpretation of sequence variants：a joint consensus recommendation of the American College of Medical Genetics and Genomics and the Association for Molecular Pathology[J]. Genet Med，17（5）：405-424.

Salzmann A，Guipponi M，Lyons PJ，et al. 2012. Carboxypeptidase A6 gene（CPA6）mutations in a recessive familial form of febrile seizures and temporal lobe epilepsy and in sporadic temporal lobe epilepsy[J]. Hum Mutat, 33 (1): 124-135.

Scheffer IE, Berkovic S, Capovilla G, et al. 2017. ILAE classification of the epilepsies: Position paper of the ILAE Commission for Classification and Terminology[J]. Epilepsia, 58 (4): 512-521.

Scheffer IE, Berkovic SF. 1997. Generalized epilepsy with febrile seizures plus. A genetic disorder with heterogeneous clinical phenotypes[J]. Brain, 120 (Pt 3): 479-490.

Schubert J, Paravidino R, Becker F, et al. 2012. PRRT2 Mutations are the major cause of benign familial infantile seizures[J]. Hum Mutat, 33 (10): 1439-1443.

Steinlein OK, Bertrand D. 2010. Nicotinic receptor channelopathies and epilepsy[J]. Pflugers Arch, 460 (2): 495-503.

Sun H, Zhang Y, Liu X, et al. 2010. Analysis of SCN1A mutation and parental origin in patients with Dravet syndrome[J]. J Hum Genet, 55 (7): 421-427.

Thomas RH, Berkovic SF. 2014. The hidden genetics of epilepsy-a clinically important new paradigm[J]. Nat Rev Neurol, 10 (5): 283-292.

van Eyk CL, Richards RI. 2012. Dynamic mutations: where are they now?[J]. Adv Exp Med Biol, 769: 55-77.

Wang J, Lin ZJ, Liu L, et al. 2017. Epilepsy-associated genes[J]. Seizure, 44: 11-20.

Wang JY, Zhou P, Wang J, et al. 2018. ARHGEF9 mutations in epileptic encephalopathy/intellectual disability: toward understanding the mechanism underlying phenotypic variation[J]. Neurogenetics, 19 (1): 9-16.

Yu TW, Mochida GH, Tischfield DJ, et al. 2010. Mutations in WDR62, encoding a centrosome-associated protein, cause microcephaly with simplified gyri and abnormal cortical architecture[J]. Nat Genet, 42 (11): 1015-1020.

Zhang Y, Avalos JL. 2017. Traditional and novel tools to probe the mitochondrial metabolism in health and disease[J]. Wiley Interdiscip Rev Syst Biol Med, 9 (2): e1373.

Zhou P, He N, Zhang JW, et al. 2018. Novel mutations and phenotypes of epilepsy-associated genes in epileptic encephalopathies[J]. Genes Brain and Behavior, 17 (8): e12456.

第七章　癫痫的治则与用药规律

第一节　癫痫治疗概述

一、癫痫的处理原则

癫痫是一种多因素导致的、临床表现复杂的慢性脑功能障碍疾病，所以临床处理中既要强调遵循治疗原则，又要充分考虑个体性差异，即有原则的个体化治疗。癫痫处理的基本原则如下。

1. 明确诊断　与其他任何一种疾病的治疗一样，诊断是前提，并且尽可能将诊断细化，比如是否癫痫、癫痫发作的分类、癫痫综合征的分类、癫痫的病因、诱发因素等；而且在治疗过程中还应不断完善诊断，尤其是当治疗效果不佳时，应特别强调重新审视初始诊断是否正确，包括癫痫诊断是否成立？癫痫发作/癫痫综合征/病因学诊断分类是否正确？如果不能及时修正诊断，常导致长期的误诊误治。

2. 合理选择处理方案　由于癫痫的病因学异质性很高，因此目前治疗方法多样，包括抗癫痫药治疗、外科切除性治疗、外科姑息性治疗、生酮饮食治疗、免疫治疗等。因此，选择治疗方案时，应充分考虑癫痫（病因、发作/综合征分类等）的特点、共患病情况，以及患者的个人、社会因素，进行有原则的个体化综合治疗。需要强调的是，癫痫治疗并不一定都是顺利的，因此初始治疗方案常常需要随着治疗反应，在治疗过程中不断修正，或者进行多种治疗手段的序贯/联合治疗。

3. 恰当的长期治疗　癫痫的治疗应当坚持长期足疗程的原则，根据不同的癫痫病因、综合征类型及发作类型，以及患者的实际情况选择合适的疗程。

4. 保持规律健康的生活方式　与其他慢性疾病的治疗一样，癫痫患者应保持健康、规律的生活，尤应注意避免睡眠不足、暴饮暴食及过度劳累，如有发作诱因，应尽量去除或者避免。

5. 明确治疗的目标　目前癫痫治疗主要还是以控制癫痫发作为首要目标，但是应该明确的是，癫痫治疗的最终目标不仅仅是控制发作，更重要的是提高患者的生活质量。对于伴有精神运动障碍的患者，还应进行长期针对躯体、精神心理方面的康复治疗，降低致残程度，提高心理调节能力，掌握必要的工作、生活技能，尽可能促进其获得正常的社会及家庭生活。对于儿童期患者应强调通过全面的智力精神运动康复，在控制癫痫的同时促进其正常发育。

二、癫痫的治疗流程（图 7-1）

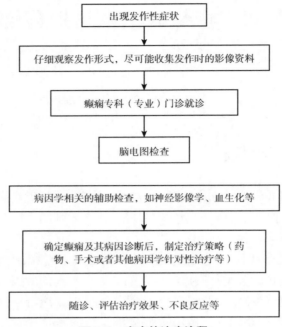

图 7-1　癫痫的治疗流程

三、癫痫的治疗手段

目前癫痫的治疗方法较多，近年来在药物治疗、神经调控等方面都有许多进展，现在常用的治疗方法可以分为：①癫痫的药物治疗；②癫痫外科治疗（包括神经调控疗法）；③生酮饮食。

第二节　癫痫的药物治疗

抗癫痫药（AEDs）治疗是癫痫治疗最重要和最基本的治疗，也往往是癫痫的首选治疗。目前现有抗癫痫药都是控制癫痫发作的药物，所以对于仅有脑电图异常没有癫痫发作的患者应当慎用抗癫痫药。从 20 世纪 80 年代开始一直强调单药治疗，并认为 2 种或 2 种以上的单药治疗失败后再考虑进行联合药物治疗，但从 2007 年以后，部分专家认为在第一种抗癫痫药失败后，即可以考虑"合理的多药治疗"。所谓合理的多药（联合）治疗应当注意以下几个方面。①作用机制不同；②药效动力学：具有疗效协同增强作用（synergistic effect）；③药代动力学：无相互作用，至少是无不良的相互作用可以产生协同作用；④副作用：无协同增强或者叠加作用。

一、抗癫痫药开始使用的原则

（1）当癫痫诊断明确时应开始抗癫痫药治疗，除非一些特殊情况需与患者或监护人进行讨论并达成一致。

1）抗癫痫药治疗的起始决定需要与患者或其监护人进行充分的讨论，衡量风险和收益后决定，讨论时要考虑到癫痫综合征的类型及预后。

2）通常情况下，第二次非诱发性癫痫发作后推荐开始用抗癫痫药治疗。

3）虽然已有两次发作，但发作间隔期在 1 年以上，可以暂时推迟药物治疗。

4）以下情况抗癫痫药治疗在第一次无诱因发作后开始，并与患者或监护人进行商议：①患者有脑功能缺陷；②脑电图提示明确的痫样放电；③患者或监护人认为不能承受再发一次的风险；④头颅影像显示脑结构损害。

（2）应尽可能依据癫痫综合征的类型选择抗癫痫药，如果癫痫综合征诊断不明确，应根据癫痫发作类型做出决定。

二、选择抗癫痫药的基本原则

（1）根据发作类型和综合征分类选择药物是治疗癫痫的基本原则，同时还需要考虑共患病、共用药、患者的年龄及患者或监护人的意愿等进行个体化选择。

（2）如果合理使用一线抗癫痫药仍有发作，需重新严格评估癫痫的诊断。

（3）由于不同抗癫痫药的制剂在生物利用度和药代动力学方面有差异，为了避免疗效降低或副作用增加，应推荐患者固定使用同一生产厂家的药品。

（4）尽可能单药治疗。

（5）如果选用的第一种抗癫痫药因为不良反应或仍有发作而治疗失败，应试用另一种药物，并加量至足够剂量后，将第一种用药缓慢地减量。

（6）如果第二种用药仍无效，在开始另一种药物前，应根据相对疗效、不良反应和药物耐受性将第一或第二种药物缓慢撤药。

（7）仅在单药治疗没有达到无发作时才推荐联合治疗。

（8）如果联合治疗没有使患者获益，治疗应回到原来患者最能接受的方案（单药治疗或联合治疗），以取得疗效和不良反应耐受方面的最佳平衡。

（9）对于儿童、妇女等特殊人群用药需要考虑患者特点。

（10）对治疗困难的癫痫综合征及难治性癫痫，建议转诊至癫痫专科医生处诊治。

三、抗癫痫药的停药原则

癫痫患者在经过抗癫痫药治疗后，有 60%～70%可以实现无发作。通常情况下，癫痫患者如果持续无发作 3 年以上，即存在减停药的可能性，但是否减停、如何减停，还需要综合考虑患者的癫痫类型（病因、发作类型、综合征分类）、既往治疗反应及患者个人情况，仔细评估停药复发风险，确定减停药后复发风险较低，并且与患者或者其监护人充分沟通减药与继续服药的风险/效益比之后，可考虑开始逐渐减停抗癫痫药。

撤停药物时的注意事项如下。

（1）脑电图对减停抗癫痫药有参考价值，减药前须复查脑电图，停药前最好再次复查脑电图。多数癫痫综合征需要脑电图完全无痫样放电再考虑减停药物，而且减药过程中需要定期（每3~6个月）复查长程脑电图，如果撤停药过程中再次出现癫痫样放电，需要停止减量。

（2）少数年龄相关性癫痫综合征（如 BECT），超过患病年龄，并不完全要求撤停药前复查脑电图正常。存在脑结构异常者或一些特殊综合征[如青少年肌阵挛癫痫（JME）等]应当延长到 3~5 年无发作。

（3）单药治疗时减药过程应当不少于 6 个月；多药治疗时每种抗癫痫药减停时间不少于 3 个月，一次只撤停一种药，首先减停非主要疗效的抗癫痫药。

（4）在撤停苯二氮䓬类药物与巴比妥类药物时，可能出现的药物撤停相关性综合征和（或）再次出现癫痫发作，撤停时间应当不低于 6 个月。

（5）如撤药过程中再次出现癫痫发作，应当将药物恢复至减量前一次的剂量并给予医疗建议。

（6）停药后短期内出现癫痫复发，应恢复既往药物治疗并随访；在停药 1 年后出现有诱因的发作可以观察，注意避免诱发因素，可以暂不应用抗癫痫药；如有每年 2 次以上的发作，应再次评估确定治疗方案。

四、抗癫痫药简介

20 世纪 80 年代之前共有 7 种主要的抗癫痫药应用于临床，习惯上称为传统抗癫痫药。之后国外开发并陆续上市了多种新型抗癫痫药（表 7-1）。

表 7-1　目前临床使用的抗癫痫药

传统抗癫痫药	新型抗癫痫药
卡马西平（Carbamazepine，CBZ）	氯巴占（Clobazam，CLB）
氯硝西泮（Clonazepam，CZP）	非氨酯（Felbamate，FBM）
乙琥胺（Ethosuximide，ESM）	加巴喷丁（Gabapentin，GBP）
苯巴比妥（Phenobarbitone，PB）	拉莫三嗪（Lamotrigine，LTG）
苯妥英钠（Phenytoin，PHT）	拉科酰胺（Lacosamide，LCS）
扑痫酮（Primidone，PRM）	左乙拉西坦（Levetiracetam，LEV）
丙戊酸（Valproate，VPA）	奥卡西平（Oxcarbazepine，OXC）
	普瑞巴林（Pregabalin，PGB）
	噻加宾（Tiagabine，TGB）
	托吡酯（Topiramate，TPM）
	氨己烯酸（Vigabatrin，VGB）
	唑尼沙胺（Zonisamide，ZNS）
	卢非酰胺（Rufinamide，RUF）

五、抗癫痫药的作用机制

目前对于抗癫痫药的作用机制尚未完全了解，有些抗癫痫药是单一作用机制，而有些抗癫痫药可能是多重作用机制。了解抗癫痫药的作用机制是恰当选择药物、了解药物之间相互作用的基础。已知的抗癫痫药可能的作用机制见表 7-2。

表 7-2　抗癫痫药可能的作用机制

抗癫痫药	电压依赖性的钠通道阻滞剂	增加脑内或突触的 GABA 水平	选择性增强 GABA-A 介导的作用	直接促进 CL⁻内流	钙通道阻滞剂	其他
传统抗癫痫药						
卡马西平	++	?			+（L 型）	+
苯二氮䓬类			++			
苯巴比妥		+	+	++	?	
苯妥英钠	++				?	+
扑痫酮						
丙戊酸	?	+	?		+（T 型）	++
新型抗癫痫药						
非氨酯	++	+	+		+（L 型）	+
加巴喷丁	?	?			++（N 型，P/Q 型）	?
拉莫三嗪	++	+			++（N，P/Q、R，T 型）	+
左乙拉西坦		?	+		+（N 型）	++
奥卡西平	++	?			+（N，P 型）	+
噻加宾		++				
托吡酯	++	+	+		+（L 型）	+
氨己烯酸		++				
唑尼沙胺	++	?			++（N，P，T 型）	

++主要作用机制；+次要作用机制；? 不肯定。

六、抗癫痫药的药代动力学特征

药代动力学特征是决定血液中和脑组织中药物浓度的关键环节，是了解药物的疗效、不良反应及药物之间相互作用的基础。理想的抗癫痫药应具有以下特征：①生物利用度完全且稳定；半衰期较长，每日服药次数少；②一级药代动力学特征，即剂量与血药浓度成比例变化；③蛋白结合率低，并且呈饱和性；④无肝酶诱导作用；⑤无活性代谢产物。苯妥英钠（Phenytoin，PHT）体内代谢与其他抗癫痫药显著不同的是其代谢过程存在限速或饱和现象。在小剂量时，PHT 代谢呈一级动力学过程，而大剂量、血药浓度较高时则为零级动力学过程，因此，PHT 半衰期是随着剂量与血药浓度的变化而发生改变，当剂量增大、血药浓度较高时，其半衰期延长，容易出现蓄积中毒。PHT 有效血药浓度为 10～20mg/L，儿童通常在接近 5mg/L 时开始起效，一般＜10mg/L 多数患儿治疗有效，超过 20mg/L 容易发生毒性反应，当超过 30mg/L 时多数患者出现明显中毒表现。一般认为，当血药浓度接近 10mg/L 时，极易由一级动力学过程转变为零级动力学过程，此时血药浓度的蓄积大于剂量的增加，容易发生中毒。因此强调临床服用 PHT 时应当进行血药浓度监测，根据测定结果合理调整剂量，以免发生毒性反应。

在临床使用中除了考虑药物的安全性和有效性之外，还应当参考药物的药代动力学特点来选择药物。抗癫痫药的药代动力学特征见表 7-3。

表 7-3　抗癫痫药的药代动力学特征

抗癫痫药	生物利用度（%）	一级动力学	蛋白结合率（%）	半衰期（小时）	血浆达峰浓度时间（小时）	活性代谢产物	对肝酶的作用
卡马西平	75～85	是	65～85	25～34（初用药）8～20（4周后）	4～8	有	诱导自身诱导
氯硝西泮	＞80	是	85	20～60	1～4	有	
苯巴比妥	80～90	是	45～50	40～90	1～6	无	诱导
苯妥英钠	95	否	90	12～22	3～9	无	诱导
扑痫酮	80～100	是	20～30	10～12	2～4	有	间接诱导
丙戊酸	70～100	是	90～95	8～15	1～4	有	抑制
非氨酯	≥80	是	30	14～25	1～4	有	抑制
加巴喷丁	＜60	否	0	5～7	2～3	无	无
拉莫三嗪	98	是	55	15～30	2～3	无	无
左乙拉西坦	＜100	是	0	6～8	0.6～1.3	无	无
奥卡西平	＜95	是	40	8～25	4.5～8	有	弱诱导
噻加宾	≥90	是	96	4～13	0.5～1.5	无	无
托吡酯	≥80	是	13	20～30	2～4	无	抑制
氨己烯酸	≥60	是	0	5～8	1～3	无	无
唑尼沙胺	≥50	是	50	50～70	2～6	无	无

七、常用抗癫痫药的用法、用量

常用抗癫痫药的使用方法及国内已开展的抗癫痫药血药浓度参考值见表 7-4。

抗癫痫药对中枢神经系统的不良影响在治疗开始的最初几周明显，以后逐渐消退。减少治疗初始阶段的不良反应可以提高患者的依从性，而使治疗能够继续。应该从较小的剂量开始，缓慢地增加剂量直至发作控制或最大可耐受剂量。儿童一律按体重计算药量，但最大剂量不应该超过成人剂量。治疗过程中患者如果出现剂量相关的不良反应（如头晕、嗜睡、疲劳、共济失调等）可暂时停止增加剂量或酌情减少当前用量，待不良反应消退后再继续增加剂量至目标剂量。

通过血药浓度的测定，临床医师可以依据患者的个体情况，利用药代动力学的原理和方法，调整药物剂量，进行个体化药物治疗。这不仅提高了药物治疗效果，也避免或减少可能产生的药物不良反应。临床医师需要掌握基本的药代动力学知识，如稳态血药浓度、半衰期、达峰时间等，以做到适时采集标本和合理解释测定结果。临床医生要掌握抗癫痫药监测的指征，根据临床需要来决定进行监测的时间及频度。血药浓度检测的指征如下。

（1）由于苯妥英钠具有饱和性药代动力学特点（药物剂量与血药浓度不成正比关系）；而且治疗窗很窄，安全范围小，易发生血药浓度过高引起的毒性反应。因此患者服用苯妥英钠达到维持剂量后及每次剂量调整后，都应当测定血药浓度。

（2）抗癫痫药已用至维持剂量仍不能控制发作时应测定血药浓度，以帮助确定是否需要调整药物剂量或更换药物。

（3）在服药过程中患者出现了明显的不良反应，测定血药浓度，可以明确是否为药物剂量过大或血药浓度过高所致。

（4）出现特殊的临床状况，如患者出现肝、肾或胃肠功能障碍，癫痫持续状态、妊娠等可能影响药物在体内的代谢，应监测血药浓度，以便及时调整药物剂量。

合并用药尤其与影响肝酶系统的药物合用时，可能产生药物相互作用，影响药物代谢和血药浓度。

（5）成分不明的药物，特别是国内有些自制或地区配制的抗癫痫"中成药"，往往加入廉价的抗癫痫药。血药浓度测定有助于了解患者所服药物的真实情况，引导患者接受正规治疗。

（6）评价患者对药物的依从性（即患者是否按医嘱服药）。

表 7-4　常用抗癫痫药物使用方法及国内已开展的 AEDS 血药浓度参考值

	起始剂量	增加剂量	维持剂量	最大剂量	有效浓度	服药次数（次/日）
卡马西平						
成人（大于12岁儿童）	100～200mg/d	逐渐增加	400～1200mg/d	1600mg/d	4～12mg/L	2～3
儿童	<6 岁 5mg/（kg·d）	5～7 天增加 1 次	10～20mg/（kg·d）	400mg/d		2
	6～12 岁 5mg/（kg·d）	每 2 周增加 1 次，100mg/d	400～800mg/d	1000mg/d		2～3
氯硝西泮						
成人（>10岁或体重≥30kg 儿童可参照成人）	1.5mg/d	0.5～1mg/3d	4～8mg/d	20mg/d		3
儿童（10 岁以下或体重<30kg）	0.01～0.03mg/（kg·d）	0.03～0.05mg/（kg·3d）	0.1～0.2mg/（kg·d）		20～90μg/L	2～3
苯巴比妥（鲁米那）						
成人			90mg/d	极量 250mg/次，500mg/d	15～40mg/L	1～3

续表

	起始剂量	增加剂量	维持剂量	最大剂量	有效浓度	服药次数（次/日）
儿童			3～5mg/（kg·d）			1～3
苯妥英钠（大仑丁）						
成人	200mg/d	逐渐增加	250～300mg/d		10～20mg/L	2～3
儿童	5mg/（kg·d）	逐渐增加	4～8mg/（kg·d）	250mg		2～3
扑痫酮（扑米酮）						
成人	50mg/d，1 次晚服	逐渐增加	750mg/d	1500mg/d		3
儿童	8 岁以下 50mg/d，1 次服 5mg/（kg·d）；8 岁以上同成人	逐渐增加	375～700mg/d 或 10～25mg/（kg·d）			3
丙戊酸钠						
成人	5～10mg/（kg·d）	逐渐增加	600～1200mg/d	1800mg/d	50～100mg/L	2～3
儿童	15mg/（kg·d）	逐渐增加	20～30mg/（kg·d）			2～3
加巴喷丁						
成人	300mg/d	300mg/d	900～1800mg/d	2400～3600mg/d		3
儿童	12 岁以下剂量未定，12～18 岁剂量同成年人					
老人	首次剂量由肌酐清除率决定					
拉莫三嗪						
单药治疗						
成人	50mg/d	25mg/周	100～200mg/d	500mg/d		2
儿童	0.3mg/（kg·d）	0.3mg（kg·d）	2～10mg/（kg·d）			2
与肝酶诱导类的抗癫痫药物合用						
成人	50mg/d	50mg/2 周	100～200mg/d			2
儿童	0.6mg/（kg·d）	0.6mg/（kg·d）	5～15mg/（kg·d）			2
与丙戊酸类药物合用						
成人	12.5mg/d	12.5mg/2 周	100～200mg/d			2
儿童	0.15mg/（kg·d）	0.15mg/（kg·d）	1～5mg/（kg·d）			2
左乙拉西坦						
成人	1000mg/d	每 2 周增加 500mg	1000～4000mg/d			2
儿童	10mg/（kg·d）	每周增加 10mg/（kg·d）	20～60mg/（kg·d）			2
奥卡西平						
成人	300mg/d	300/周	600～1200mg/d	2400mg/d		2
儿童	8～10mg/（kg·d）	10mg/（kg·周）	20～30mg/（kg·d）	45mg/（kg·d）		2

续表

	起始剂量	增加剂量	维持剂量	最大剂量	有效浓度	服药次数（次/日）
托吡酯						
成人	25mg/d	25mg/周	100～200mg/d			2
儿童	0.5～1mg/（kg·d）	0.5～1mg/（kg·d）	3～6mg/（kg·d）			
唑尼沙胺						
成人	100～200mg/d	100mg/（1～2周）	200～400mg/d			2
儿童	2～4mg/（kg·d）	2～4mg/（kg·周）	4～8mg/（kg·d）			2

八、抗癫痫药的不良反应

（1）所有的抗癫痫药都可能产生不良反应，其严重程度在不同个体有很大差异。抗癫痫药的不良反应是导致治疗失败的另一个主要原因。大部分不良反应是轻微的，但也有少数会危及生命。

（2）最常见的不良反应包括对中枢神经系统的影响（镇静、思睡、头晕、共济障碍、认知、记忆等）、对全身多系统的影响（血液系统、消化系统、体重改变、生育问题、骨骼健康等）和特异体质反应（表7-5）。可以分为以下四类。

1）剂量相关的不良反应：如苯巴比妥的镇静作用，卡马西平、苯妥英钠引起的头晕、复视、共济失调等与剂量有关。从小剂量开始缓慢增加剂量，尽可能不要超过说明书推荐的最大治疗剂量可以减轻这类不良反应。

2）特异体质的不良反应：一般出现在治疗开始的前几周，与剂量无关。部分特异体质不良反应虽然罕见但有可能危及生命。几乎所有的传统抗癫痫药都有特异体质不良反应的报道。主要有皮肤损害、严重的肝毒性、血液系统损害。新型抗癫痫药中的拉莫三嗪和奥卡西平也有报道。一般比较轻微，在停药后迅速缓解。部分严重的不良反应需要立即停药，并积极对症处理。

表7-5　抗癫痫药常见的不良反应

药物	剂量相关的副作用	长期治疗的副作用	特异体质副作用	对妊娠的影响（FDA 妊娠安全分级*）
卡马西平	头晕、视物模糊、恶心、困倦、中性粒细胞减少、低钠血症	低钠血症	皮疹、再生障碍性贫血、Stevens-Johnson 综合征、肝损害	D 级 能透过胎盘屏障，可能导致神经管畸形
氯硝西泮	常见：镇静（成人比儿童更常见）、共济失调	易激惹、攻击行为、多动（儿童）	少见，偶见白细胞减少	D 级 能透过胎盘屏障，有致畸性及胎儿镇静、肌张力下降
苯巴比妥	疲劳、嗜睡、抑郁、注意力涣散、多动、易激惹（见于儿童）、攻击行为、记忆力下降	少见皮肤粗糙，性欲下降，突然停药可出现戒断症状，焦虑、失眠等	皮疹、中毒性表皮溶解症、肝炎	D 级 能透过胎盘屏障，可发生新生儿出血

续表

药物	剂量相关的副作用	长期治疗的副作用	特异体质副作用	对妊娠的影响（FDA 妊娠安全分级*）
苯妥英钠	眼球震颤、共济失调、厌食、恶心、呕吐、攻击行为、巨幼红细胞贫血	痤疮、齿龈增生、面部粗糙、多毛、骨质疏松、小脑及脑干萎缩（长期大量使用）、性欲缺乏、维生素 K 和叶酸缺乏	皮疹、周围神经病、Stevens-Johnson 综合征、肝毒性	D 级 能透过胎盘屏障，可能导致胎儿头面部畸形、心脏发育异常、精神发育缺陷及新生儿出血
扑痫酮	同苯巴比妥	同苯巴比妥	皮疹、血小板减少、狼疮样综合征	D 级 同苯巴比妥
丙戊酸钠	震颤、厌食、恶心、呕吐、困倦	体重增加、脱发、月经失调或闭经、多囊卵巢综合征	肝毒性（尤其在 2 岁以下的儿童）、血小板减少、急性胰腺炎（罕见）、丙戊酸钠脑病	D 级 能透过胎盘屏障，可能导致神经管畸形及新生儿出血
加巴喷丁	嗜睡、头晕、疲劳、复视、感觉异常、健忘	较少	罕见	C 级
拉莫三嗪	复视、头晕、头痛、恶心、呕吐、困倦、共济失调、嗜睡	攻击行为、易激惹	皮疹、Stevens-Johnson 综合征、中毒性表皮溶解症、肝衰竭、再生障碍性贫血	C 级
奥卡西平	疲劳、困倦、复视、头晕、共济失调、恶心	低钠血症	皮疹	C 级
左乙拉西坦	头痛、困倦、易激惹、感染、类流感综合征	较少	无报告	C 级
托吡酯	厌食、注意力、语言、记忆障碍、感觉异常、无汗	肾结石、体重下降	急性闭角型青光眼（罕见）	C 级

*FDA 妊娠安全分级：美国食品药品监督管理局（FDA）根据药物对动物或人类所具有的不同程度的致畸性，将药物对妊娠的影响分为五级。

A 级：妊娠头 3 个月孕妇充分良好的对照研究没有发现对胎儿的危害（并且也没有在其后 6 个月具有危害性的证据）。此类药物对胎儿的影响甚微。

B 级：动物研究没有发现对胎儿的危害，但对孕妇没有充分良好的对照研究；或动物研究发现对胎仔有危害，但在孕妇充分良好的对照研究没有发现对胎儿的危害。此类药品对胎儿的影响较小。

C 级：动物研究表明，药物对胎仔有致畸或杀死胚胎的作用，但对孕妇没有充分良好的对照研究；或对孕妇没有研究，也没有动物研究。此类药品必须经过医师评估，权衡利弊后才能使用。

D 级：有危害人类胎儿的明确证据，但在某些情况下（如孕妇存在严重的、危及生命的疾病，没有更安全的药物可供使用，或药物虽安全但使用无效）孕妇用药的益处大于危害。

X 级：动物或人类研究表明，能导致胎儿异常；或根据人类和动物用药经验，有危害胎儿的明确证据。孕妇使用药物显然没有益处。禁用于妊娠或可能妊娠的妇女。

　　3）长期的不良反应：与累积剂量有关。如给予患者能够控制发作的最小剂量，若干年无发作后可考虑逐渐撤药或减量，有助于减少抗癫痫药的长期不良反应。

　　4）致畸作用：癫痫妇女后代的畸形发生率是正常妇女的 2 倍左右。造成后代畸形的原因是多方面的，包括遗传、癫痫发作、服用抗癫痫药等。大多数研究者认为抗癫痫药是造成后代畸形的主要原因。

九、抗癫痫药的选择

70%左右新诊断的癫痫患者可以通过服用单一抗癫痫药使发作得以控制，所以初始治疗的药物选择非常重要，选药正确可以增加治疗的成功率。根据发作类型和综合征分类选择药物是癫痫治疗的基本原则。同时还需要考虑以下因素：禁忌证、可能的不良反应、达到治疗剂量的时间、服药次数及恰当的剂型、特殊治疗人群（如儿童、育龄妇女、老人等）的需要、药物之间的相互作用及药物来源和费用等。

（一）根据发作类型选药的原则

1. GTCS 丙戊酸是新诊断的 GTCS 患者的一线用药。如果丙戊酸不适用则使用拉莫三嗪、左乙拉西坦或苯巴比妥。如果患者也有肌阵挛发作或疑诊青少年肌阵挛癫痫，拉莫三嗪可能会加重肌阵挛发作。卡马西平和奥卡西平可用于仅有 GTCS 的患者。当一线药物治疗无效或不能耐受时，拉莫三嗪、氯巴占、左乙拉西坦、丙戊酸、托吡酯或苯巴比妥可作为添加治疗。如果患者同时有失神或肌阵挛发作，或者怀疑青少年肌阵挛癫痫，不能使用卡马西平、奥卡西平、加巴喷丁、苯妥英钠、普瑞巴林、噻加宾或氨己烯酸。

2. 强直或失张力发作 丙戊酸是强直或失张力发作患者的一线药物治疗。如果丙戊酸无效或不能耐受，可选拉莫三嗪添加治疗。如果添加治疗仍然无效或者不能耐受，可考虑托吡酯。不建议应用卡马西平、奥卡西平、加巴喷丁、普瑞巴林、噻加宾或氨己烯酸。

3. 失神发作 乙琥胺或丙戊酸是治疗失神发作的一线用药。如果出现GTCS的风险高，如无禁忌证，应优先考虑丙戊酸。当乙琥胺和丙戊酸不适用、无效或不能耐受时，可考虑拉莫三嗪。如果两个一线抗癫痫药无效，可考虑乙琥胺、丙戊酸和拉莫三嗪三种药中的两药联合使用。如果联合治疗无效或不能耐受，可考虑选用氯硝西泮、氯巴占、左乙拉西坦、托吡酯或唑尼沙胺。不能选用卡马西平、加巴喷丁、奥卡西平、苯妥英钠、普瑞巴林、噻加宾或氨己烯酸。

4. 肌阵挛发作 丙戊酸是新诊断肌阵挛发作患者的一线用药。如果丙戊酸不适用或不耐受，可考虑使用左乙拉西坦或托吡酯。注意，与左乙拉西坦和丙戊酸比较，托吡酯的副作用相对大。当一线治疗无效或无法耐受，左乙拉西坦、丙戊酸或托吡酯可作为肌阵挛发作患者的添加用药。如果添加用药无效或无法耐受，可考虑选用氯巴占、氯硝西泮或唑尼沙胺。不能使用卡马西平、加巴喷丁、奥卡西平、苯妥英钠、普瑞巴林、噻加宾或氨己烯酸。

5. 局灶性发作 卡马西平、拉莫三嗪或左乙拉西坦作为一线用药用于新诊断局灶性发作的患者。奥卡西平也可作为一线用药用于儿童新诊断局灶性发作的治疗。如果卡马西平、奥卡西平、拉莫三嗪或左乙拉西坦不合适或不耐受，可考虑丙戊酸。如果以上五种抗癫痫药中的第一个药物无效，可从中选择另一种药物。如果第二个耐受性好的抗癫痫药无效可考虑联合治疗。当一线治疗无效或不能耐受时，卡马西平、奥卡西平、拉莫三嗪、左乙拉西坦、丙戊酸、托吡酯、氯巴占、加巴喷丁、唑尼沙胺均可作为局灶性发作的添加用药。如果添加治疗无效或不能耐受，可考虑的其他抗癫痫药有苯巴比妥、苯妥英钠。

根据发作类型选药的原则见表 7-6。

表 7-6　根据发作类型选药的原则

发作类型	一线药物	添加药物	可以考虑的药物	可能加重发作的药物
GTCS	丙戊酸 拉莫三嗪 卡马西平 奥卡西平 左乙拉西坦 苯巴比妥	左乙拉西坦 托吡酯 丙戊酸 拉莫三嗪 氯巴占*		
强直或失张力发作	丙戊酸	拉莫三嗪	托吡酯 卢非酰胺*	卡马西平 奥卡西平 加巴喷丁 普瑞巴林 噻加宾* 氨己烯酸*
失神发作	丙戊酸 乙琥胺* 拉莫三嗪	丙戊酸 乙琥胺* 拉莫三嗪	氯硝西泮 氯巴占* 左乙拉西坦 托吡酯 唑尼沙胺	卡马西平 奥卡西平 苯妥英钠 加巴喷丁 普瑞巴林 噻加宾* 氨己烯酸*
肌阵挛发作	丙戊酸 左乙拉西坦 托吡酯	左乙拉西坦 丙戊酸 托吡酯	氯硝西泮 氯巴占* 唑尼沙胺	卡马西平 奥卡西平 苯妥英钠 加巴喷丁 普瑞巴林 噻加宾* 氨己烯酸*
局灶性发作	卡马西平 拉莫三嗪 奥卡西平 左乙拉西坦 丙戊酸	卡马西平 左乙拉西坦 拉莫三嗪 奥卡西平 加巴喷丁 丙戊酸 托吡酯 唑尼沙胺 氯巴占*	苯妥英钠 苯巴比妥	

*为目前国内市场尚没有的抗癫痫药。

（二）根据癫痫综合征选药的原则

1. 儿童失神癫痫、青少年失神癫痫与其他失神癫痫综合征 对于失神综合征的患者推荐使用乙琥胺或丙戊酸作为一线治疗药物。如果患者有发生 GTCS 的风险，应该首选丙戊酸，除非存在不适合的因素。如果乙琥胺和丙戊酸均不适合选用、无效或者不能耐受，可以考虑选用拉莫三嗪。如果两种一线药物治疗均无效，可以考虑选择乙琥胺、丙戊酸和拉莫三嗪中的两药或三种药物联合治疗。对育龄期女性，上述选药过程中均应警惕丙戊酸对胎儿的致畸性风险。如果联合治疗仍无效或者不能耐受，可以考虑应用氯巴占、氯硝西泮、左乙拉西坦、托吡酯或者唑尼沙胺。不推荐使用卡马西平、加巴喷丁、奥卡西平、苯妥英钠、普瑞巴林、噻加宾或氨己烯酸。

2. 青少年肌阵挛癫痫（JME） 对于新诊断的 JME 患者，除部分不适合的患者外，均考虑给予丙戊酸作为首选治疗。要警惕丙戊酸的致畸性风险。如果丙戊酸不适合或不耐受，考虑拉莫三嗪、左乙拉西坦或者托吡酯进行治疗。需要注意的是，托吡酯出现难以耐受性不良事件的发生率较拉莫三嗪、左乙拉西坦与丙戊酸高，而拉莫三嗪可能会加重肌阵挛性发作。对育龄期女性，上述选药过程中均应警惕丙戊酸对胎儿的致畸性风险。如果首选治疗无效或不能耐受，可以给予拉莫三嗪、左乙拉西坦、丙戊酸或者托吡酯作为添加治疗。如果添加治疗无效或者不能耐受，可以考虑应用氯硝西泮、唑尼沙胺、苯巴比妥或氯巴占治疗。不推荐应用卡马西平、加巴喷丁、奥卡西平、苯妥英钠、普瑞巴林、噻加宾或氨己烯酸治疗。

3. 仅有 GTCS 的癫痫 对于仅有 GTCS 的癫痫患者推荐应用丙戊酸或者拉莫三嗪作为一线治疗药物，也可以用苯巴比妥。如果患者存在可疑的肌阵挛发作，或者怀疑为 JME，则首先推荐丙戊酸，除非患者不适合应用丙戊酸。对育龄期女性，上述选药过程中均应警惕丙戊酸对胎儿的致畸性风险。可以考虑选用卡马西平与奥卡西平，但应当注意其加重与恶化肌阵挛或失神发作的风险。如果一线治疗无效或者不能耐受，建议使用氯巴占、拉莫三嗪、左乙拉西坦、丙戊酸、苯巴比妥或者托吡酯作为添加治疗。

4. 特发性全面性癫痫（IGE） 对于新诊断的 IGE 患者，给予丙戊酸作为一线药物治疗，特别是当脑电图存在光敏性反应时。如果丙戊酸不合适或不耐受，可以考虑应用拉莫三嗪。应当注意拉莫三嗪可能会加重肌阵挛发作。也可以考虑应用托吡酯治疗，但应当注意其出现耐受不良的风险较丙戊酸与拉莫三嗪高。如果一线药物治疗无效或者不能耐受，可以给予拉莫三嗪、左乙拉西坦、丙戊酸或者托吡酯作为添加治疗。如果添加治疗无效或者不能耐受，可考虑应用氯硝西泮、氯巴占、苯巴比妥或者唑尼沙胺治疗。不推荐应用卡马西平、加巴喷丁、奥卡西平、苯妥英钠、普瑞巴林、噻加宾或氨己烯酸治疗。

5. 儿童良性癫痫伴中央颞区棘波、Panayiotopoulos 综合征或晚发性枕叶癫痫（Gastaut型） 对于儿童良性癫痫伴中央颞区棘波，首先与患者监护人讨论，是否需要开始应用抗癫痫药治疗。对于以上三类儿童部分性癫痫综合征，给予卡马西平、奥卡西平或左乙拉西坦作为一线治疗药物。需要注意的是，少数儿童良性癫痫伴中央颞区棘波的患儿，卡马西平与奥卡西平可能会加重慢波睡眠期的持续性棘慢波发放。如果不合适或不耐受，可以应用拉莫三嗪或丙戊酸治疗。如果上述五种药物中首选的药物治疗无效，可以从中选择其他药物进行治疗。如果第二种能较好耐受的抗癫痫药仍然无效，应当考虑联合治疗。如果首选治疗无效或不耐受，建议给予卡马西平、氯巴占、加巴喷丁、拉莫三嗪、左乙拉西坦、奥卡西平、丙戊酸或托吡酯作为添加治疗。

6. West 综合征（婴儿痉挛症） 对于不伴结节性硬化的 West 综合征患儿给予类固醇，包括促肾上腺皮质激素（adrenocorticotropic hormone，ACTH）及泼尼松，或者氨己烯酸作为一线治疗药物。对于由结节性硬化引起的 West 综合征给予氨己烯酸作为一线治疗药物。如果无效，再给予类固醇（ACTH 或者泼尼松）治疗。应用类固醇或氨己烯酸时要仔细考虑用药的风险-效益比。如果一线药物治疗无效或不能耐受，可以应用托吡酯、丙戊酸、氯硝西泮或拉莫三嗪作为添加治疗。婴儿痉挛症不建议或慎用卡马西平、奥卡西平、苯妥英钠等药物。

7. Lennox-Gastaut 综合征（LGS） 对于 LGS 患儿给予丙戊酸作为一线治疗药物。如果一线应用丙戊酸治疗无效或不能耐受，可以应用拉莫三嗪作为添加治疗。如果添加治疗仍无效或不能耐受，可考虑的其他抗癫痫药有托吡酯、卢非酰胺、左乙拉西坦和非氨酯。不建议应用卡马西平、加巴喷丁、奥卡西平、普瑞巴林、噻加宾或氨己烯酸。

8. Dravet 综合征 Dravet 综合征的患儿应当考虑丙戊酸或托吡酯作为一线治疗药物。如果一线药物治疗无效或不能耐受，可考虑应用氯巴占、司替戊醇、氯硝西泮或左乙拉西坦作为添加治疗。不建议应用卡马西平、加巴喷丁、拉莫三嗪、奥卡西平、苯妥英钠、普瑞巴林、噻加宾或氨己烯酸。

9. 癫痫性脑病伴慢波睡眠期持续性棘慢波、Landau-Kleffner 综合征 对于癫痫性脑病伴慢波睡眠期持续性棘慢波和 Landau-Kleffner 综合征，可首选丙戊酸治疗。如果无效，再给予氯硝西泮或类固醇（ACTH 或者泼尼松）治疗。应用类固醇时要仔细考虑用药的风险-效益比。如果一线药物治疗无效或不能耐受，可以应用左乙拉西坦、拉莫三嗪或托吡酯作为添加治疗。

10. 肌阵挛-失张力癫痫 首选丙戊酸治疗，如果无效或不耐受，再给予托吡酯或氯硝西泮治疗。如果一线药物治疗无效或不能耐受，可以应用左乙拉西坦、拉莫三嗪作为添加治疗。不推荐应用卡马西平、加巴喷丁、奥卡西平、苯妥英钠、普瑞巴林、噻加宾或氨己烯酸治疗。

根据癫痫综合征选药的原则见表 7-7。

表 7-7 根据癫痫综合征选药的原则

癫痫综合征	一线药物	添加药物	可以考虑的药物	可能加重发作的药物
儿童失神癫痫、青少年失神癫痫或其他失神癫痫综合征	丙戊酸 乙琥胺* 拉莫三嗪	丙戊酸 乙琥胺* 拉莫三嗪	氯硝西泮 唑尼沙胺 左乙拉西坦 托吡酯 氯巴占*	卡马西平 奥卡西平 苯妥英钠 加巴喷丁 普瑞巴林 噻加宾* 氨己烯酸*

续表

癫痫综合征	一线药物	添加药物	可以考虑的药物	可能加重发作的药物
青少年肌阵挛癫痫	丙戊酸 拉莫三嗪 左乙拉西坦	左乙拉西坦 托吡酯	氯硝西泮 唑尼沙胺 氯巴占* 苯巴比妥	卡马西平 奥卡西平 苯妥英钠 加巴喷丁 普瑞巴林 噻加宾* 氨己烯酸*
仅有全面强直阵挛发作的癫痫	丙戊酸 拉莫三嗪 卡马西平 奥卡西平	左乙拉西坦 托吡酯 丙戊酸 拉莫三嗪 氯巴占*	苯巴比妥	
特发性全面性癫痫	丙戊酸 拉莫三嗪	左乙拉西坦 丙戊酸 拉莫三嗪 托吡酯	氯硝西泮 唑尼沙胺 氯巴占* 苯巴比妥	卡马西平 奥卡西平 苯妥英钠 加巴喷丁 普瑞巴林 噻加宾* 氨己烯酸*
儿童良性癫痫伴中央颞区棘波、Panayiotopoulos 综合征或晚发性儿童枕叶癫痫(Gastaut 型)	卡马西平 奥卡西平 左乙拉西坦 丙戊酸 拉莫三嗪	卡马西平 奥卡西平 左乙拉西坦 丙戊酸 拉莫三嗪 托吡酯 加巴喷丁 氯巴占*	苯巴比妥 苯妥英钠 唑尼沙胺 普瑞巴林 噻加宾* 氨己烯酸* 艾司利卡西平* 拉科酰胺*	
West 综合征（婴儿痉挛症）	类固醇 氨己烯酸*	托吡酯 丙戊酸 氯硝西泮 拉莫三嗪		卡马西平 奥卡西平 苯妥英钠
癫痫性脑病伴慢波睡眠期持续性棘慢波	丙戊酸 氯硝西泮 类固醇	左乙拉西坦 拉莫三嗪 托吡酯		卡马西平 奥卡西平
Landau-Kleffner 综合征	丙戊酸 氯硝西泮 类固醇	左乙拉西坦 拉莫三嗪 托吡酯		卡马西平 奥卡西平
肌阵挛-失张力癫痫	丙戊酸 托吡酯 氯硝西泮 氯巴占*	拉莫三嗪 左乙拉西坦		卡马西平 奥卡西平 苯妥英钠 加巴喷丁 普瑞巴林 替加宾* 氨己烯酸*

*为目前国内市场尚没有的抗癫痫药。

（三）特殊人群用药

1. 儿童癫痫患者 儿童选用抗癫痫药治疗的原则与成人基本相同，但要注意以下几点。

（1）儿童期生长发育快，在标准体重范围内应按公斤体重计算每日给药量，对于体重高于或低于标准体重的儿童，应参照标准体重给药，并结合临床疗效和血药浓度调整给药剂量。

（2）新生儿和小婴儿肝脏和肾脏功能发育尚未完全成熟，对药物的代谢和排泄能力差，药物在体内半衰期长，容易蓄积中毒；婴幼儿至学龄前期体内药物代谢速率快，半衰期短，因此应在药物血药浓度监测下根据临床疗效调整剂量。

（3）注意监测药物不良反应，定期查肝功能、血常规等，尤其应注意的是，丙戊酸在年龄小于 2 岁或有遗传代谢病的儿童发生肝损害的危险性增加。

（4）儿童首次发作后是否开始抗癫痫药治疗需要考虑癫痫的病因、发作类型、癫痫综合征等。如良性婴儿癫痫首次丛集性发作后，可以暂不用抗癫痫药，继续观察，若间隔 24 小时再出现发作再开始用抗癫痫药治疗；儿童良性癫痫伴中央颞区棘波，间隔时间很长的复发，也不一定急于用抗癫痫药治疗。但如导致癫痫发作的病因持续存在，如有明确的围产期脑损伤病史，首次发作后即应给予抗癫痫药治疗。

（5）儿童正处于生长发育和学习的重要阶段，在选择抗癫痫药时，应充分考虑到对患儿认知功能的影响，在用药过程中应注意观察，如药物对患儿认知功能产生严重影响，应权衡利弊，必要时可更换药物。

（6）有些儿童期特殊的癫痫性脑病（如 West 综合征、Lennox-Gastaut 综合征、Landau-Kleffner 综合征等）除抗癫痫药治疗外，可选用肾上腺皮质激素、生酮饮食等特殊治疗方法。

（7）对于患线粒体病和有机酸血症合并癫痫的患儿，丙戊酸易引起肝损害，尽量不选用；对诊断为 Alpers 病合并癫痫的患儿应禁用丙戊酸，因为丙戊酸可引起本病患者肝功能衰竭。

2. 女性癫痫患者

（1）女性患者尤其关注药物对容貌的影响，长期使用苯妥英钠可导致皮肤多毛症和齿龈增生，应尽可能避免长期使用。

（2）癫痫女性发生内分泌紊乱、多囊卵巢综合征的概率增加，在服用丙戊酸时尤为明显，进而可能导致体重增加、月经紊乱、不育、性功能减退等，使用时应慎重。

（3）由于女性癫痫患者特殊的生理特点，治疗措施应该充分考虑到生殖、妊娠及分娩等多方面情况。例如，持续应用丙戊酸对于胎儿可能造成的风险，应当警惕大剂量丙戊酸（超过 800mg/d）及联合丙戊酸的多药治疗，可能造成比较大的风险。有关新型抗癫痫药对于胎儿可能造成的风险的相关数据报道还比较有限。

（4）生育期：重视癫痫女性的生育功能是提高患者生活质量的重要环节之一。对于尚未生育的患者应尽量避免使用可能影响生育功能的药物，如丙戊酸类药物；建议准备生育的患者在医生的指导下计划妊娠。

（5）孕前咨询：告知患者癫痫发作及抗癫痫药对妊娠及胎儿的风险。妊娠期使用抗癫痫药可能对癫痫女性后代智力发育造成影响，尤其是苯巴比妥和丙戊酸。目前尚无足够的证据来评估新型抗癫痫药（加巴喷丁、左乙拉西坦、噻加宾、托吡酯、氨己烯酸）的致畸性。大剂量丙戊酸（超过 800mg/d）及联合丙戊酸的多药治疗的致畸风险明显增加；告知患者补充叶酸和维生素 K 的必要性。如果孕妇本人或者配偶有癫痫病史，尤其是有特发性癫痫及癫痫相关遗传病家族史者，应当进行遗传咨询。

（6）妊娠：孕妇除定期进行产科检查外，还应定期就诊于癫痫专科医生；根据临床发作情况及时调整抗癫痫药的剂量，尽量减少和避免发作，尤其是 GTCS。孕妇也需要了解，没有证据表明局灶性、失神及肌阵挛性发作会影响妊娠期与发育阶段的胎儿，除非患者跌倒或者受到了伤害；如果妊娠期间发作控制不佳，要充分考虑到妊娠相关因素的影响，如剧烈呕吐、依从性差等；妊娠 16～20 周时应该对胎儿进行详细的超声波检查，及时发现可能存在的畸形。

（7）分娩：应当由产科医师与癫痫专科医师共同诊疗妊娠的癫痫患者。大部分癫痫产妇都能正常分娩，但是疼痛、压力、睡眠不足、过度换气等因素都增加了分娩期发作的危险；建议应当在配备有孕妇及新生儿复苏条件，以及紧急处理母亲癫痫发作的相应专业人士、设备的产科监护室内进行；分娩过程中及分娩后应该按时、按量服用抗癫痫药，如果不能及时口服抗癫痫药，应该通过其他途径给予足量抗癫痫药；在分娩过程中，一旦出现癫痫发作，应该尽快采取措施终止发作，可选用地西泮或劳拉西泮静脉注射；如果发作持续，应该按照癫痫持续状态处理；同时采取措施尽快结束分娩，并做好新生儿抢救准备。

（8）哺乳：绝大多数抗癫痫药可以通过乳汁分泌，但是乳汁中抗癫痫药的浓度相对比较低；对于绝大多数服用抗癫痫药的妇女来说，哺乳是相对安全的，应当鼓励母乳喂养；注意婴儿的不良反应，如易激惹、睡眠不良、体重减轻或镇静、肌张力降低、吸吮无力、进食困难等现象。

3. 老年癫痫患者　老年期发病癫痫的治疗包括两个方面，一是针对病因的治疗，二是抗癫痫药治疗。老年癫痫患者选择抗癫痫药治疗的基本原则与青年人一致，但应该特别注意以下几点。

（1）老年人由于生理或病理变化对药效学和药代动力学的影响，通常对抗癫痫药较敏感，应尽可能缓慢加量、维持较低的有效治疗剂量，加强必要的血药浓度监测。

（2）老年癫痫患者合并慢性病（高血压、糖尿病、心脏病、高脂血症等）需服用其他药物的情况很常见，应系统性考虑患者服用的非抗癫痫药与抗癫痫药的相互作用及多种抗癫痫药联合应用之间的相互作用。

（3）老年患者，尤其是绝经后女性患者容易出现骨质疏松，建议尽可能避免使用有肝酶诱导作用的抗癫痫药，并可补充维生素 D 和钙剂。

（四）围手术期用药

外科手术前需调整抗癫痫药的用量，术后也需一段时间的抗癫痫药维持与巩固治疗。

1. 手术前及术中抗癫痫药的调整

（1）现有抗癫痫药治疗下发作频繁者，容易监测到自然发作，保持原来的用药状态，不减量使用或停用抗癫痫药。

（2）发作无规律或发作不频繁的患者，为能监测到多次发作，可在充分告知并取得患者及其家属知情同意的情况下，逐渐减少或停用抗癫痫药，以便于记录到发作。

1）单药治疗者，现有抗癫痫药剂量减少 1/3，如果 3 天仍未记录到发作，再继续减药 1/3，监测 1～3 天，如还不能记录到发作，则全部停药继续监测。

2）多药治疗者，首先考虑停用被评估为无效的、不良反应大的或半衰期较短的药物，监测 1～3 天；然后停用相对有效的药物，如能记录到发作，术后可考虑继续应用该药。

3）多药治疗者也可参照上述单药治疗患者的减药方案，每次将现有抗癫痫药的剂量减少 1/3，监测 1～3 天，记录发作。

（3）手术开始前（当日）不用口服抗癫痫药，避免使用苯巴比妥及苯二氮䓬类等可能影响术中脑电监测的药物。

（4）在麻醉停止前 30 分钟，静脉加用抗癫痫药，术后常规静脉（或肌内注射）使用抗癫痫药，清醒后早期（术后 6 小时）使用口服抗癫痫药。

2. 手术后抗癫痫药的治疗　癫痫手术前脑电图监测时需要停用抗癫痫药，使其血药浓度骤降，加上手术本身对大脑皮质的刺激和手术创伤等应激加快了抗癫痫药的代谢，血药浓度不稳定容易诱发癫痫发作。术后癫痫分为即刻癫痫（≤24 小时）、早期癫痫（≤7 天）和晚期癫痫（>7 天）三类。即刻癫痫多为部分性或全身性发作；而早期癫痫以局灶性发作为多见；晚期癫痫可为术前发作形式或新出现的发作类型。手术后抗癫痫药的选择并没有具体的标准，一般多参照抗癫痫药的使用原则。

（1）手术后抗癫痫药的早期治疗：患者术后早期出现发作频率增加和（或）发作形式改变，此时一般暂不改变抗癫痫药治疗方案；出现频繁的癫痫发作或持续状态，对症处理的同时应寻找诱发因素，并积极处理；如仍控制不佳，可用肌松剂，如维库溴铵等药物。

（2）手术后抗癫痫药的晚期治疗

1）药物治疗方案，分析原因，予相应处理。

2）术后 4 周仍有与术前同样的发作或出现新的发作类型，可根据发作类型、血药浓度、脑电图情况等因素调整治疗方案。

3）手术后抗癫痫药的长期治疗，其价值在于控制手术后可能残余的致痫区，防止有发作潜能的皮质（如刺激区）发展为新的致痫区。

a. 手术后即使发作得到彻底控制，亦应坚持使用抗癫痫药至少 2 年。

b. 手术后长期抗癫痫药的使用原则要参照术前用药进行调整，术后效果良好的患者，可将术前应用的药物种类减少，最好首先停用副作用大及术前药效较差的药物。

c. 仅留先兆发作的患者，根据发作的频率、持续时间及对患者的影响，参考脑电图情况考虑是否可以减药，并酌情延长术后服药时间。

d. 如果术后效果不佳，则应长期服用抗癫痫药治疗，或考虑再次行手术评估。

第三节　癫痫的外科治疗

癫痫外科治疗是癫痫治疗中重要的一部分，需要明确的是，癫痫手术并不是癫痫治疗的最后一环，也可能是第一个环节。癫痫外科治疗是一种有创性治疗手段，必须经过严格的多学科术前评估，确保诊断和分类的正确性。

（1）外科治疗的目的需要明确为提高患者生活质量，终止或减少癫痫发作。当然，具体每一例考虑进行手术治疗的癫痫患者，均需要明确手术的具体目标，包括手术希望终止癫痫发作还是减少癫痫发作，癫痫终止或减轻的概率有多少，是否以改善患者的生活质量为最终目的。

（2）目前癫痫手术的适应证尚不统一，切除性癫痫手术的适应证主要是药物治疗失败的且可以确定致痫部位的难治性癫痫、有明确病灶的症状性癫痫，同时还需要判定切除手术后是否可能产生永久性功能损害及这种功能损害对患者生活质量的影响；姑息性手术主要用于一些特殊的癫痫性脑病和其他一些不能行切除性手术的患者。不论是切除性手术还是姑息性手术，术前均应该运用可能的各种技术手段，仔细充分评估手术可能给患者带来的获益及风险，并且与患者及其监护人充分沟通手术的利弊，共同决定是否手术及手术方案。

（3）癫痫外科治疗的方法主要包括以下几种。①切除性手术：病灶切除术、致痫灶切除术、（多）脑叶切除术、大脑半球切除术、选择性海马-杏仁核切除术；②离断性手术：单脑叶或多脑叶离断术、大脑半球离断术；③姑息性手术：胼胝体切开术、多处软膜下横切术、脑皮质电凝热灼术；④立体定向放射治疗术：致痫灶放射治疗、传导通路放射治疗；⑤立体定向射频毁损术：致痫灶放射治疗、传导通路放射治疗；⑥神经调控手术：利用置入性和非置入性技术手段，依靠调节电活动或化学递质的手段，来达到控制或减少癫痫发作的目的，神经调控相对于切除性手术的优点是可逆、治疗参数可体外调整及创伤小。目前癫痫常用的神经调控手术有迷走神经刺激术、脑深部电刺激术、反应式神经电刺激术、微量泵的植入技术等。

（4）癫痫外科治疗后仍应当继续应用抗癫痫药，围手术期抗癫痫药的应用参照《癫痫外科手术前后抗癫痫药物应用的专家共识》。

（5）癫痫外科治疗后应做好患者的早期和长期随访，早期主要关注癫痫控制、手术并发症、药物治疗方案和药物不良反应，长期随访重点关注患者的癫痫长期疗效和生活质量变化。

第四节　其他治疗方法

一、生酮饮食

生酮饮食是一个高脂、低碳水化合物和适当蛋白质的饮食。这一疗法用于治疗儿童难治性癫痫已有数十年的历史，虽然其抗癫痫的机制目前还不清楚，但是其有效性和安全性已得到了公认。生酮饮食由于特殊的食物比例配置，开始较难坚持，但如果癫痫发作控制后，患者多能良好耐受。

（一）患者选择

生酮饮食可有效治疗从婴儿期到成人的癫痫个体。多年来，人们认为婴儿在维持酮体并保持生长需求上存在困难，因此，生酮饮食不被推荐给小于 2 岁的孩子。但最新报道表明生酮饮食在 6 周龄的婴儿中安全且有效。事实上，目前已有初步证据表明小于 2 岁的孩子可能是启动生酮饮食的理想年龄人群。关于婴幼儿使用生酮饮食的特定指南已经在欧洲创建。青少年和成人通常不被考虑为生酮饮食的候选人群，这是因为在早先共识指南发布之前，在这类人群中疗效数据有限。然而，随后的大量研究表明饮食疗法在成人中取得了相似的疗效。传统上，生酮饮食被当作使用 2 种或以上抗癫痫药无效的难治性癫痫的"最后治疗方法"。基于生酮饮食的疗效，专家共识建议难治性癫痫应尽早考虑使用生酮饮食。

（二）适应证

专家共识认为有多种特定的疾病应在癫痫治疗病程的早期使用生酮饮食，这些适应证分类为 60%～70%有效率的疾病。一些生酮饮食报道有效的适应证，但不高于 40%～50%有效率，为适度有效的癫痫疾病。

生酮饮食已被一致报道疗效高于 70%的癫痫综合征和疾病包括 Angelman 综合征、复合体 I 缺陷线粒体病、Dravet 综合征、癫痫伴肌阵挛-站立不能发作（Doose 综合征）、葡萄糖转运子 1 缺乏综合征（GLUT1 DS）、发热感染相关性癫痫综合征（FIRES）、单独配方喂养的儿童或婴儿、婴儿痉挛症、大田原综合征、丙酮酸脱氢酶缺乏症（PDHD）、超难治性癫痫持续状态、结节性硬化症。

生酮饮食已被报道适度有效（不高于平均饮食治疗有效率，或局限于单中心案例报道）的癫痫疾病包括腺苷酸琥珀酸裂合酶缺陷、*CDKL5* 基因突变脑病、儿童失神发作、皮质畸形、婴儿癫痫伴游走性局灶性发作、癫痫性脑病伴睡眠中持续棘慢波、V 型糖原病、青少年肌阵挛性癫痫、Lafora 病、Landau-Kleffner 综合征、LGS 综合征、磷酸果糖激酶缺陷、Rett 综合征、亚急性硬化性全脑炎（SSPE）。

（三）禁忌证

生酮饮食在几种特定疾病中是禁忌的。生酮饮食的代谢涉及从碳水化合物转为脂肪作为能量来源。患有脂肪代谢疾病者在禁食或使用生酮饮食情况下可能有严重的恶化。因此，在启动生酮饮食之前，应对脂肪运输和氧化障碍进行筛查，尤其是患有癫痫但没有明确病因者。长链脂肪酸通过肉碱透过线粒体膜，肉碱棕榈酰基转移酶（CPT）Ⅰ、Ⅱ和肉碱移位酶具有促进作用。一旦进入线粒体，脂肪酸被 β 氧化为 2 个碳原子单位的乙酰辅酶 A，之后进入三羧酸循环作为能量。这条通路上任何点的先天性代谢异常可导致进行禁食或生酮饮食患者的破坏性分解代谢危机（如昏迷、死亡）。

生酮饮食的禁忌证如下。

1. 绝对禁忌证　包括肉碱缺乏症（原发性）、肉碱棕榈酰基转移酶（CPT）Ⅰ和Ⅱ缺乏症、肉碱移位酶缺乏症、β-氧化缺陷、中链酰基脱氢酶缺乏症（MCAD）、长链酰基脱氢酶缺乏症（LCAD）、短链酰基脱氢酶缺乏症（SCAD）、长链 3-羟酰辅酶 A 缺乏症、中链 3-

羟酰辅酶 A 缺乏症、丙酮酸羧化酶缺乏症、卟啉病、不能维持充足营养的患者。

2. 相对禁忌证 包括通过神经影像和视频脑电图检查确定的手术病灶、父母或监护者不配合、丙泊酚联合使用（丙泊酚输注综合征风险可能较高）。

（四）饮食前评估和咨询

专家共识强烈建议在启动生酮饮食之前进行临床随访。这个随访的目的是确定发作类型，排除生酮饮食禁忌的代谢性疾病，评估合并症（肾结石、吞咽困难、高胆固醇血症、体重增加或经口摄入不佳、胃食管反流、便秘、心肌病、慢性代谢性酸中毒）。

生酮饮食前评估推荐如下。

1. 咨询

（1）讨论对发作减少、药物和认知的期望。

（2）使用生酮饮食的潜在心理和财务困难。

（3）检查抗癫痫药和其他药物的碳水化合物含量。

（4）推荐家长阅读针对父母的生酮疗法资料。

（5）住院前与儿童医疗辅导师交流（如果有的话）。

2. 营养评估

（1）基线体重、身高、身高理想体重。

（2）婴幼儿头围。

（3）适当时的身体质量指数（BMI）。

（4）营养摄入史：3 天食物记录、食物偏好、过敏、厌食和不耐受。

（5）建立饮食形式：婴儿、口服、肠内或组合。

（6）决定饮食类型：经典 KD、MCT、MAD 和 LGIT。

（7）计算热卡、液体和生酮比例（或 MCT 油比例或每天碳水化合物的摄入）。

3. 实验室评估

（1）基于饮食参考量推荐建立维生素和矿物质补充。

（2）血小板全血计数。

（3）电解质：包括血清碳酸氢、总蛋白质、钙。

（4）血清肝肾试验：包括白蛋白、血尿素氮、肌酐。

（5）空腹血脂。

（6）血清酰基肉碱。

（7）维生素 D 水平。

（8）尿液分析。

4. 辅助测试（选用）

（1）抗癫痫药水平（如使用）。

（2）脑电图。

（3）脑部 MRI。

（4）UCG（超声心动图），如果有心脏病病史强烈考虑。

（5）尿液有机酸，如果诊断不清楚可考虑。

（6）血清氨基酸，如果诊断不清楚可考虑。

（五）饮食疗法的启动

大多数中心（80%）在医院开始经典生酮饮食以严密观察患儿情况，必要时提供医学干预。住院可提供更多的时间指导看护者如何计算和称重食物、检测酮体和患者出院时生酮饮食的处理。生酮饮食也可以在门诊启动，不需要禁食，这种方法的潜在优势包括减少家庭压力、离家时间和医院相关费用。在门诊启动经典生酮饮食，所有患儿应进行代谢检查筛选、患儿住所必须接近医疗护理机构、在门诊情况下生酮团队应能提供家庭教育。

传统启动生酮饮食的方法涉及一段时间的禁食（12～24 小时），提供不含碳水化合物的液体。前 24～48 小时，定期监测血糖（如餐前），提供 <30mg/d 的果汁或其他形式的右旋糖。饮食以 1/3 或 2/3 热量间隔提供，直到全热卡饮食耐受，同时保持生酮比例不变。另一种不同的方法是开始时提供全热卡，但生酮比例每天从 1∶1、2∶1、3∶1、4∶1 逐渐增加，以允许患儿适应脂肪浓度的增加。

大多数中心在门诊启动改良阿特金斯饮食（MAD）和低血糖生成指数饮食（LGIT），通常使用小组教学会话，不需要禁食。在这些情况下，主要目标是指导看护者如何在家使用 MAD 或 LGIT 饮食。在 MAD 饮食中，积极鼓励脂肪的摄入（如奶油、黄油、油类、酥油）。不限制蛋白质的摄入，如果太多可能影响酮症。MAD 饮食不限制热量。LGIT 饮食个性化热卡、蛋白质、脂肪和碳水化合物的克数（蛋白质占热量的 20%～30%，而脂肪占 60%）。使用 LGIT 饮食时，碳水化合物的摄入限制为每天 40～60g，限制使用血糖指数 <50 的含碳水化合物的食物。MAD 饮食教育包括碳水化合物计数、阅读食品标签和辨别、使用高脂肪食物。LGIT 饮食教育内容也包括血糖指数概念的背景。

（六）联用抗癫痫药

对抗癫痫药治疗无效的患儿，通常将生酮饮食与这些药物联合使用。在人类身上，当前很少有数据支持抗癫痫药和生酮饮食之间的药效学相互作用。使用生酮饮食期间抗癫痫药的药代动力学研究已发现，大多数常用抗癫痫药的血清水平没有明显改变。因此，一般来说，启动生酮饮食时不需要调整联用抗癫痫药的剂量。如果不良反应增加或嗜睡，应监测血浆水平，并减少可导致镇静作用的抗癫痫药，如苯二氮䓬类药物和苯巴比妥。

丙戊酸作为难治性癫痫的常用药物，是生酮饮食所推荐的，当联合使用时备受关注。这可能是由于其自身作为一种短链脂肪酸可增加脂肪酸氧化和可能导致肝中毒。尽管有这些担忧，临床数据一般支持丙戊酸和生酮饮食的安全使用。如果患者使用生酮饮食和丙戊酸时有肝中毒现象，在慢慢减停两者后，生酮饮食之后可再次进行尝试。在极少数情况下，生酮期间的丙戊酸会抑制酮症，移除后酮症增多、临床症状出现。单独使用生酮饮食或丙戊酸可能出现继发性肉碱缺乏症，并可能恶化，应进行监测。

生酮饮食也可导致慢性但通常轻度或无临床症状的代谢性酸中毒。在现有的碳酸酐酶抑制剂（乙酰唑胺、托吡酯、唑尼沙胺）方案中添加生酮饮食，可能恶化之前存在的代谢性酸中毒，启动生酮饮食后早期可能发生血清碳酸氢的最大水平减少。当患者使用这些抗癫痫药时，建议仔细监测碳酸氢盐的水平。托吡酯单独应用可增加肾结石的风险，当与生酮饮食联用时不会增加这种事件，但与唑尼沙胺合用时可能增加此风险。当患儿服用碳酸酐酶抑制剂时，应更谨慎地监测肾结石。

停用抗癫痫药通常是患者使用生酮饮食的目的，尤其建议在使用生酮饮食 1 个月后进行。然而，有证据表明抗癫痫药甚至可在使用经典生酮饮食的第一个月内成功减少。减少苯巴比妥和苯二氮䓬类药物可能与生酮期间发作恶化风险增加有关。因此，建议逐渐停服这些药物。患儿不必等到无发作才尝试减少联用抗癫痫药。临床医生应留心许多药物的配方，包括不适用于癫痫控制的药物，可能含有碳水化合物或糖作为添加剂。开处方者只要有可能应寻找替代配方，或将碳水化合物纳入到生酮饮食的计算中。一般来说，片剂优于液剂或可咀嚼的药物。

（七）补充剂

由于生酮饮食中水果、蔬果、谷物，以及含有钙的食物有限，补充剂是必需的，特别是维生素 B，应使用不含碳水化合物的维生素和矿物质。生酮食物中维生素 D 和钙的含量不足，再加上证据表明癫痫患儿的维生素 D 的水平下降，因此应在每日营养推荐下补充维生素 D 和钙。预防性使用口服柠檬酸盐可减少患肾结石的风险。

使用生酮饮食治疗的儿童补充推荐如下。

1. 普遍推荐

（1）多种维生素和矿物质，包括微量矿物质，尤其是硒。

（2）钙和维生素 D（满足每日 RDA 要求）。

2. 选择性额外补充

（1）维生素 D（高于 RDA）。

（2）口服柠檬酸盐。

（3）通便药物。

（4）额外的硒、镁、锌、磷、铁、铜。

（5）肉碱。

（6）MCT 油或椰子油（MCT 来源）。

（7）盐（如果使用超过 1 年，将钠加入到 RCF 配方中）。

上述补充推荐应尽可能提供不含碳水化合物的制剂。

（八）饮食疗法的维持

患儿应在使用生酮饮食第一年的 1、3、6、9、12 个月进行看诊，之后随访间隔为 6 个月。婴幼儿和其他营养缺陷高风险的患者应进行更频繁的交流。所有患儿在就诊时应由小儿神经科医生和营养师看诊。在每次随访中，应讨论营养状况、实验室检查、抗癫痫药的使用和生酮饮食的时间。在停止生酮饮食之前，应考虑脑电图检查。营养师和熟悉生酮饮食疗法的神经科医生应定期随访、评估使用生酮饮食的患儿。

生酮饮食门诊随访推荐如下。

1. 营养评估（注册营养师）

（1）身高、体重、身高理想体重、生长速度、在适当时候的 BMI。

（2）婴幼儿头围。

（3）检查生酮处方的适当性（热卡、蛋白质和液体）。

（4）检查维生素和矿物质补充。

（5）评估生酮饮食的依从性。

（6）必要时调整生酮饮食以提高依从性和发作控制。

2. 医学评估（神经科医生）

（1）饮食的疗效（生酮饮食是否符合父母的期望值）。

（2）生酮饮食的不良反应。

（3）抗癫痫药的减少（若可以）。

（4）是否继续生酮饮食。

（5）实验室评估。

（6）血小板全血计数。

（7）电解质（包括血清碳酸氢、总蛋白质、钙）。

（8）血清肝肾试验（包括白蛋白、血尿素氮、肌酐）。

（9）维生素 D 水平。

（10）空腹血脂。

（11）游离和总肉毒碱。

（12）尿液分析。

（13）硒水平。

（14）抗癫痫药的水平（若可以）。

（15）脑电图（在考虑停止生酮饮食时）。

3. 选用

（1）血清 BOH（β-羟基丁酸）水平。

（2）尿钙和肌酸酐。

（3）锌和铜水平。

（4）心电图。

（5）生酮饮食 2 年后的骨密度（DEXA 扫描）。

（九）不良反应

与所有医学疗法一样，生酮饮食也有潜在的不良反应。总体上，严重不良反应的风险低。大多数不良反应不需要停止生酮饮食。生酮饮食发生不良反应时，神经科医生和营养师应知道如何处理它们。最常涉及的是胃肠道系统，并通常在启动饮食疗法的前几周内出现。便秘、呕吐和腹痛可能在高达 50%的患儿中发生。这些症状通常轻微，只需极少干预便可轻松处理。当进行充足的处理和预防时，胃肠道不良反应很少是停止生酮饮食的原因。

高脂血症几乎是所有生酮饮食众所周知的不良反应。血清三酰甘油、总胆固醇和低密度脂蛋白（LDL）胆固醇水平已被报道在 14%～59%使用经典生酮饮食的患儿中增加。高脂血症最早可在治疗第一个月看到。初步数据表明尽管在生酮饮食治疗的第一个月内血清脂质过早增加，但这种增加通常是短暂的。传统上，肾结石发生在 3%～7%使用生酮饮食的患儿中，通常不要求停止生酮饮食，碎石术很少需要，口服柠檬酸似乎有助于预防结石的形成。关于生酮饮食对患儿生长的影响有不同的数据。然而，所有使用超过 6 个月的研究表明，经典生酮饮食对患儿生长有消极影响，并随着时间推移可能导致身高增长减速。

（十）饮食停止

使用生酮饮食 3 个月后如果不成功，以及使用生酮饮食 2 年有效的患者，应考虑停止生酮饮食。婴儿痉挛症和癫痫持续状态患者可能需要较短的时间，但对于葡萄糖转运子 1 缺乏综合征（GLUT1 DS）和丙酮酸脱氢酶缺乏症（PDHD）可能需要较长时间的生酮饮食。无发作的患儿在停止生酮饮食治疗之前，需复查脑电图以告知家长关于癫痫复发的风险。在停止期间，共识专家组一般推荐在 1～3 个月逐渐停止，除非是需要紧急停止。

生酮饮食停止的时机和实际方法通常根据患儿的反应个性化进行。在考虑停止之前，共识专家组一致同意生酮饮食应至少平均使用 3.2 个月以公平评价疗效。最近数据表明，当起效时生酮饮食快速起作用，75%的患儿在 14 天内有反应。因此，较短的饮食时间在一些患儿中可能足以评价发作是否减少。另一项研究表明，尽管无发作最可能发生在前几个月，最晚可能发生在使用生酮饮食 18 个月时。与抗癫痫药相似，如果启动生酮饮食后发作恶化 1～2 周以上，应立即停止。尽管没有明显的发作控制，如果家长选择让患儿坚持生酮饮食治疗 6 个月以上，应支持他们的决定，并监测和处理不良反应。

如果癫痫发作减少 50%以上，生酮饮食治疗通常在大约 2 年后停止。然而，如果癫痫几乎完全控制（如发作减少 90%以上），并且不良反应少，生酮饮食可持续使用几年时间。目前没有使用生酮饮食治疗的最长时间研究。但在每次门诊就诊和大约 2 年的持续使用后，共识专家组推荐应考虑生酮饮食的风险和疗效。

二、经颅磁刺激

根据经颅磁刺激（TMS）刺激脉冲的不同，可以将 TMS 分为三种刺激模式，即单脉冲 TMS（sTMS）、双脉冲 TMS（pTMS）及重复性 TMS（rTMS）。rTMS 用于治疗癫痫，主要是通过改变它的刺激频率而分别达到兴奋或抑制局部大脑皮质功能的目的。其可用于药物治疗无效且不愿接受手术或无法耐受手术的难治性癫痫患者，其最大的风险是可能诱发癫痫。目前认为 rTMS 对病灶位于表浅新皮质的药物难治性癫痫疗效较好。癫痫发作频率经治疗后可下降 58%～80%。每个疗程的 rTMS 治疗，效果可维持 8 周。目前 rTMS 治疗局限在不同研究中心不同患者刺激参数变异性高，未形成标准化治疗流程。

临床药物治疗癫痫疗效确切，一线抗癫痫药可改善癫痫症状，控制癫痫发作，对癫痫患者有良好治疗作用，但是多数的患者接受药物治疗后仍可复发，需要长期用药，容易出现不良反应，因此，需要探索更有效、安全的治疗方案，以提高患者的生活质量。而重复经颅磁刺激治疗可通过改变癫痫患者大脑皮质性风险，对大脑皮质相应部位产生刺激作用而改变静息期皮质的兴奋性，改变神经元功能活动而影响兴奋性传播，从而调节丘脑和基底节等的功能。重复经颅磁刺激通过抑制神经递质 γ-氨基丁酸的释放而促使神经元兴奋性降低，对脑干上行网状激动系统功能产生抑制，从而促使睡眠质量、抑郁情绪及癫痫发作等得到改善。研究显示，重复经颅磁刺激治疗可对大脑皮质的兴奋性进行调节，深部刺激颅脑，操作简便，可维持皮质神经元兴奋性和抑制性之间的平衡，调节神经细胞点活动而有效控制其兴奋和抑制状态。

不同 TMS 参数（如刺激频率、强度、个数、间隔等）构成的治疗方案适用的病症及其最终疗效不大相同。目前，已有很多将 rTMS 用于癫痫治疗的实验和病例，然而由于治疗方案涉及的因素较多，结果难有定论。

1. 频率　由于痫样活动以神经元的高度兴奋和高度同化为特征，因此目前对于癫痫的治疗主要聚焦在低频 rTMS（low-frequency rTMS，LF-rTMS），≤1Hz。LF-rTMS 可减少癫痫的发作，选用何种频率的 rTMS 更为安全有效是关键。根据已有动物实验和临床研究数据，治疗癫痫的 rTMS 频率以 0.3～1.0Hz 为最佳。高频 rTMS（high-frequency rTMS，HF-rTMS）也并非完全不能应用于癫痫患者的治疗过程，关键是把握适应证。鉴于 rTMS 应用的安全性，HF-rTMS 用于治疗临床癫痫患者的报道较少，多以短暂暴发的模式应用或与 LF-rTMS 联用，将其正在发作的癫痫中断或终止。当患者出现局灶性癫痫持续状态时，对病灶先予以 20～100Hz 的 HF-rTMS 短暂冲击后再接以 LF-rTMS，可有效控制癫痫持续状态复发。HF-rTMS 控制癫痫对强度有一定要求，强度的提升可能大大增加致痫风险，因此如何平衡疗效与安全得到最佳治疗方案有待探索。

2. 强度　是影响 rTMS 疗效的因素之一，临床用于癫痫患者的 rTMS 的强度为 70%～120%MT。其中 75%MT 和 100%MT 的抗癫痫效果最佳。持续进行 2 周的 90% MT-rTMS 治疗后，癫痫患者的发作症状显著改善。

3. 其他参数　rTMS 治疗方案的参数设置还包括定位、持续间隔与时程、线圈形制的选择等。在刺激线圈形状方面，"8"字"H"型和圆形线圈的磁头均能有效发挥抗癫痫作用，两者的疗效无显著差别。由于"8"字线圈聚焦性好，不良反应少，故"8"字线圈是目前 rTMS 应用的首选。另外，rTMS 的定位有颅顶、颞区和运动皮质畸形处等，一般根据适应证和病灶所在确定。

4. 患者自身因素对疗效的影响　rTMS 治疗方案不是决定抗癫痫作用的唯一因素，患者自身因素对 rTMS 的疗效影响更大。首先是年龄，rTMS 治疗有效的报道多是针对青少年，而关于高龄患者的报道较少。其次，从病因学和解剖学的角度分析，结构性癫痫（局灶性皮质发育不良等）相关的或病灶位于新皮质的癫痫患者最合适应用 LF-rTMS 治疗，因为这些患者更容易实现致痫灶的精确定位，且病灶区位于皮质凸面方便进行 TMS。此外，中枢兴奋性和抑制性平衡失调的病理机制本身也可能是其中一个重要因素。对于正处于癫痫持续状态的患者，一般的 LF-rTMS 对癫痫发作频率影响不大，HF-rTMS 可能更有应用前景。

TMS 拥有非侵入性、无痛、有效、相对安全、廉价、操作方便、穿透颅骨刺激强度不衰减等诸多优点，虽然在癫痫的诊断和治疗方面有广阔的应用前景，但也存在许多不足与争议。TMS 刺激方案的优化与标准化、患者适应证的细化与个体化等诸多问题均有待实验和理论的进一步研究。随着对癫痫本质的探寻和 TMS 抗痫作用机制的阐释，TMS 技术有望在未来获得显著的进展。

第五节　癫痫发作的即刻处理原则

一、处理原则

（1）明确癫痫发作的诊断。

（2）严密观察：观察意识、瞳孔及生命体征变化，注意记录癫痫发作的具体症状学表现，如头是否向一侧偏斜等。

（3）注意保护，防止意外伤害。如为全面强直阵挛或强直-阵挛发作，癫痫样发作过程中应保持头部向一侧偏斜，维持呼吸道通畅，避免窒息及误吸，避免舌咬伤，给予氧气吸入，同时注意不要过度用力按压患者，以免造成骨折；如果为复杂部分性发作的患者，要注意其无意识行走和活动中造成的对自身或周围人员的伤害。

（4）积极寻找原因：要询问患者及其家属是否按时服药，有无诱发因素，必要时检查血常规、血糖、电解质及肝肾功能、抗癫痫药浓度等，如有条件可进行脑电图同步记录。如发作持续时间超过 5 分钟按"癫痫持续状态"处理。

二、急救措施

1. 一般处理

（1）保持呼吸道通畅、防止窒息：抽搐时，应平卧，头转向一侧，及时清除口、鼻、咽喉内的分泌物或呕吐物，以防吸入气管而发生窒息。

（2）防止意外损伤：为防止舌咬伤，可用纱布裹好的压舌板置于上下磨牙之间。若牙关紧闭，不要强行撬开。为防止坠床跌伤，需有人守护或加用护栏。

（3）防止缺氧性脑损伤：立即给予氧气吸入，必要时可用如腺苷三磷酸（ATP）、辅酶 A 等脑细胞营养药物。

2. 控制惊厥　多数癫痫发作可自行缓解，若发作不能缓解，且进展为癫痫持续状态，需要给予药物止惊治疗。

（1）苯二氮䓬类药物：为首选药物。如在医院，可以开放静脉通道，静脉注射地西泮，每次 0.3～0.5mg/kg（单剂最大剂量 10mg），每分钟 1～2mg，新生儿每分钟 0.2mg。如发作持续，必要时 10～15 分钟后可重复一次。地西泮直肠用制剂及咪达唑仑颊黏膜用制剂，由于使用方便、疗效肯定，更多用于院前（尤其是家庭）急诊处理，但是目前国内没有这些剂型。国内有人使用地西泮注射剂导管直肠给药止惊（0.3～0.5mg/kg），但是由于使用的不是专用直肠用药装置和剂型，存在给药方法难以标准化和难以掌握、药物剂量不准（药物在导管壁吸附、残留、漏出等）、起效时间难以准确估计的问题，因此仅能用于没有其他更合适的快速止惊方法时的替代，如在一些偏远的基层单位。对于医院内的惊厥急诊处理，在不能或者难以马上建立静脉通道的情况下，咪达唑仑肌内注射疗效确切，而且操作简便、快速，因此特别适合在医院儿科急诊及院前急救时作为常备首选止惊药，剂量是首剂 0.2～

0.3mg/kg，单剂最大不超过 10mg。如发作持续，可继续静脉输注，1～10μg/（kg·min），维持 12～24 小时。

（2）苯巴比妥钠：肌内注射吸收较慢，不宜用于急救的一线用药，可选用静脉制剂。负荷量为 10mg/kg，注射速度<25mg/min。此药维持时间较长，多于 12 小时后使用维持量，4～5mg/（kg·d）。但是需要注意的是，即使静脉注射，苯巴比妥在脑组织中的蓄积也需要较长时间，需要 20～60 分钟脑组织内药物才可达到达峰浓度；而且由于半衰期很长，婴幼儿需平均 50 小时，因此先用苯巴比妥再用苯二氮䓬类药物容易合并长时间呼吸抑制；此药镇静作用较强、持续时间长，容易影响意识判断，在疑似中枢神经系统感染或者怀疑脑病时，判断意识对于判断病情很重要。因此，目前此药仅作为止惊治疗的二线甚至三线药物。

（3）10%水合氯醛：用于上述治疗无效时，是目前国内一种较实用的初始止惊方法，剂量为 0.5ml/kg（50mg/kg），稀释至 3%灌肠。

第六节　药物难治性癫痫的诊断与处理

癫痫患者经过正规的药物治疗，仍有 1/3 的发作不能完全控制，对患者的认知、记忆、生活质量、社会心理及儿童的生长发育等造成影响。近些年，随着影像学、脑电图、遗传学等诊断技术的不断提高，多种新型抗癫痫药问世，切除性手术的疗效和安全性得到认可，生酮饮食和神经调控技术等抗癫痫措施的应用，使一些药物难治性癫痫患者的预后得到了改善。2010 年国际抗癫痫联盟发表了药物难治性癫痫的定义，并建议此类患者需转到具有一定经验的癫痫专业机构或癫痫专科医师处进一步检查评估、确认诊断。如诊断为药物难治性癫痫，需根据病因、发作类型、综合征等确定其处理原则，并将患者纳入"评估—治疗—随访—再评估—再治疗—随访"的动态管理和治疗中。

一、药物难治性癫痫的定义

药物难治性癫痫目前普遍采用国际抗癫痫联盟 2010 年的定义：应用正确选择且能耐受的两种抗癫痫药（单药或联合用药），仍未能达到持续无发作。

二、药物难治性癫痫的诊断

根据药物难治性癫痫的定义，诊断时首先强调"正规"应用两种抗癫痫药无效。正规应用药物是指选药正确，并应用足够的剂量和足够长的时间，如果某种药物的应用未按抗癫痫药选择原则正确应用或患者因为不能耐受该药物的副作用，在未达到药物有效治疗浓度之前停用，此种药物不能视为正规应用。

诊断时强调正规"两种"药物治疗仍有发作的癫痫可诊为药物难治性癫痫，是因为研究显示：未经治疗新诊断的癫痫患者使用第一种单药治疗后有 47%能达到无发作，再使用第二种可有13%达到无发作，继续第三种单药治疗时则仅有1%的患者可达到无发作。

在药物治疗过程中出现任何形式的发作（包括先兆），或因睡眠剥夺、月经、发热等因素诱发的发作，均应视为未能达到持续无发作。

在药物治疗后多长时间没有发作，可以认定该药完全控制发作，尚存在争议。一般认为用该药前最长发作间期时长的3倍时间，或12个月无发作（取时间更长的一项作为标准），就可认为该药治疗后发作完全控制。

另外，诊断药物难治性癫痫时还应综合考虑药物的副作用，发作对患者心理、生活和工作及儿童发育的影响等因素。

三、"假性"药物难治性癫痫的甄别

在诊断药物难治性癫痫之前，应注意排除是否为"假性"药物难治性癫痫。重点考虑有无如下可能：①非癫痫性发作；②癫痫发作的分类错误（如将失神发作误诊为复杂部分性发作）；③针对发作类型的选药不当（如用卡马西平控制失神发作）；④药物剂量不足或给药方法不当；⑤患者服药依从性差；⑥加重发作的可控诱因（如过量饮酒、缺少睡眠等）；⑦其他可导致癫痫难治的病因（如维生素 B_6 依赖症、葡萄糖转运体1缺陷症等）。另外，有些癫痫患者可能同时存在癫痫发作和非癫痫发作，应注意鉴别，必要时行长程视频脑电图监测明确诊断。避免因为将发作性症状都误认为是癫痫发作，而不断增加药物剂量或频繁更换药物来控制"难治性癫痫"的情况。

四、药物难治性癫痫的病因

成年人药物难治性癫痫的病因主要有脑结构异常的症状性癫痫或隐源性癫痫。研究显示：症状性癫痫或隐源性癫痫药物治疗控制不佳的比率为40%，而特发性癫痫只有26%。导致药物难治性癫痫的脑结构异常包括海马硬化、皮质发育不良、脑肿瘤、脑血管病、外伤性软化灶等。随着磁共振等影像学技术的发展，越来越多的隐源性癫痫被发现存在局灶性的脑结构异常。

儿童药物难治性癫痫的病因较为复杂，易发展为药物难治性癫痫综合征。有些婴幼儿或儿童期的癫痫综合征是由特定病因引起的，如大田原综合征（Ohtahara 综合征）由先天发育畸形引起，早发肌阵挛性脑病由先天代谢异常引起。而有些综合征可继发于多种病因，如婴儿痉挛和LGS可能由染色体异常、代谢异常、结构异常、缺氧性脑病、脑炎、脑膜炎等引起。

药物难治性癫痫病因的确定，有利于进一步有针对性地实施治疗。

五、药物难治性癫痫的早期识别

根据引起药物难治性癫痫的病因和综合征的不同，癫痫患者被诊为药物难治性癫痫的时间是不等的：有些患者很早期就可以诊断（如 LGS 等），有些因发作少需要确认药物有

效的时间较长,要观察、随诊很长时间才能诊断为药物难治性癫痫。早期识别药物难治性癫痫,对患者及其家属进行相关知识的宣教和准备,有利于医生和家属共同商讨,制定长期治疗、随访计划,动态评估病情,尽早了解和考虑除药物治疗外的多种治疗方法,改善患者的预后。如诊为颞叶癫痫(尤其是伴有海马硬化的颞叶内侧癫痫)患者采用手术治疗获得发作完全缓解的概率明显高于长期服用药物治疗的患者,属于手术效果好的可预知的药物难治性癫痫,应尽早手术治疗。

早期识别药物难治性癫痫应从以下两个方面考虑。

1. 易发展为难治性癫痫的综合征的早期识别　临床上有些癫痫患者从诊断一开始就很有可能是难治性癫痫,而不是随病情演变发展而来的。这种难治性癫痫主要包括一些特殊类型的癫痫综合征,常见的有大田原综合征(早发性婴儿癫痫性脑病)、婴儿痉挛症、Lennox-Gastaut 综合征、Rasmussen 综合征、颞叶内侧癫痫、下丘脑错构瘤癫痫发作等。

2. 易发展为药物难治性癫痫危险因素的早期识别　易成为难治性癫痫的危险因素包括:①初始抗癫痫药治疗效果差;②年龄依赖性癫痫性脑病;③在癫痫诊断和治疗前存在频繁发作;④出现过癫痫持续状态;⑤长期活动性癫痫发作;⑥海马硬化、皮质发育异常、肿瘤、外伤性软化灶、双重病理等明确的病因。

六、药物难治性癫痫的检查评估

在初级癫痫诊疗机构经药物治疗效果不佳的癫痫患者,应转诊到有条件和有诊治经验的专业癫痫诊治机构或癫痫专科医师处进行进一步检查、诊断、评估和选择治疗。

1. 药物治疗效果不佳的有发作性疾病患者的评估步骤

(1)重新考虑癫痫的诊断和鉴别诊断,排除非癫痫发作事件。

(2)按照药物难治性癫痫的定义和诊断要点,综合考虑是否存在易发展成药物难治性癫痫的危险因素,排除假性药物难治性癫痫的可能,确认药物难治性癫痫的诊断。

(3)查找引起药物难治性癫痫的病因和癫痫综合征。

(4)有条件者,评估患者的认知、心理和社会功能损害程度,是否存在记忆力减退、药物严重副作用和焦虑、抑郁、精神障碍等共患病,儿童患者评估发作对患儿智力和生长发育等方面的影响。

(5)有局部结构性病灶和实施切除性手术可能的患者,需进一步评估致痫灶与脑重要功能区的关系,考虑切除性手术是否引起患者的功能障碍。

(6)根据评估结果,综合考虑各种治疗方法的疗效和可能的不良反应,制定治疗方案。

(7)制定随访计划,定期评估治疗效果,确定是否需要再次评估和再次确定治疗方案。

2. 药物治疗效果不佳的有发作性疾病患者详细询问病史和检查的步骤

(1)详细询问病史:包括发作时的症状(先兆、症状学演变、发作频率、是否有诱因、是否有特别提示意义、是否有定位提示意义),用药史(种类、剂量、疗程、是否正确选药、患者服药依从性等),出生史,家族史,热性惊厥史,外伤史,中枢神经系统感染史,生长发育史,睡眠情况,情绪性格,不良生活习惯(熬夜、酗酒等)及其他系统疾病史等。

（2）神经系统检查和其他系统体格检查：如详细的皮肤检查有利于结节性硬化等神经皮肤综合征的诊断。

（3）实验室检查：除癫痫诊断和鉴别诊断的常规化验检查外，药物难治性癫痫，尤其是婴幼儿时期的药物难治性癫痫的病因学诊断还应包括遗传、代谢、免疫/炎症等方面的相关检查。随着基因诊断技术的发展，使一些引起癫痫发作的遗传代谢病的诊断和针对病因治疗成为可能，并使这部分患儿的预后极大改善。

（4）脑电图检查：是癫痫诊断、鉴别诊断、发作类型和综合征诊断及定位诊断必不可少的工具，根据监测仪器和监测时间的不同而脑电图的阳性发现也不同，建议有条件时行长程视频脑电图监测，必要时行发作期脑电监测。需注意的是：有部分非癫痫发作事件，如抽动症、屏气发作、头晕、非癫痫的精神障碍发作可以有脑电图异常表现，而一些来源于深部皮质的癫痫（如额叶内侧面癫痫、下丘脑错构瘤癫痫等）头皮脑电图并不一定有阳性发现，这时癫痫的诊断更多依赖于详细的病史。

（5）影像学检查：疑为药物难治性癫痫的患者应尽早行头部影像学检查，以帮助寻找病因。影像学检查首选高分辨率磁共振检查，包括 T_1、T_2、flair 等序列，轴位、冠状位、海马成像等，必要时需行薄层扫描。怀疑伴钙化的病变（如结节硬化的室管膜下结节和胚胎发育不良性神经上皮瘤常伴有钙化）可加用 CT 扫描。药物难治性癫痫患者首次到专业癫痫机构就诊或引起癫痫的病因可能是进展性疾病，可考虑重新接受有针对性高分辨率及特殊序列的磁共振扫描。值得注意的是，除非怀疑有肿瘤等病因，强化扫描不应作为常规选项。另外，有 20%～30%的考虑为部分性药物难治性癫痫患者，在磁共振扫描上不能发现病灶，需依靠 DTI、脑磁图（MEG）、PET、功能性磁共振成像（fMRI）等方法帮助定位致痫灶。

根据以上结果决定进一步治疗措施。

七、治疗选择和动态管理

目前药物难治性癫痫采取的主要治疗措施包括以下几类。

（1）切除性外科手术：对于有明确致痫灶且致痫灶位于脑非重要功能区的手术风险较低的药物难治性癫痫患者，应尽早考虑切除性手术。切除性手术包括海马前颞叶切除、致痫灶切除、脑叶切除、多脑叶切除、大脑半球切除等。影像学没有结构性改变的部分性药物难治性癫痫，如果通过高分辨率磁共振成像、功能性影像或颅内埋藏电极等手段能够定位致痫灶的，也可考虑手术治疗。家属暂时不能够接受切除性手术治疗者，也应积极进行长程视频脑电监测和影像学检查，或到综合性癫痫中心进行评估，客观评价手术风险和治疗效果，为今后进一步治疗提供依据。

（2）姑息性外科手术：包括胼胝体切开、软膜下横切等手术，通过阻断癫痫样放电的传导，达到减少发作频率和减轻发作程度的目的。胼胝体切开分为前 2/3 段切开和全段切开。对于儿童的"跌倒发作"（包括强直、肌阵挛、失张力等发作形式）和严重影响患儿生长和智力发育的频繁的全面性发作（灾难性癫痫），可应用全段胼胝体切开治疗，可减少发作并减轻患儿因频繁发作导致的运动、语言、智力发育迟缓。如果患儿存在非功能区的局灶性病变，应一并切除，可提高治疗效果。软膜下横切主要用于致痫灶位于脑重要功能区而不适于切除性手术的患者。

（3）生酮饮食：适用于儿童各年龄段发作频繁的癫痫综合征，治疗效果可使 38%～50% 患儿减少 50% 发作。主要不良反应包括便秘、酮症酸中毒、高脂血症、肾结石等，需在医师和营养师的共同指导下应用此疗法。

（4）神经调控：包括迷走神经电刺激（VNS）、脑深部电刺激（DBS）、脑皮质电刺激、经颅磁刺激等。VNS、DBS 和脑皮质电刺激是将刺激仪的电极端缠绕在迷走神经上或植入颅内靶点（丘脑前核、海马等），另一端脉冲发生器植入胸部皮下，通过持续的或反射性的微弱脉冲电刺激达到治疗癫痫的目的。目前报道治疗效果为可使 50%～60% 的患者发作减少 50%。这些手段的治疗目的为减少发作，改善生活质量，但目前此治疗价格昂贵，因此实施前要慎重评价患者的风险与收益比。

（5）进一步抗癫痫药治疗：包括应用新型抗癫痫药和尝试多药联合应用。近 20 年来，新的抗癫痫药不断出现，有一些和传统抗癫痫药机制完全不同的药物投入市场，为难治性癫痫患者再次尝试药物治疗提供了可能。另外，手术、饮食疗法、神经调控等治疗失败的患者也应该再次尝试药物治疗的可能性。

（6）类固醇皮质激素治疗：主要用于部分儿童药物难治性癫痫，如婴儿痉挛症、Landau-Kleffner 综合征等。

（7）其他静脉用免疫球蛋白等。

进行药物难治性癫痫治疗选择的癫痫专业医生，应根据诊断、病因、预后、各种治疗方法的疗效、治疗风险、花费和家属的治疗意愿等进行综合评价，权衡利弊和风险-收益比，决定治疗措施。对于应用上述某种方法后治疗效果仍不佳者，应在正规癫痫诊疗机构根据病情再次检查评估、考虑是否可再次选择药物难治性癫痫治疗措施中的其他方法，如症状性 West 综合征患者，使用激素等治疗效果不佳时，可考虑是否可实施切除性手术或胼胝体切开术；而切除性手术后仍有发作的患者，再次重视药物治疗，还可使一部分达到无发作。因此药物难治性癫痫患者应处于评估治疗—随访—再次评估—再次治疗—随访的动态治疗和管理中，并应尽早取得家属的知情和配合。

（周细中　陈树达　黄　琴　朱　晖　钟　毅）

参 考 文 献

迟海涛. 2020. 重复经颅磁刺激治疗癫痫的临床疗效及安全性分析[J]. 中国实用医药，15（2）：89-90.

王林晓，张青，周先举. 2019. 经颅磁刺激在癫痫临床应用的研究进展[J]. 中国医药导报，16（19）：47-49.

中华医学会. 2015. 临床诊疗指南·癫痫分册（2015 修订版）[M]. 北京：人民卫生出版社.

Boon P，Engelborghs S，Hauman H，et al. 2012. Recommendations for the treatment of epilepsy in adult patients in general practice in Belgium：an update[J]. Acta Neurol Belg，112：119-131.

George L Morris Ⅲ，David Gloss，Jeffrey Buchhalter，et al. 2013. Evidence-Based Guideline Update：Vagus Nerve Stimulation for the Treatment of Epilepsy. Report of the Guideline Development Subcommittee of the American Academy of Neurology[J]. Epilepsy Currents，13（6）：297-303.

Glauser T，Ben-Menachem E，Bourgeois B，et al. 2013. Updated ILAE evidence review of antiepileptic drug efficacy and effectiveness as initial monotherapy for epileptic seizures and syndromes[J]. Epilepsia，54：551-563.

Kossoff EH, Zupec-kania BA, Auvin S, et al. 2018. Optimal clinical management of children receiving dietary therapies for epilepsy: Updated recommendations of the international ketogenic diet study group [J]. Epilepsia Open, 3 (2): 175-192.

National Institute for Health and Clinical Excellence (NICE). 2012. The epilepsies: the diagnosis and management of the epilepsies in adults and children in primary and secondary care[D]. London: Royal College of Physicians (UK).

Sofie Carrette, Paul Boon, Catherine Dekeyser, et al. 2016. Repetitive transcranial magnetic stimulation for the treatment of refractory epilepsy[J]. Expert Review of Neurotherapeutics, 16 (9): 1093-1110.

第八章 癫痫持续状态

第一节 癫痫持续状态的定义及分类

一、癫痫持续状态的定义

癫痫持续状态（status epilepticus，SE）是一种常见的神经急危重症。持续的癫痫发作不仅可引起脑细胞耗氧增加、代谢紊乱致神经元细胞死亡，甚至可致全身多器官功能受损，是癫痫患者死亡的主要原因之一。早期发现和终止癫痫持续状态对保护脑功能、降低癫痫致残率和死亡率、提高患者生存质量至关重要。

随着医学知识的进步，人们对癫痫持续状态的探索认知逐渐深入。早在公元前718～前612年，新巴比伦人已经用楔形文字记录下癫痫持续状态的临床经过。1825年法国精神病学家和医学历史学家Louis Florentin Calmeil通过观察癫痫持续状态的临床病理过程不同于普通的癫痫发作，首次提出了癫痫持续状态的概念。19世纪中期前的文献称癫痫持续状态为"持续数小时至数天的痫性发作"。1904年，有学者定义其为"频繁的癫痫发作，发作间期持续存在昏迷和衰竭"。1940年，有人提出癫痫持续状态是"一次癫痫发作后昏睡没有结束，下一次发作又紧接着出现的严重癫痫发作"。

1962年，第10届法国马赛专题研讨会将主题定为癫痫持续状态，成为首次关于癫痫持续状态的国际会议，共有103位与会者提供了237例临床和脑电图资料完整的癫痫持续状态病例，会议提出新的具有广泛影响力的癫痫持续状态定义"癫痫发作持续足够长时间或频繁发作，从而造成固定而持久的癫痫状态"。这一定义被国际抗癫痫联盟接受并于1964年发表在癫痫领域权威杂志 *Epilepsia* 上。1981年，ILAE又对其进行修订，即"癫痫发作持续足够长的时间或反复频繁发作且发作间期不能恢复意识"。2001年ILAE以临床与病理学为基础，定义癫痫持续状态：某种癫痫发作的持续不缓解，或反复发作间歇期内中枢神经功能异常仍不能恢复到原有基础水平的发作情况。这一定义对医务人员临床实践工作指导意义重大。2006年ILAE从发病机制的角度提出：癫痫持续状态是指负责终止癫痫发作的自然内环境发生抑制机制障碍的临床表现形式，包括：①主动抑制机制，超同步化性去同步化和去极化阻滞等抑制机制障碍；②进行性脑功能和结构异常；③未发育成熟的脑功能。

如何界定、定义癫痫中位持续的时间经过了巨大的争论和变化。研究发现：癫痫反复发作或持续15～30分钟，可致不可逆性神经元损伤和耐药。1993年，美国癫痫基金会将癫痫持续状态时程确定为>30分钟，并强调发作持续>10分钟，需及时应用止痫药。大量证据表明，除非进入持续状态，否则无论是原发或继发 GTCS，中位持续时间一般不会超过 2 分钟。另有研究表明，大多数癫痫发作临床症状或脑电图改变不超过 5 分钟，若癫痫发作持续时间超过 5 分钟则难以自行停止。

2012 年，英国国家卫生与临床优化研究所（National Institute for Health and Clinical Excellence，NICE）率先将癫痫持续状态定义为：单次发作持续时间较长（5 分钟以上），或两次以上发作间期不能恢复意识。同年，美国神经重症监护协会（Neurocritical Care Society，NCS）将其定义为：单次临床和（或）脑电图发作至少 5 分钟，或反复发作且发作间期意识未恢复至基线水平。自此，5 分钟方成为明确诊断惊厥性癫痫持续状态的时间节点。而较多非惊厥性癫痫持续状态持续时间往往超过 5 分钟，另有研究发现，42%的儿童癫痫患者发作持续时间超过 5 分钟。

2015 年，ILAE 提出一个新的癫痫持续状态概念性定义，并包含有两个可操作性的时间点（T1 和 T2），即癫痫持续状态是由于癫痫发作自行终止机制失败或由于异常持续发作的机制启动（T1）所致，可以导致长期不良后果（T2），如神经元死亡、神经元损伤及神经元网络异常等，这些取决于癫痫的发作类型及持续时间。T1 提示启动治疗的时间点，T2 提示长期不良后果可能发生的时间点，亦即强化治疗的时间点。对于强直-阵挛性癫痫持续状态患者，T1 为 5 分钟，T2 为 30 分钟；对于局灶性癫痫持续状态合并意识障碍患者，T1 为 10 分钟，T2 则大于 60 分钟；而就失神性癫痫持续状态而言，T1 为 10～15 分钟，T2 目前尚不明确。新的定义首次将概念性与可操作性融为一体，但有关不同类型癫痫持续状态的治疗时间窗仍有待于进一步研究。

2018 年美国癫痫学会年会上来自哈佛医学院附属布莱根妇女医院的 Barbara A. Dworetzky 博士提出癫痫成簇发作/急性反复发作提示病情加重，预后更差，可能发展为癫痫持续状态，并且与发作后精神疾病和"功能障碍天数"有关，对实施癫痫抢救以阻止长时间的癫痫发作、成簇发作或 SE 具有积极意义。

中国抗癫痫协会所著《临床诊疗指南——癫痫病分册》（2015 修订版）沿用了 ILAE 在 2001 年提出的临床实用性定义：一次癫痫发作持续时间大大超过了该型癫痫发作大多数患者发作的时间，或反复发作，在发作间期患者的意识状态不能恢复到基线状态。从临床运用考虑，全面性惊厥性发作持续超过 5 分钟，或者非惊厥性发作或部分性发作持续超过 15 分钟，或 5～30 分钟内两次发作间歇期意识未完全恢复者，即可考虑为早期癫痫持续状态，此时需及早进行临床干预，防止其演变为完全的癫痫持续状态。

二、癫痫持续状态的分类

癫痫持续状态临床表现类型多样，理论上，正如法国神经学家及癫痫学家 Henri Gastaut 指出：有多少类型的癫痫发作就可能有多少类型的癫痫持续状态。合理地分类归纳癫痫的发作类型能帮助医务人员掌握不同类型的癫痫持续状态的特征，有利于指导临床实践。1962 年 Gastaut 根据癫痫发作分类原则首次科学地提出癫痫持续状态分类。

（1）全面性癫痫持续状态：①强直-阵挛性；②强直性；③阵挛性；④肌阵挛性；⑤失神性；⑥失张力性和运动不能性。

（2）局限性癫痫持续状态：①单纯局限性；②复杂局限性。

（3）未能分类性。

此观点受到 1981 年国际抗癫痫联盟发作分类的支持，为临床使用最广泛的分类方式。

21 世纪以来随着基础研究的深入和临床诊治水平的提高，许多学者认为癫痫持续状态是一种新的发作类型，理由包括：①癫痫持续状态的治疗和癫痫发作类型的治疗不同；②临床表现不同，癫痫发作有自限性，而癫痫持续状态在非有效治疗时很难自发性缓解；③发病机制不同，癫痫发作机制主要倾向于神经元兴奋性增高，而癫痫持续状态形成机制考虑突触后膜上受体结构改变和抑制性神经递质耗竭；④预后不同，癫痫持续状态预后远比癫痫发作严重；⑤病因不同，癫痫的发作与遗传、脑病病变等相关，癫痫持续状态多由抗癫痫药使用不规律、中枢神经系统感染所致；⑥少数患者仅有癫痫持续状态发作。这类观点受到 2001 年国际抗癫痫联盟发作分类（表 8-1）的支持，此为最具代表性的分类方法。

表 8-1　2001 年国际抗癫痫联盟癫痫持续状态分类

分类	表现
全面性癫痫持续状态	（1）全面性强直-阵挛性癫痫持续状态
	（2）全面性强直性癫痫持续状态
	（3）全面性阵挛性癫痫持续状态
	（4）全面性肌阵挛性癫痫持续状态
	（5）失神性癫痫持续状态
局灶性癫痫持续状态	（1）Kozhevnikov 部分性持续性癫痫
	（2）持续性先兆
	（3）边缘性癫痫持续状态
	（4）伴有轻偏瘫的偏侧抽搐状态

全面性癫痫持续状态：①全面性强直-阵挛性癫痫持续状态：反复强直-阵挛发作伴意识障碍；②全面性强直性癫痫持续状态：不同程度意识障碍，间有强直发作；③全面性阵挛性癫痫持续状态：阵挛性发作伴意识模糊或昏迷；④全面性肌阵挛性癫痫持续状态：节律性反复肌阵挛发作，连续数小时或数日，多无意识障碍；⑤失神性癫痫持续状态：意识水平降低，甚至只表现反应性及学习成绩下降，EEG 呈持续性棘慢波放电，频率＜3Hz。局灶性癫痫持续状态：①Kozhevnikov 部分性持续性癫痫：身体某部位的节律性肌阵挛每秒 1～2 次，睡眠中不消失，持续数小时、数天甚至数年，60%还有其他类型的癫痫发作，脑电图可在中央区出现局灶性的棘慢波；②持续性先兆：指没有明显运动成分的感觉性癫痫持续状态，其诊断依据为：有表现为躯体感觉、特殊感觉、自主神经症状及精神症状的临床表现，脑电图上有痫样放电；③边缘性癫痫持续状态：主要为各种自动症的癫痫持续状态；④伴有轻偏瘫的偏侧抽搐状态：多发生于幼儿，表现为一侧抽搐，伴发作后一过性或永久性同侧肢体瘫痪。

2006 年国际抗癫痫联盟根据癫痫发作的发病机制和对诊疗研究的需要，在 2001 年分类的基础上，提出了新的癫痫持续状态分类（表 8-2）。

2012 年美国神经重症监护协会根据患者是否发生全身或局部肌肉抽搐，将癫痫持续状态分为惊厥性和非惊厥性。该分类方法临床可操作性更强。

全面性惊厥性癫痫持续状态（GCSE）为伴四肢节律性震颤的痫性发作，具有以下特点：四肢全面强直-阵挛发作；伴意识障碍（昏迷、嗜睡或意识模糊）；发作过后可能伴有局灶性神经功能缺损，持续数小时或数天（如 Todd 麻痹）。根据癫痫发作的持续时间及对治疗的反应，又可将 GCSE 分为早期 SE（发作时间＞5 分钟）、确定性 SE（发作时间＞30 分钟）、难治性 SE（发作时间＞60 分钟）、超难治性 SE（全身麻醉治疗 24 小时仍不能终止发作，

表 8-2 2006 年国际抗癫痫联盟癫痫持续状态分类

分类	具体分类
Ⅰ 部分性癫痫持续状态（EPC，或称 Kozhevnikov 综合征）	发生于 Rasmussen 综合征 发生于局灶病变 作为先天性代谢异常的表现
Ⅱ 辅助运动区（SMA）癫痫持续状态	
Ⅲ 先兆持续状态	
Ⅳ 认知障碍（精神运动性、复杂部分性）的局灶性癫痫持续状态	内侧颞叶癫痫持续状态 新皮质癫痫持续状态
Ⅴ 强直-阵挛性癫痫持续状态	
Ⅵ 失神性癫痫持续状态	典型与非典型失神性癫痫持续状态 肌阵挛失神性癫痫持续状态
Ⅶ 肌阵挛性癫痫持续状态	
Ⅷ 强直性癫痫持续状态	
Ⅸ 微细性癫痫持续状态	

　　Kozhevnikov 局限性持续性癫痫：①Rasmussen 综合征：一种原因不明、亚急性单侧脑炎伴局限性肌阵挛运动和同侧半球的局限性发作，伴或不伴肌阵挛发作或夜间持续性发作相关的异常脑电图，可见受累侧大脑进行性慢波脑电活动；②局灶病变所致：各种发育不良、血管或肿瘤病变引起的 EPC，可持续数天、数周或数月，然后逐渐恢复到病前状态，EPC 也可见于非酮症性高血糖症，局限性持续发作，病变有相关脑电图改变、睡眠中发作消失；③作为先天代谢性异常疾病的部分症状：包括各种能量代谢异常，如 Alpers 病或伴破碎红纤维的肌阵挛性癫痫，持续性单侧和双侧节律性发作，以夜间为主，伴相关异常脑电图。辅助运动区 SE，分为 2 型。①局限性辅助运动区 SE：表现为反复频繁的强直运动发作，每隔数分钟发作 1 次，意识清楚，整夜发病不止；②继发全面性辅助运动区 SE：表现为反复非对称性强直运动性持续发作，伴意识障碍。先兆持续状态：是一种少见，但能够清楚描述的局限性癫痫发作症状，与病变起源的部位相关联，常见感觉障碍、疼痛感觉和视觉异常，症状呈波动性，可伴有运动成分，可持续长达数小时，通常不损害意识。边缘系统起源先兆持续状态是最常见的临场发作形式；表现出恐惧等症状，每隔数分钟到数小时，或数天反复发作，意识清楚，伴多种相关异常脑电图，临床诊断需谨慎，特别是癫痫初诊患者。认知障碍局限性（精神运动性或复杂局限性）SE：①内侧颞叶型：主要累及内侧边缘结构的局灶性 SE，由一系列认知障碍发作性事件组成，间歇期意识不完全恢复；发作多始于一侧，但可在两侧半球之间交替传播；②新皮质型：源于新皮质区的局限性 SE，表现出各种部位相关性临床症状。例如，源于额区表现为不典型失神性或强直-阵挛性的 SE。也可表现为反复性突发的异常行为发作，通常反映为新皮质病变的起始症状。例如，枕叶型 SE 可以表现出不能解释的视盲，而语言运动皮质区的局限性 SE 则表现为言语障碍或失语。强直-阵挛性 SE：多见于急性症状性病因，或局限性继发全面性癫痫发作，也可见于特发性或症状性全面性癫痫发作，有时也可呈单侧性或偏身强直-阵挛性 SE。失神性 SE：①典型与非典型失神状态：特发性失神与非典型失神性 SE 表现相似，均可被抗癫痫药终止，但病因不同。症状性全面性与局限性 SE 的征兆也可以重叠，如 Lennox-Gastaut 综合征与额叶病变均可出现不典型失神性 SE。注意老年失神 SE 发生前多数无癫痫病史，药物或撤药也可诱导失神性 SE。②肌阵挛失神性 SE：以近端上肢为主的肌阵挛发作呈 3Hz 棘慢波放电，可持续数小时，甚至数天，通常具有很强的耐药性。肌阵挛性 SE：通常表现不规则、双侧性或全面性肌阵挛发作，意识清楚，可持续数小时，常见于控制不全的肌阵挛癫痫、Dravet 综合征和婴儿非进行性肌阵挛癫痫，如 Angelman 综合征。对于肌阵挛失神性癫痫，发作症状主要集中在前中央运动区支配的双上肢、口唇骨骼肌。强直性 SE：最常见于症状性，也见于特发性全面性癫痫。当患者平卧，颈部屈曲，上肢抬举，可见反复间歇性短暂的强直发作，可持续数小时，而对于症状性全面性癫痫，其发作时间可持续更长。微微性 SE：主要见于延长的强直-阵挛性 SE 终末期，表现出局限性或多灶性肌阵挛运动、昏迷和假性周期性单侧性放电，而不是慢-棘-慢波活动，这种肌阵挛运动反映了持续发作所引起的脑损伤，而非癫痫发作本身的表现。

包括减停麻醉药过程中复发）。对于难治性 SE（refractory SE，RSE），目前普遍认为是指经标准的抗癫痫治疗后仍无法控制的癫痫持续状态。但人们对"标准的抗癫痫治疗"仍存在较大争议，欧洲神经病学协会联盟（EFNS）推荐应用 2 种或 3 种抗惊厥药仍不能控制的

SE 称为 RSE，而美国神经重症监护学会（NCS）指南则更详细地将 RSE 描述为给予初始剂量的苯二氮䓬类药物继而联合一种抗癫痫药治疗失败的 SE。我国《临床诊疗指南——癫痫病分册》（2015 修订版）定义为：对二线药物治疗无效而需全身麻醉治疗的发作，通常时间超过 60 分钟。

非惊厥性癫痫持续状态（NCSE）发病率为（2～20）/10 万，约占癫痫持续状态的 1/3。它是指脑电图上存在持续的痫样放电而临床无惊厥性癫痫持续状态（CSE）发作的表现，包括失神发作持续状态（ASE）、简单部分发作持续状态（SPSE）、复杂部分发作持续状态（CPSE）和昏迷中的癫痫持续状态，包括轻微发作的癫痫持续状态（SSE）。非惊厥性癫痫持续状态诊断需满足以下条件：①明确和持久的（＞30 分钟）行为、意识状态或感知觉改变；②通过临床或神经心理检查证实上述改变；③脑电图持续或接近持续的阵发性放电；④不伴持续的惊厥症状，如肌肉强直、阵挛等。为规范进行临床实践及研究，2013 年在奥地利萨尔斯堡举行的第四届伦敦-因斯布鲁克癫痫持续状态专题研讨会上，对非惊厥性癫痫持续状态的脑电图诊断标准达成了共识，针对无癫痫性脑病的患者，脑电图诊断标准如下：①癫痫样放电，如棘波、多棘波、尖波、棘-慢复合波或尖-慢复合波，频率≥2.5Hz。②棘波、多棘波、尖波、棘-慢复合波或尖-慢复合波，频率≤2.5Hz 或节律性 delta/theta 活动（＞0.5Hz），并同时符合下列条件之一：静脉注射抗癫痫药后脑电图表现及临床症状改善；存在微小抽动性的临床发作现象；典型的时空演变（电压、频率、部位）。如患者存在癫痫性脑病，其诊断标准为：①与基线脑电图相比，频发的或连续的全面性棘慢波发放数量增多或频率增高，并伴有可观察到的临床症状改变；②静脉注射抗癫痫药后临床或脑电图改善。如果静脉注射抗癫痫药后脑电图改善但临床无改善；或者脑电图波动但没有明显的演变现象，应该考虑为可能的非惊厥性癫痫持续状态。

简单部分发作持续状态（SPSE）症状主要为患者的主观感觉，且通常无特异性，如听觉异常、失语、感觉异常、味觉或嗅觉改变、精神症状、自主神经症状及行为改变等。与 CPSE 不同的是，SPSE 的患者不出现与环境接触能力的改变，意识正常。脑电图表现为不同频率的局灶性棘波或棘-慢复合波。但因其较局限，头皮脑电图有时未能出现上述异常，此时诊断须依赖于临床症状。

复杂部分发作持续状态（CPSE）一定会出现意识的改变，通常表现为与环境接触能力的改变。患者出现意识模糊及行为异常，如口部或手部自动症等。与 SPSE 相比，CPSE 的痫样放电可更加广泛，通常为双侧性，这也能解释 CPSE 临床症状的多样性。

轻微发作的癫痫持续状态（SSE）由 GCSE 发展而来，系后者治疗不充分或未治疗所引起。表现为脑电图上的痫样放电，但临床上无运动性发作或仅有间断的运动性发作。脑电图明显痫样放电与临床无明显运动性发作的不一致为其特征。脑电图表现为全面性或单侧性棘波或棘慢波发放。绝大多数特发性 GCSE 不发展为难治性癫痫，SSE 尽管属于 NCSE，但其预后不佳，被认为是 GCSE 的最严重的临床阶段。

2015 年国际抗癫痫联盟工作组制定了癫痫持续状态的新分类（表 8-3），进一步阐明惊厥性癫痫持续状态和非惊厥性癫痫持续状态的内容。

我国《临床诊疗指南——癫痫病分册》（2015 修订版）提出按照癫痫发作的病因将癫痫持续状态分类如下。

表 8-3　2015 年国际抗癫痫联盟癫痫持续状态分类

1. 有显著运动症状的癫痫持续状态	2. 没有显著运动症状的癫痫持续状态（NCSE）
（1）惊厥性癫痫持续状态（强直-阵挛性持续状态的同义词） 全面性惊厥性持续状态 局灶性发作转变为双侧惊厥性持续状态 不能确定为全面性或部分性 （2）肌阵挛持续状态 伴有或不伴有昏迷 （3）局灶运动性持续状态 重复的局灶运动性癫痫（杰克逊癫痫样） 部分性癫痫持续状态 扭转持续状态 眼睑肌阵挛持续状态 发作性麻痹持续状态 （4）强直持续状态 （5）运动过度持续状态	（1）非惊厥性癫痫持续状态伴有昏迷（包括微小发作持续状态） （2）非惊厥性癫痫持续状态不伴有昏迷 　　1）全面性：典型失神持续状态 　　　　不典型失神持续状态 　　　　肌阵挛失神持续状态 　　2）局灶性：不伴有意识水平改变（先兆持续状态，自主神经、感觉、视觉、嗅觉、味觉、情感/精神/体验或听觉症状） 　　　　失语持续状态 　　　　伴有意识水平改变 　　3）不能确定为全面性或部分性 　　　　自主神经持续状态

（1）急性症状性：SE 发生与感染性、代谢性、中毒性或血管性等因素所导致的脑急性损伤（通常＜7 天）有关。

（2）远期症状性：SE 发生与既往脑损伤或先天皮质发育异常等静止性脑部病灶有关。

（3）进行性脑病：SE 发生与进展性疾病累及脑部有关，如脑肿瘤、遗传代谢病、神经变性病、自身免疫性疾病等。

（4）隐源性或特发性：与基因有关或原因不明。

（5）热性惊厥：符合儿童热性惊厥的诊断标准。

三、癫痫持续状态的诊断及鉴别诊断

当癫痫持续状态的患者来医院就诊时，应如何诊断？针对特定类型的癫痫持续状态，需符合相应的诊断条件及考虑与相关疾病的鉴别诊断。

（一）全面性惊厥性癫痫持续状态

全面性惊厥性癫痫持续状态（GCSE）以反复的全面性惊厥发作为特点，在每两次发作之间没有意识状态的恢复；或者全面性惊厥作为一种延长的抽搐出现。因此原发或者继发的 GTCS 伴有两次发作之间意识不能恢复，都属 GCSE 的范围。此类型的发作，需与精神性抽搐相鉴别：GCSE 抽搐过程中有行为的改变，表现为固定类型的抽搐，是一种无间歇的持续性惊厥；精神性抽搐表现多样，缺乏刻板性，多带有模仿性、表演性，受外界环境干扰大，可自行选择持续性抽搐或间歇性抽搐。

（二）非惊厥性癫痫持续状态

非惊厥性癫痫持续状态以复杂部分性发作持续状态（CPSE）和失神发作持续状态（ASE）多见。CPSE 可表现为持续先兆或幻觉症状、Wernicke 失语、儿童良性 Rolandic 癫痫的反复单侧失张力性抽搐、有周期性一侧癫痫样放电（PLEDs）出现的老年患者的意识模糊状态、CPSE 性失忆症等各种形式，当患者出现难以解释的意识和行为改变，不论其年龄和是否有既往的癫痫病史，都应考虑到 CPSE 的可能性。

失神发作持续状态（ASE）为全面发作中的失神性发作的延长，又可分为典型发作性持续状态和非典型发作性持续状态。典型的失神发作可被定义为阵发性的突发突止的意识丧失，伴有 EEG 上可记录到的双侧同步的棘慢波放电，没有先兆和发作后症状。典型 ASE 具有以下特点：患有伴失神发作的原发性全面发作的儿童和青少年易出现，发作特点的变化伴有发作期 EEG 改变，EEG 显示进行性的全面性棘慢波节律，意识状态的改变明显，行为改变极其多样化，持续时间变异大，GTCS 可启动、打断或结束 ASE，可以以精神症状为表现或伴有这些症状，成人 ASE 发作和儿童 ASE 发作有很大区别。对于不典型 ASE 与典型 ASE 的划分，多根据病因学。不典型 ASE 多发生于那些有智力障碍且有两种以上原发性全面性发作的患者，发作强度常有波动，最常见于 Lennox-Gastaut 综合征，一半患者表现出节律性眨眼动作，咂嘴、做鬼脸、失张力和全面性肌阵挛，肌阵挛和强直性发作不能使发作终止，EEG 对于鉴别典型和非典型病例帮助不大。

很多情况下容易误判非惊厥性癫痫持续状态的存在，需要与抑郁症、精神病、癔症性脑炎、代谢性脑病、癫痫发作后状态、智力低下、中毒等疾病相鉴别。鉴别依据主要依靠反复的发作性精神或行为异常、辅助检查（普通、视频、动态脑电图等）发现有非惊厥性癫痫持续状态存在的脑电图上痫样放电及应用抗癫痫药有效。监测期间有反复的临床发作，而脑电图正常者，应首先考虑精神心理因素或患者及其家属对健康过分关心导致的假性发作，这种发作通常有暗示性，睡眠中不出现。各种原因的脑病（缺氧缺血后、代谢、中毒、Creutzfeldt-Jakob 病）易被误诊为非惊厥性癫痫持续状态，主要原因是 EEG 误判误读。

（三）简单部分性发作持续状态

简单部分性发作持续状态（SPSE）是一种由临床和电生理的症状、体征所定义的癫痫状态，持续至少 30 分钟，由多种的临床症状谱和所包含的不明显的临床体征组成，至少有行为改变和精神样状态，特别是有原始的和复杂的幻觉，不伴意识的丧失和意识状态的严重变化。包括 Gastaut 分类的基本部分性癫痫持续状态及特殊类型（如躯体感觉型、腹痛型、言语障碍或失语型及某些"奇特的"症状）。此类症状的鉴别主要依靠脑电图证据，同时需排查相关系统的器质性疾病。

（四）持续性先兆

持续性先兆主要是指没有明显运动成分的感觉性癫痫，可分为 4 个亚型：①躯体感觉，如波及躯干、头部及四肢的感觉迟钝等；②特殊感觉，如视觉、听觉、嗅觉、平衡觉及味觉异常；③自主神经症状明显的持续性先兆；④表现为精神症状的持续性先兆。持续性先兆诊断需要满足两个基本条件：①有表现为具体感觉、特殊感觉、自主神经症状及精神异常的持续性先兆的临床表现；②脑电图上可表现出痫样放电。多种电生理记录，如心电、呼吸、皮肤电反应对确定自主神经症状有帮助，抗癫痫药治疗有效也有助于持续性先兆的诊断。需与持续性自主神经先兆鉴别的疾病有：①内分泌疾病，类肿瘤、嗜铬细胞瘤、低血糖；②器质性胃肠道疾病；③惊恐发作。需与持续性先兆精神症状鉴别的疾病有：①偏头痛；②精神症状，发作后状态、反复间歇性精神症状、精神分裂症；③心理障碍，惊恐发作、过度换气；④由基本感觉丧失所致的幻觉或错觉；⑤药物引起的幻觉；⑥心血管疾病；⑦睡眠障碍，梦魇、夜惊、快动眼睡眠紊乱等。

（五）边缘叶癫痫持续状态

边缘叶癫痫持续状态是非惊厥性癫痫持续状态中复杂部分性癫痫持续状态的一种，指起自边缘系统，由临床表现和脑电图确定的癫痫发作。边缘系统除边缘叶的内环和外环外，眶额后回、岛叶和颞极、杏仁核体、隔核、视前区、上丘脑缰核、下丘脑、丘脑前核、丘脑内侧背核及基底核的一部分都是边缘系统的内容，海马和杏仁核是边缘系统的核心结构。这种发作持续至少 30 分钟，临床表现包括行为紊乱和精神症状（如复杂视幻觉、短暂意识改变）在内的多种形式。边缘叶癫痫持续状态的诊断依据主要有：①反复类似复杂部分性发作的临床表现，两次发作之间意识没有完全恢复，或有持续性癫痫朦胧，对外界刺激有部分反应或完全无反应交替的周期，每次发作时间持续 30 分钟以上；②发作期脑电图有反复的癫痫样放电；③静脉注射抗癫痫药多数有效。

边缘叶癫痫持续状态的临床症状非常复杂，从明显的局灶性神经功能缺失到 Wernicke 失语，从各种神经症状到意识模糊，甚至儿童或青少年学习困难等，这些症状常被误诊为其他疾病，应仔细鉴别。尤其需与失神性癫痫持续状态、Landau-Kleffner 综合征及癫痫样精神病相鉴别。

（1）失神性癫痫持续状态：①意识和功能改变延长；②广泛性的脑电图异常，与发作前有明显不同（典型者为每秒 3Hz 的棘慢波）；③静脉注射抗癫痫药对发作期的脑电图和临床症状都有明显的效果。

（2）Landau-Kleffner 综合征：男性多见，没有家族史，儿童早期发育正常，语言障碍呈亚急性起病，部分患者在数周，有时在数年内逐渐出现，还有些患者将这种语言障碍归因于耳聋而不是语言障碍。临床症状多样化，失语可能是波动性的，完全缓解和发展成缄默症都有，仅有 15%的患者有癫痫持续状态。脑电图表现为局灶性、弥漫性或多灶性高波幅棘波。也可在慢波睡眠中逐渐发展成为持续性棘波放电。

（3）癫痫性精神障碍：癫痫患者的行为和精神异常可能是长时间癫痫持续状态的结果，也可能是部分性癫痫发作的表现。癫痫性精神异常可出现在发作期、发作间期及发作后期。发作后的精神异常常表现为谵妄、意识改变和健忘，发作间期的精神异常则意识清楚，能回忆，没有严重的行为紊乱，发作期的精神异常是波动性或反复发作的行为异常，并有局灶性痫样放电。

（六）偏侧惊厥-偏瘫-癫痫综合征

偏侧惊厥-偏瘫-癫痫综合征（HHE）是指偏侧惊厥，紧跟着与惊厥同侧、持续时间不等的单侧偏瘫和通常起源于颞叶的局灶性癫痫共同组成的一种综合征，若不发生随后的癫痫，则称为偏侧惊厥-偏瘫综合征（HH）。HH 综合征一般发生在 4 岁以下，患儿出生时多数正常，生长过程中常有感染性疾病相关的高热。根据婴幼儿期反复或长时间以偏侧阵挛为主的惊厥，伴发作后持续偏瘫，可做出 HH 综合征的诊断。如以后出现无热惊厥，特别是叶内侧癫痫，则可诊断为 HHE 综合征，影像学检查有助于发现本病的病因。本病应与 Todd 麻痹、小儿交替性偏瘫相鉴别。偏侧肢体抽搐或大发作后紧接瘫痪即为 Todd 麻痹，仅持续数分钟，最长不超过 2～3 天，本病持续 10 天以上或长期不愈，与 Todd 麻痹有别。小儿交替性偏瘫一般无热性惊厥，偏瘫多为反复交替性发作，发作期 EEG 无痫样放电，抗癫痫治疗无效，可资鉴别。

（七）慢波睡眠中有持续性棘慢波的癫痫

慢波睡眠中有持续性棘慢波的癫痫（ESS）是一种特殊的癫痫综合征，是唯一以脑电图上有明显癫痫样放电，但不一定有临床发作的新的癫痫综合征。ESS 发病与年龄相关，临床特征包括：①婴幼儿起病；②三大临床表现：多种癫痫发作类型、伴随着脑电图上慢波睡眠中持续性棘慢波的神经精神功能衰退和运动障碍；③自限性病程。诊断 ESS 前，必须与其他脑电图表现类似 ESS 模式或临床表现也有癫痫和神经精神功能障碍、行为异常的疾病相鉴别，如 Landau-Kleffner 综合征、伴中央区棘波的儿童良性癫痫（BECT）、Lennox-Gastaut 综合征、全面性发育迟滞、伴或不伴脑电图痫样放电的退缩性自闭、分裂障碍、其他发育性语言障碍和精神发育迟滞等。

根据患者反复发作的病史及典型的临床表现，诊断癫痫持续状态并不难；一经确诊应立即予以抗癫痫治疗，控制抽搐后再行下一步处理，包括脑电图监测、明确病因等。但如果患者就诊时抽搐症状不典型，或抽搐已停止，此时则要根据详细的病史、陪同人对患者发作情形的描述及仔细的体格检查来综合判断，必要时行脑电图检查。往往患者就诊时都有一次以上类似的癫痫发作史，陪同人的描述符合癫痫的典型症状，体格检查尤其要注意有无神经系统的局灶性体征、视盘水肿、眼底出血等。

（八）其他

1. 晕厥　系短暂的意识丧失，多因血管舒张功能不稳定、体质虚弱或其他疾病所致短暂性低血压引起的脑缺血而产生，和癫痫失神发作较难鉴别。下列几点可作参考：①晕厥有身体虚弱、心血管疾病史；②晕厥常先有头晕、胸闷、眼黑、恶心等先兆；③晕厥持续时间较长，约数分钟或更长时间，而癫痫失神发作每次仅数秒，常突然停止活动，双目凝视发呆；④晕厥时大都血压降低；⑤脑电图检查晕厥无变化。

2. 癔症　癔症痉挛性发作须和大发作鉴别：①癔症青年女性多见，常由精神、情绪因素诱发；②癔症发作形式不规则，而癫痫一般先强直后痉挛，有规律；③癔症患者双眼紧闭，被动睁眼时有自主抵抗，且瞳孔反射正常，而癫痫患者双眼微睁，眼球固定直视前方，瞳孔散大，光反射消失，面色发绀；④癔症发作时多无外伤；而癫痫有舌咬伤，尿失禁；⑤癔症患者对周围事物有所了解，癫痫患者有逆行性健忘；⑥癔症暗示治疗效果显著；⑦癫痫患者脑电图有癫痫样放电。

3. 短暂性脑缺血发作　患者年龄多在 50 岁以上，并有高血压、动脉硬化症等病史，表现为突然意识障碍，并伴有偏侧运动感觉障碍，24 小时内完全恢复，脑电图无痫性活动。

4. 偏头痛　应与头痛性癫痫相鉴别。后者有如下特点：①明显发作史；②青少年期发病；③脑电图有痫性活动；④应用抗癫痫药治疗有效。

5. 低钙血症　出现手足搐搦、喉头痉挛时，须和癫痫相鉴别。①前者往往有脂肪粒、甲状腺手术或甲状旁腺疾病史；②血清钙、磷测定可以明确诊断；③低血钙患者脑内多发钙化灶，亦有可能诱发癫痫持续状态。

第二节　癫痫持续状态的病因评估

一、癫痫持续状态的常见病因

流行病学调查显示，癫痫持续状态的发病率为（41～61）/10 万，癫痫持续状态发生之前，常有不同类型的癫痫发作病史。有研究表明，发生癫痫持续状态的患者中，3/4 存在癫痫病史，首次发作即呈持续状态者约占 1/4。1 岁以内和 65 岁以上既是癫痫发病的年龄高峰，又是癫痫持续状态的发病高峰。

癫痫持续状态的病因和病理生理过程与癫痫略有不同。癫痫持续状态多发生于癫痫患者，最常见的原因是不恰当地停用抗癫痫药，另常见病因有颅内感染（各种脑炎、脑膜炎及其后遗症）、颅脑外伤（包括产伤）、中枢神经系统萎缩变性疾病、脑血管病、颅内占位性病变等，少见如中毒、代谢性疾病、结节性硬化、多发性硬化、心脑综合征等，也可导致癫痫持续状态的出现。

缺氧缺血性脑病、代谢障碍、颅内出血和感染是新生儿癫痫持续状态最常见的病因。缺氧缺血性脑病中的癫痫发作常为阵挛性发作，出生后 12 小时出现，24～48 小时达高峰，72 小时后缓解。新生儿感染可见 B 族链球菌或大肠埃希菌、单纯疱疹病毒、弓形体、柯萨奇病毒、风疹病毒、巨细胞病毒等引起的脑膜炎、脑炎及脓肿，常发生于 1 周后，是新生儿 SE 的第二大病因。颅内出血可见于产伤性出血或维生素 K 缺乏等凝血障碍性出血，亦是晚期癫痫发作的重要原因。先天性脑异常、代谢障碍、中毒、良性和家族性综合征、癫痫性脑病等因素也可导致新生儿癫痫持续状态的发生。

进入婴幼儿时期，随着年龄的增长，中枢神经系统逐渐发育成熟，癫痫持续状态的特征更加清楚，强直-阵挛性癫痫持续状态也成为年长儿最常见的表现形式。儿童患者癫痫持续状态急性病因包括中枢感染、创伤、脑血管病、肿瘤、代谢障碍；结节性硬化、脑发育不全、慢性获得性病变和中枢发育障碍是慢性脑病的常见病因。癫痫或癫痫性脑病患儿也可出现相应的癫痫持续状态。

成人发生癫痫持续状态的病因多样。不规律服用抗癫痫药、中枢神经系统感染、脑外伤、脑出血、脑梗死、脑肿瘤、代谢性脑病、神经系统变性疾病、围产期损伤都是癫痫持续状态发生的重要原因，50%～60%的癫痫持续状态是由严重的脑器质性损害所致。

不规范服用抗癫痫药是成人癫痫持续状态最常见原因之一，包括突然停药、血药浓度不足；选用不合适的抗癫痫药亦可导致癫痫持续状态发生。中枢神经系统感染可见于社区获得性细菌性脑膜炎或脑炎、肉芽肿、结核瘤、免疫接种、神经梅毒、疱疹病毒、朊病毒等各种病原学的感染。脑外伤急性期易出现癫痫持续状态，开放性脑外伤比闭合性脑外伤更易发生，脑挫裂伤或凹陷性骨折也易出现癫痫持续状态。几乎所有的脑肿瘤都可能导致癫痫持续状态，中轴部位较轴外肿瘤、幕上较幕下、表面较深部肿瘤易出现，尤其额叶皮质的肿瘤。脑血管病中，脑实质或蛛网膜下腔出血、血管瘤、脑梗死或脑血栓形成都有引起癫痫持续状态的报道。神经变性疾病中导致癫痫持续状态的疾病可见于 Wilson 病和多发性硬化。几乎所有的代谢异常都能导致癫痫持续状态，儿童较成人更常见，急性代谢改变较慢性进行性改变更易致病。肝肾功能衰竭、水及电解质紊乱、低血糖、甲状旁腺功能亢进、卟啉病等都有引起癫痫持续状态的报道，无癫痫发作史的急性代谢性疾病患者发生癫痫持续状态的占 12%～41%。引起癫痫持续状态的药物中最常见的是抗精神病药、麻醉药和止痛药物中毒或戒断，青霉素类、含碘造影剂、干扰素及巴氯芬等抗惊厥药物的使用也曾出现癫痫持续状态，酒精中毒或戒断引起或加重癫痫持续状态的发病率尚不一致，但是一个重要的病因。20 号环状染色体综合征、血栓性血小板减少性紫癜、孤独症、单卵双胞胎等各种少见病因甚至不明原因亦可导致癫痫持续状态。

二、癫痫持续状态的诱因

有癫痫病史的患者出现癫痫持续状态常有明显的诱发因素。在发热、全身感染、外科手术、精神紧张、过度疲劳等情况下，即使服药稳定，也可以出现癫痫持续状态。电休克治疗、睡眠剥夺、间歇性闪光刺激、过度换气、兴奋或情绪变化、月经、妊娠等也可导致癫痫持续状态的发生。

对于新发的 SE 患者，立即完善血电解质、颅脑影像学检查排查病因；若临床怀疑相关疾病，还需完善毒物、遗传代谢等相关检查；如伴发热，还需完善血常规、感染指标、脑脊液等相关检查。对于癫痫患者的 SE，需完善抗癫痫药的血药浓度、血电解质、血糖等项目，必要时复查颅脑影像学检查，如伴发热，也需完善血及脑脊液感染、免疫等相关指标。

三、癫痫持续状态的病理改变

癫痫持续状态发作，可能会引起脑及躯体多种病理改变。

（一）脑代谢变化

在癫痫发作头几分钟，大脑氧代谢率增加（60%～80%）及葡萄糖、糖原的消耗和分解率增加（50%），此为代偿期。癫痫持续状态时脑内氧和糖代谢大大增加为细胞膜离子泵提供 ATP 以维持膜电位的极化状态，保证神经元反复去极化。此时由于脑部能量代谢以无氧酵解为主，故产生的 ATP 少，而反复去极化耗竭了大量的 ATP，当 ATP 中等量减少时会导致神经元坏死，称为失代偿期。

（二）脑生理生化改变

神经细胞反复去极化，细胞膜内外离子稳态遭到破坏。脑耗氧过多致缺氧时，神经元能量合成障碍，能量耗竭，离子泵功能障碍，不能维持细胞的正常功能。神经元兴奋性发生改变，有助于神经元反复自动去极化。突触外环境改变有助于癫痫持续状态的扩布和维持，癫痫发作的加重。癫痫持续发作长时间后，各种酶、神经递质、氨基酸及有关化合物迅速变化，进一步导致脑水肿、脑损伤甚至神经元坏死。

（三）脑血流量改变

癫痫持续状态初级，机体通过全身动脉压升高，使脑血流量增加，为适应发作时的代谢而增加需要。发作后期，由于重度乳酸性酸中毒使外周血管对儿茶酚胺反应性降低，儿茶酚胺耗竭及外周血管儿茶酚胺脱敏，从而导致全身动脉压下降，脑血流量随之减少。

（四）组织病理改变

全面性惊厥性癫痫持续状态超过 60 分钟，大脑皮质、丘脑、中脑、海马、杏仁核和小脑均可产生部分永久性细胞损害。从动物实验发现，非惊厥性发作、部分性发作的癫痫持续状态均可引起脑部病理损害。

（五）躯体合并症

全面性惊厥性癫痫持续状态除合并缺氧、CO_2 潴留导致的呼吸性酸中毒、乳酸中毒、糖代谢紊乱、血管调节紊乱、心律失常、高热外，部分患者还合并急性肺水肿和由骨骼肌强直收缩导致的肌纤维坏死，大量肌红蛋白沉积肾小管引起的肾小管坏死和高钾血症，部分年轻患者合并高排出性心力衰竭；老年人常合并吸入性肺炎、急性肺水肿，继而发生心、脑、肝、肾、肺等多脏器功能衰竭；严重者诱发全身炎症反应综合征（SIRS），SIRS 失控性发展可导致多器官功能障碍综合征（MODS）的发生。

第三节　癫痫持续状态的治疗

当癫痫持续状态出现时，保持生命体征稳定、终止发作、防治可能出现的并发症是当下治疗的主要目的。对于癫痫持续状态患者，确定发病原因至关重要。病因和诱因不同，选择的检查和治疗的方法也会有所差别。对于已知患有癫痫者，癫痫持续状态通常由停用或减用日常抗癫痫药或某种急性并发症所致。如果癫痫持续状态是因为停药而出现，则应立即恢复停用药物，即使此类药物使用剂量很低，通常也会迅速恢复控制；合并感冒、发热等情况，应立即予以对症治疗，使机体恢复日常稳定状态。无癫痫病史而出现癫痫持续状态的患者，往往存在急性脑功能紊乱，如脑损伤、颅脑感染、卒中、中毒、免疫病、代谢性疾病等，应立即予以相关对症治疗，维持脑部正常生理功能及内环境，减少脑细胞损伤。一旦患者临床症状相对稳定，应立即予颅脑 CT、磁共振成像等相关检查，了解脑内结构变化情况；腰椎穿刺检查需要慎重进行，癫痫持续状态通常会继发脑水肿及颅内高压。

一、基本治疗

首要且基本的治疗措施是保持生命体征的稳定，为后续治疗提供机会和打下基础，包括以下几点。

（一）详细追问病史

尽可能详细地询问家属及目击者患者发作时的情况及既往病史，以明确诊断，准确分类，并寻找可能的诱因。

（二）保持呼吸道通畅

将患者仰卧，头颈半伸位，并转向一侧，以利于口腔分泌物的流出；解开颈部纽扣及腰带，以减少呼吸阻力；紧急清理口鼻分泌物，保持呼吸道通畅，必要时及时吸痰处理。

（三）给氧

脑耗氧量占全身耗氧的 20%，缺氧是脑损伤的重要原因，尤其是年轻的患者。发作早期脑代谢率增加，脑血流也代偿性增加，到失代偿期，脑血管自主调节能力丧失，代偿机制也消失，此时脑灌注主要依赖全身血压，血压下降，脑血流降低，最终导致脑细胞缺氧，尤其是致痫组织中缺氧更严重，因为这些部位代谢率最高。由于缺氧，脑细胞出现酸中毒、ATP 消耗、溶酶体破坏、自由基释放，最后出现局灶性脑缺血或脑细胞水肿，因此，在其他原因所致呼吸衰竭之前应早期开始辅助通气，并做好气管插管或切开准备。癫痫持续状态中呼吸抑制，体内碳酸增多，高碳酸水平增加了肺水肿的易患率。

（四）建立静脉通道

及时备好静脉通道，以利于抗癫痫药注射和液体的输入。紧急情况下，如果来不及静脉给药，需做好其他给药途径的准备，如直肠给药、肌内注射等。必要时还需留置中央或外周静脉置管管道。

（五）生命体征监测

持续监测心电、呼吸、体温、血压、血氧饱和度至关重要，可帮助临床工作者了解患者的身体状态。癫痫持续状态发热较常见，此与惊厥性肌肉活动、大量的儿茶酚胺释放和中枢机制有关。持续高热增加脑耗氧，也可导致脑功能障碍。老年患者反复高热需排查继发感染的可能。在持续状态早期，即代偿期，肢体抽动时常有血压增高，这与儿茶酚胺释放有关，偶有高血压脑病的发生，但很少需要降压治疗。失代偿期血压开始下降、长时间的癫痫持续状态，低血压很常见，主要与继发性脑、代谢和内分泌改变及药物治疗或儿茶酚胺受体敏感性下降有关。重症患者根据需要可增加有创动脉压、中心静脉压、血气分析检查，条件允许的情况下持续脑电监测也是必要的。

（六）监测血糖

癫痫持续状态早期，机体应激反应可使糖原分解增多，出现中度高血糖。高血糖可能参与了癫痫持续状态中的脑损伤，机制与卒中一样，通过增加代谢和诱导细胞兴奋性毒素产生，因此，应避免对非低血糖患者常规的补糖治疗。随着癫痫发作的继续，由于糖原耗竭、肝损伤、高胰岛素血症反弹及其他内分泌原因可能导致出现低血糖，加重缺氧和脑供血不足所致的细胞代谢障碍，同时也成为新的癫痫持续状态的病因。

（七）处理诱因

有酒精滥用、营养障碍的患者，静脉注射维生素 B_1 250mg（＞10 分钟）可能是必要的。维生素 B_1 偶可引起急性变态反应。感染患者及时予以抗感染治疗。有明确代谢、中毒因素时，必要时行透析、血浆置换治疗。

（八）维持水、电解质平衡

水、电解质紊乱在癫痫持续状态中很常见，尤其是 Na^+ 缺乏或分布异常对癫痫持续状态的影响最为明显。缺钠性低钠血症、脑耗盐综合征及抗利尿激素不恰当分泌综合征是癫痫持续状态中出现低钠血症的三大原因。为避免加重稀释性低钠血症的存在，不提倡用大量的低渗液体，碳酸氢钠仅用于酸中毒患者。

（九）防治脑水肿和其他潜在并发症

持续的脑缺氧及炎症介质的释放易导致脑水肿，必要时予甘露醇降颅压处理。癫痫持续状态中由于肌肉持续性收缩和呼吸停止，脑部糖代谢由有氧代谢转变成无氧酵解，引起乳酸堆积，导致酸中毒的产生。脑脊液中乳酸水平的增高与癫痫持续状态的不良预后有关，横纹肌溶解所致的肝肾功能衰竭亦成为病情加重的重要因素。肺部感染、急性胰腺炎、血管炎、压疮、血栓、自主神经功能紊乱等情况在癫痫持续状态的患者病程中也可能出现。

（十）评估是否入 ICU

癫痫持续状态是需要紧急处理的神经系统急症，当出现以下情况时，需考虑转入 ICU 或 NICU 进一步监护治疗：①首选药物治疗无效者；②难治性癫痫持续状态或由急性疾病导致的症状性癫痫持续状态；③病因不明的非惊厥性癫痫持续状态、癫痫持续状态患者有威胁生命或可带来明显后果的并发症。癫痫持续状态转入 NICU 常见前三位原因依次是：①需要机械通气；②需要治疗导致癫痫持续状态的潜在原因；③需要积极治疗终止癫痫持续状态的发作。

二、惊厥性癫痫持续状态的治疗

惊厥性癫痫持续状态的治疗原则为：①尽快终止发作；②查找病因，积极对因治疗；③支持治疗，维持呼吸、循环及水、电解质平衡等。

2018 年中国医师协会神经内科分会癫痫专业委员会组织相关专家在 2015 年《临床诊疗指南——癫痫病分册》基础上，结合我国实际情况，讨论并撰写《成人全面性惊厥性癫痫持续状态治疗中国专家共识》，为临床治疗全面性惊厥性癫痫持续状态提供了指导。该共识将全面性惊厥性癫痫持续状态分为三个阶段。第一阶段 GCSE：全面性强直阵挛发作（GTC）发作超过 5 分钟。此时应立即启动癫痫持续状态的初始治疗，评估治疗效果，最迟观察至第 20 分钟。第二阶段 GCSE：发作后 20～40 分钟，初始治疗无效，此时应启动二线治疗。第三阶段 GCSE：发作后大于 40 分钟，属难治性癫痫持续状态（RSE），此时应立即转入重症监护病房，并进行三线治疗（麻醉药物）。

（一）第一阶段 GCSE 的初始治疗

对于 GCSE 成人患者的初始治疗，肌内注射咪达唑仑、静脉注射劳拉西泮、静脉注射地西泮（不论是否后续苯妥英钠）和静脉注射苯巴比妥均能有效终止发作；静脉注射地西泮和静脉注射劳拉西泮的有效性相当。未建立静脉通路的情况下，肌内注射咪达唑仑的有效性优于静脉注射劳拉西泮；当发作持续时间大于 10 分钟时，静脉注射劳拉西泮的有效性优于静脉注射苯妥英钠。由于国内尚不生产劳拉西泮注射剂，苯妥英钠注射剂也获取困难，初始治疗首选静脉注射 10mg 地西泮（2～5mg/min），10～20 分钟可酌情重复一次，或肌内注射 10mg 咪达唑仑。院前急救和无静脉通路时，优先选择肌内注射咪达唑仑。

（二）第二阶段 GCSE 的治疗

当苯二氮䓬类药物的初始治疗失败后，可选择其他抗癫痫药治疗。丙戊酸 15～45mg/kg [＜6mg/（kg·min）]静脉推注后续 1～2mg/（kg·h）静脉泵注，或苯巴比妥 15～20mg/kg（50～100mg/min）静脉注射，或苯妥英钠 18mg/kg（＜50mg/min）或左乙拉西坦 1000～3000mg 静脉注射。

（三）第三阶段 RSE 的治疗

大约 1/3 的 GCSE 患者将进入 RSE 阶段。此时，需转入重症监护病房，立即静脉输注麻醉药物，以持续脑电图监测呈现暴发-抑制模式或电静息为目标。同时应予以必要的生命支持与器官保护，防止因惊厥时间过长导致不可逆的脑损伤和重要脏器功能损伤。使用咪达唑仑[0.2mg/kg 负荷量静脉注射，后续持续静脉泵注 0.05～0.40mg/（kg·h）]，或者丙泊酚[2mg/kg 负荷量静脉注射，追加 1～2mg/kg，直至发作控制，后续持续静脉泵注 1～10mg/（kg·h）]。

2011 年在英国牛津举办的第三届伦敦-因斯布鲁研讨会上首次提出超级难治性癫痫持续状态（super-RSE）的概念。当麻醉药物治疗癫痫持续状态超 24 小时，临床发作或脑电图痫样放电仍无法终止或复发时（包括维持麻醉剂或减量过程中），定义为超难治性癫痫持续状态。对于 super-RSE 的治疗，尚处于临床探索阶段，多为小规模回顾性观察研究。可能有效的手段包括氯胺酮麻醉、吸入性麻醉剂、电休克、免疫调节、低温、外科手术、经颅磁刺激和生酮饮食等，需权衡利弊后，谨慎使用。

（四）终止 GCSE 后的处理

终止标准为临床发作停止、脑电图痫样放电消失和患者意识恢复。当在初始治疗或第二阶段治疗终止发作后，建议立即予以同种或同类肌内注射或口服药物过渡治疗，如苯巴比妥、卡马西平、丙戊酸、奥卡西平、托吡酯和左乙拉西坦等；注意口服药物的替换需达到稳态血药浓度（5～7 个半衰期），在此期间，静脉用药至少持续 24 小时。当第三阶段治疗终止 RSE 后，建议持续脑电监测直至痫样放电停止 24～48 小时，静脉用药至少持续 24～48 小时，方可依据替换药物的血药浓度逐渐减少静脉输注麻醉药物。GCSE 治疗流程见表 8-4。

表 8-4　GCSE 治疗流程

阶段	治疗
观察期（0～5 分钟）	生命体征监测：鼻导管或面罩吸氧
	静脉通路建立
	血糖，血常规，血液生化，动脉血气分析，血、尿药物浓度或毒物筛查
第一阶段（5～20 分钟）	静脉通路：静脉注射地西泮 5～10mg，必要时酌情重复 10mg（最大速度为 5mg/min）
初始治疗	无静脉通路：肌内注射咪达唑仑 10mg
第二阶段（20～40 分钟）	发作未终止，启动第二阶段静脉治疗：
二线治疗	丙戊酸钠：15～45mg/kg[<6mg/（kg·min）]静脉推注，给药时间 5 分钟，后续 1～2mg/（kg·h）静脉泵注
	苯巴比妥：15～20mg/kg（50～100mg/min）
	苯妥英钠：18mg/kg（<50mg/min）
	左乙拉西坦：1000～3000mg
第三阶段（40～60 分钟）	转入 ICU，气管插管/机械通气，持续脑电监测，静脉给药终止 RSE
三线治疗	丙泊酚：2mg/kg 负荷量静脉注射，可追加 1～2mg/kg 直至发作控制，后续持续静脉泵注 1～10mg/（kg·h）（注意可能导致丙泊酚输注综合征）
	咪达唑仑：0.2mg/kg 负荷量静脉注射，后续持续静脉泵注 0.05～0.40mg/（kg·h）
super-RSE	可联合使用：静脉用氯胺酮，电休克，低温，生酮饮食

危重管理至关重要，心肺功能支持及其并发症的处理应与药物治疗一同进行。治疗期间，应有一名专业人员连续观察患者的心肺功能。检查癫痫持续状态发生的原因必须尽快进行，以免延误治疗时机。在不能静脉用药时，应尽快选用其他方式，如咪达唑仑鼻内给药或口服，或地西泮直肠给药。麻醉治疗往往需要数天或数周。在癫痫持续状态麻醉治疗期间，EEG 监测是很重要的。对神经科手术后发生的持续状态，从其特别的风险角度看，应考虑早期气管插管和麻醉治疗。

治疗失败的原因：①用药剂量不足或忽视了维持治疗的必要性：劳拉西泮、地西泮、苯妥英钠或苯巴比妥等药物治疗的效果最多维持 12 小时，如果维持治疗没有跟上，癫痫持续状态的复发很容易发生；②误诊，特别是与假性发作、药物或代谢性脑病相混淆；③没有及时明确和处理癫痫持续状态的潜在病因或存在的并发症。

三、非惊厥性癫痫持续状态的治疗

非惊厥性癫痫持续状态的治疗依临床类型和病因不同而有所区别。鉴于除轻微发作的癫痫持续状态外，非惊厥性癫痫持续状态与全面性惊厥性癫痫持续状态相比较少造成急性和慢性的全身系统性并发症，建议采取较全面性惊厥性癫痫持续状态相对保守的治疗（仅对麻醉药物的应用而言），但并不意味着延迟非惊厥性癫痫持续状态的初始治疗。如果非惊厥性癫痫持续状态的诊断成立，应尽快给予抗癫痫药。治疗前非惊厥性癫痫持续状态持续时间越长，终止发作的难度越大。

持续视频脑电图监测对于 NCSE 患者的判断及治疗至关重要，积极解除病因是治疗的关键，治疗的目的是迅速终止 NCSE 导致的临床和脑电图结果。是否需要积极治疗 NCSE 取决于患者的预后及治疗是否可以改善预后。对于预后相对较好的患者，治疗应尽快开始。NCSE 处理原则：①积极寻找病因，进行病因治疗（如病毒性脑炎、代谢性或中毒性脑病）；②对于癫痫患者的 NCSE，如不典型失神持续状态、失张力持续状态等可临时应用安定类药物，并进行口服抗癫痫药调整；③对于危重患者 CSE 后的 NCSE，需在监护病房中脑电图监测下全身麻醉药物治疗；④对于缺氧后脑损伤患者 NCSE，尤其伴有低血压者，治疗可相对保守。

典型失神发作和晚发的原发性失神发作持续状态患者通常可在静脉给予 10mg 地西泮或 4mg 劳拉西泮后停止发作。如果给予前述治疗 10 分钟后癫痫持续状态仍未终止，可再次给予相同剂量 1 次。如发作仍未控制，则静脉应用丙戊酸 25～45mg/kg[6mg/（kg·min）]或苯巴比妥 20mg/kg[50mg/（kg·min）]。因抗癫痫药应用不当，如使用苯妥英钠或卡马西平所致的失神发作持续状态，对初始治疗的苯二氮䓬类药物往往不敏感，对此停用苯妥英钠或卡马西平可使之终止。简单部分发作持续状态和复杂部分发作持续状态对初始治疗药物的反应取决于患者既往有癫痫病史还是源于急性或进展性的全身性或中枢神经系统疾病。如果患者既往有额叶或颞叶癫痫病史，则简单部分发作持续状态和复杂部分发作持续状态可能会自行终止或在静脉应用 10mg 地西泮或 4mg 劳拉西泮后可有效终止发作。为预防癫痫持续状态复发，可重复 1 次上述剂量。尽管复杂部分发作持续状态复发较为常见，但苯二氮䓬类和磷苯妥英钠通常可以防止复发。源于急性的全身或中枢神经系统的简单部分发作持续状态和复杂部分发作持续状态对一线癫痫持续状态治疗药物通常表现为耐药，需要静脉应用苯巴比妥或丙戊酸，其中苯巴比妥的推荐剂量为 20mg/kg（速度为 30～50mg/min）静脉注射，丙戊酸的推荐剂量为 25～45mg/kg[6mg/（kg·min）]静脉注射，如治疗失败，则可按难治性惊厥性癫痫持续状态治疗。

鉴于部分药物（如劳拉西泮与磷苯妥英钠）并未在我国批准上市。因此，对失神发作持续状态（发作非抗癫痫药应用不当）、简单部分发作持续状态、复杂部分发作持续状态与轻微发作的癫痫持续状态患者，首选静脉注射苯二氮䓬类药物。若发作未终止，可重复相同剂量的苯二氮䓬类药物。如发作仍未控制，可静脉或肌内注射一种抗癫痫药（非苯二氮䓬类），或静脉注射另外一种苯二氮䓬类。此后的选择还有静脉注射苯二氮䓬类+一种抗癫痫药（非苯二氮䓬类），以及静脉或肌内注射第二种抗癫痫药（非苯二氮䓬类）。静脉注射麻醉药物仅在轻微发作的癫痫持续状态患者中考虑应用。对于抗癫痫药应用不当所致的失神发作持续状态患者，首选治疗为停用这些抗癫痫药。

非惊厥性癫痫持续状态的临床转归通常较好，故使用静脉用麻醉药时需谨慎，通常在发作持续＞60分钟后开始应用麻醉药物。可应用的麻醉药物有丙泊酚、戊巴比妥、硫喷妥钠与咪达唑仑（各类药物应用的首次剂量和维持剂量参见表8-4）。关于麻醉药物调整的终点，需结合临床症状及脑电图上痫样放电的终止或脑电暴发-抑制状态；麻醉药物应用的持续时间以控制在48小时内为宜，通常在最大剂量应用后24～48小时过程中逐渐减药。

四、给药途径

癫痫持续状态进行药物救治时，首次给药应足量，且宜快速达到脑部以发挥终止发作的作用，首选作用快、半衰期短的一线药物，次选作用时间长、起效慢的二线药物，治疗无效或没有药物条件时考虑三线用药。首选静脉给药，大多数抗癫痫药可静脉使用，静脉用药生物利用度高、起效快，但须注意以下几点：①严格按照配伍用法，避免产生沉淀、药物相互作用等情况；②需建立至少一条静脉通道，注意给药速度及剂量，严密观察呼吸、循环状况。苯巴比妥、咪达唑仑可肌内注射，但较静脉吸收缓慢、不完全，在没有静脉通道条件下，可紧急选用。口服给药起效缓慢，仅在无法进行静脉给药时才考虑口服给药，对于意识障碍、精神烦躁不能配合的患者不适用。经鼻腔、气管、直肠或口腔黏膜给药也可快速吸收，氯硝西泮、咪达唑仑、苯巴比妥均可经直肠给药，是院前急救的重要方法。一般不选用动脉给药，否则易出现动脉痉挛、坏死及血栓等情况。

五、癫痫持续状态中的脑保护治疗

癫痫持续状态中，各种原因均可导致可逆或永久性的脑损伤，脑保护治疗对于预防胆汁性癫痫的形成、提高患者的生存率及生活质量、降低致残率等具有十分重要的意义。癫痫持续状态中脑保护治疗可从以下几个方面着手：①及时控制癫痫发作；②保持稳定的脑灌注；③合理应用肾上腺皮质激素、麻醉药物、钙通道阻滞剂等药物；④亚低温治疗；⑤高压氧治疗；⑥VNS、DBS、TMS等物理治疗。

（孙　蕾　彭炳蔚　朱少芳　徐德辉）

参 考 文 献

梁锦平. 2010. 癫痫持续状态的发展历程与分类进展[J]. 中华实用儿科临床杂志，25（24）：1891-1894.

沈鼎烈. 1994. 临床癫痫学[M]. 上海：上海科学技术出版社.

王峰峰，肖波，洪霞. 2010. 癫痫持续状态的诊断和治疗[M]. 北京：人民卫生出版社.

中国医师协会神经内科分会癫痫专委会. 2018. 成人全面性惊厥性癫痫持续状态治疗中国专家共识[J]. 国际神经病学神经外科学杂志，45（1）：1-4.

中华医学会. 2015. 临床诊疗指南——癫痫病分册[M]. 北京：人民卫生出版社.

中华医学会神经病学分会癫痫与脑电图学组. 2007. 解读国际抗癫痫联盟和癫痫局癫痫及癫痫发作新定义[J]. 中华医学杂志，

87（29）：2023-2024.

中华医学会神经病学分会脑电图与癫痫学组. 2013. 非惊厥性癫痫持续状态的治疗专家共识[J]. 中华神经科杂志，46（2）：133-137.

中华医学会神经病学分会神经重症协作组. 2014. 惊厥性癫痫持续状态监护与治疗（成人）中国专家共识[J]. 药学与临床研究，47（6）：844-851.

周东，吴宏涛. 2010. 癫痫持续状态的诊断和治疗[J]. 癫痫与神经电生理学杂志，1（3）：183.

Abend N S，Dlugos D J . 2008. Treatment of Refractory Status Epilepticus：Literature Review and a Proposed Protocol[J]. Pediatric Neurology，38（6）：377-390.

Bolanos A R，Sarkisian M，Yang Y，et al. 1998. Comparison of valproate and phenobarbital treatment after status epilepticus in rats[J]. Neurology，51（1）：41-48.

Claassen J，Hirsch L J，Emerson R G，et al. 2010. Treatment of refractory status epilepticus with pentobarbital, propofol, or midazolam：A systematic review[J]. Epilepsia，43（2）：146-153.

Engel J . 2001. A proposed diagnostic scheme for people with epileptic seizures and with epilepsy：report of the ILAE task force on classification and terminology[J]. Epilepsia，42：796-803.

Garzon E，Regina Maria Franca Fernandes，Américo Ceiki Sakamoto. 2003. Analysis of clinical characteristic and risk factors for mortality in human status epilepticus[J]. Seizure，12（6）：337-345.

Martinovic Z. 2010. The new ILAE report on classification and evidence-based commentary on panayiotopoulos syndrome and autonomic status epilepticus[J]. Epilepsia，48（6）：1215-1216.

Meierkord H. 2007. Non-convulsive status epilepticus in adults：clinical forms and treatment[J]. Lancet Neurol，6（4）：329-339.

Millikan D，Rice B，Silbergleit R. 2009. Emergency treatment of status epilepticus：current thinking[J]. Emergency Medicine Clinics of North America，27（1）：101-113.

Prasad A，Worrall B B，Bertram E H，et al. 2001. Propofol and midazolam in the treatment of refractory status epilepticus[J]. Epilepsia，42（3）：380-386.

Ramsay R E. 2010. Treatment of status epilepticus[J]. Cleveland Clinic Journal of Medicine，34（s1）：S71-S81.

Shorvon S，Ferlisi M. 2011. The treatment of super-refractory status epilepticus：a critical review of available therapies and a clinical treatment protocol[J]. Brain，134（10）：2802-2818.

Strzelczyk A，Steinig I，Willems L M，et al. 2017. Treatment of refractory and super-refractory status epilepticus with brivaracetam：A cohort study from two German university hospitals[J]. Epilepsy & Behavior，70：177-181.

Tay S K H，Hirsch L J，Leary L，et al. 2006. Nonconvulsive status epilepticus in children：clinical and EEG characteristics[J]. Epilepsia，47（9）：1504-1509.

Trinka E，Cock H，Hesdorffer D，et al. 2015. A definition and classification of status epilepticus - report of the ILAE task force on classification of status epilepticus[J]. Epilepsia，56（10）：1515-1523.

Trinka E，Reetta Kälviäinen. 2016. 25 years of advances in definition，classification and treatment of status epilepticus[J]. Seizure，44：65.

第九章 癫痫的外科治疗

第一节 开展癫痫外科的条件

　　癫痫是一组具有发作性特征的神经系统疾病，病因学复杂，临床表现多变，诊断困难。癫痫的治疗手段多样，临床诊疗非常专业化，且涉及多个学科，因此通常会由多学科专家组成诊断治疗协作组为患者提供综合治疗服务，此即为癫痫诊疗中心。神经内科医师、神经电生理医师等参与诊疗工作，为患者提供癫痫的诊断及药物治疗；儿科医师为儿童癫痫患者提供儿童癫痫的诊断及药物治疗；癫痫外科医师利用外科手段为难治性癫痫患者提供致痫灶切除等外科手术；神经影像医师为患者提供全面的特殊序列的影像学资料；神经认知及心理医师为癫痫患者提供认知功能评估、心理咨询等。

　　更高级的癫痫诊疗中心可以为患者提高药物治疗和各种手术治疗（含神经调控治疗），开展全面的术前评估、实施各种类型手术治疗。基于上述的全方位服务理念，癫痫诊疗中心的诊疗模式得到了医学界、各级政府和社会组织的认可，世界各地诊疗中心普遍采用癫痫诊疗中心的工作模式。30%的癫痫为药物难治性癫痫，通过科学的术前评估可以通过外科手术的方法达到减少发作，甚至无发作。

　　癫痫外科的概念：应用神经外科手段进行干预性治疗，采用切除、离断癫痫灶或阻断癫痫电传导的方法来控制或缓解癫痫发作，控制或者减轻癫痫发作。主要是针对药物难治性癫痫、癫痫与颅内病变有明确相关性的患者。癫痫外科是以控制或者减轻癫痫发作、改善患者生活质量为目的的干预性治疗手段，现已成为除药物治疗以外的一项最主要的癫痫治疗方法。开展癫痫外科条件要求如下。

一、人员要求

　　开展癫痫外科手术的前提是个体化的癫痫综合评估，而完成评估则需要一个由神经内科、神经外科、儿科、神经电生理科、影像科、神经心理科等多学科人员参与的癫痫综合评估小组，多学科协作以明确癫痫的诊断及分类、癫痫灶的定位、手术方式的选择及术后治疗等一系列的工作。

　　独立开展癫痫外科手术对神经外科医师的基本要求包括以下内容。

　　（1）取得《医师执业证书》，执业范围为与开展癫痫外科诊疗技术相适应的临床专业。

　　（2）有5年以上神经外科诊疗工作经验，目前从事神经外科诊疗工作，已参与完成一定数量的癫痫外科诊疗手术，具备主治医师以上专业技术职务任职资格。

（3）经过省级以上（含省级）卫生行政部门认定的癫痫外科诊疗技术培训基地系统培训并考核合格。

二、设备要求

（1）脑电图设备的要求：应具有符合国家质量标准的脑电图设备，有 32 导联以上的视频脑电监测设备。如实施颅内电极监测需 64 导联以上视频脑电图机，最好 192 导联以上，能够完成长程视频脑电图的监测。

（2）神经结构影像学设备要求：应具有目前主流配置的螺旋 CT 和 MRI 等设备（最好 3.0TMR），需要根据不同患者的需求实施不同要求的扫描，以保证检查的清晰度和结果的准确性。

（3）除以上基础设备要求外，必要时可以进行 PET/CT、SPECT、fMRI、数字减影血管造影（DSA）、Wada 实验、脑磁图（MEG）等检查。不同的检查可满足不同的临床需要，不同的检查手段能够提供不同方面的信息。

（4）神经外科、手术室等医疗条件要求

1）符合国家手术室相关规定。

2）有满足癫痫外科诊疗工作需要的设备和相关器械、耗材。

3）配备心电监护仪（含血氧饱和度监测功能）、除颤仪、简易呼吸器等急救设备和急救药品。

4）手术计划系统，术中导航：将术前获得的结构及功能影像通过神经导航，辅助确定手术入路与定位目标区域。尤其使用术中导航确定中央沟等重要解剖结构，有利于缩短术中功能定位的时间。

5）术中电生理监测设备：术中皮质脑电记录（ECoG），能够在术中完成皮质体感诱发电位定位中央沟，术中直接电刺激定位功能区皮质及皮质下功能通路，持续经皮质运动诱发电位监测运动通路的完整性。最好能够开展术中唤醒麻醉技术，实时监测患者语言及运动功能。

6）立体定向头架，最好有无框架 Rosa 机器人、图像计划系统、图像后处理软件。

7）其他设备（非必须）

A. 术中 MRI 或 CT：术中可以纠正脑移位，实时更新导航，判断致痫灶是否残留，以及显示功能区、纤维束与残留病变之间的位置关系，有助于提高致痫灶的切除程度。

B. 术中超声：操作简单，实时性好，能通过骨窗实时指导术者对病变的定位及切除程度的判定，易于推广。使用高频多普勒超声，还能同时提供病变周围及内部的血流情况。超声造影可观察肿瘤血流灌注情况及增强特点，对识别边界有一定帮助。

8）设有麻醉科、ICU、医学影像科、脑血管造影室、神经电生理科（室）、医学检验科等专业科室和专业医师，有满足癫痫外科诊疗技术必需的设备、设施，具备癫痫外科诊疗麻醉技术临床应用能力及并发症的综合处理和抢救能力。

第二节 癫痫手术治疗的适应证与禁忌证

估计我国约有 900 万癫痫患者，活动性癫痫（近期 1~2 年或 5 年内有发作）约有 600 万，约 400 万未得到合理治疗。癫痫发病率一般以每年 10 万（人口）分之一计算。我国农村为 25/10 万，城市为 35/10 万，2002 年调查年发病率为 29/10 万。以此推断，每年我国新发癫痫患者有 40 余万人。30% 的患者不能用药物控制发作的顽固性癫痫患者需进一步评估是否可以行手术治疗，我国有 80 万~100 万癫痫患者需要行手术治疗。

癫痫外科的目的就是要完全切除致病区，也就是要切除产生临床癫痫发作的大脑皮质。现代癫痫病学家采用各种各样的诊断工具，如临床症状分析、电生理描记、功能性检查及神经影像学技术，从而寻找致病区的位置和范围。通过这些诊断方法找到不同的皮质区（症状产生区、刺激区、发作起始区、功能缺失区和致病病灶），所有这些区域都或多或少地代表了致病灶的位置和范围。精确确定致病灶的能力主要取决于诊断方法的敏感性和特异性，现代的诊断技术不但能够确定上述区域的位置，而且还能够显著提高定位这些区域的能力。随着技术的更进一步发展及新方法的应用，使得这些区域的定位更加精准，同时加深对不同区域的功能认识及在癫痫起病中的作用。癫痫手术前评估的重点是：要精确地寻找出致病区，明确其部位和范围；手术时尽可能做到全部切除致病区，达到癫痫控制甚至治愈的目的，同时又不产生严重的神经功能障碍。导致癫痫的不同皮质区，对癫痫治疗方式有重要作用，因此我们对其进行初步介绍。

一、参与癫痫发作的脑皮质区域

参与癫痫发作的脑皮质分区及其功能、主要检查手段见表 9-1。

表 9-1 参与癫痫发作的脑皮质分区及其功能、主要检查手段

分区	功能	主要检查手段
刺激区	癫痫发作间歇期产生棘波的脑皮质区	电生理检查
发作起始区	引起临床癫痫发作开始的脑皮质区	电生理学检查和 PET、fMRI、SPECT
症状产生区	产生初期临床症状的脑区	行为观察和主诉
功能缺失区	非癫痫的功能障碍皮质区	神经和神经心理学检查、EEG、PET、SPECT
致病病变	直接引起癫痫发作的脑结构性异常	结构性影像和组织病理
致病区	引起临床癫痫发作的脑皮质区	理论上的概念

1. 刺激区（irritative zone） 经脑电图检查在癫痫发作间歇期产生棘波（痫样放电）的脑皮质区。人们根据大量长程 EEG 的经验，在有临床发作的患者，常在一定的脑皮质区出现癫痫发作间歇期的棘波发放。该部位及其棘波化是其癫痫发作的一个最好标志；发作间歇期的棘波对诊断来说亦是一个重要标志，而且发作间歇期棘波的部位对确定癫痫的类型也是至关重要的。因此，一般认为发作间歇期棘波不与临床癫痫发作相一致，没有棘波

并不能排除癫痫的诊断。目前所知，刺激区可比致病区要大，但刺激区亦可小于致痫区。刺激区不完全等于致痫区。Luders 等曾报道 1 例精神运动性癫痫患者，有继发 GTCS 21 年，EEG 提示双侧颞叶内侧有独立的尖波，当一侧颞叶切除后，癫痫发作完全消失。

2. 发作起始区（ictal onset zone）

（1）定义：引起临床癫痫发作开始的脑皮质区，称为起始区，这是一电生理概念，是致痫区一个有效标志。

（2）检查方法：可用多种方法查出，但有限制。因发作起始区位置深在，故头皮 EEG 不易记录到。硬膜下或硬膜外及深部电极又受放置或插入部位的限制，而深部电极则是最敏感的。还可用 PET、fMRI、SPECT 等，但必须在发作时进行检测，故应用又受限，而且还有假阳性。发作起始区是致病区整体的一部分，一般在刺激区之内，极少情况下位于刺激区之外。发作起始区是可以手术切除的，但在手术切除起始区后，有可能他处的皮质区（潜在的）还可以引起癫痫发作，它一般是由头皮脑电图或侵袭性脑电图来确定。但与刺激区不同的是，它也可以通过发作期 SPECT 和新近发展起来的 fMRI 来确定。发作起始区通常是刺激区的一部分，它发放的棘波能够引起后释放，当放电在功能区或者传播到功能区时，重复的棘波发放通常会导致临床癫痫发作症状。一般来讲，后释放也容易播散到邻近的大脑皮质。如果要准确定义发作起始区的话，就需要首先定义致痫灶，但是有两个问题制约了发作起始区作为致痫灶标记的能力。

第一个问题就是到目前为止，还没有一种检查方法能够准确地定位发作起始区。头皮电极能够很好地记录大脑的电活动，但头皮脑电图在确定发作起始区时敏感度不高，发作起始区引起的后释放太微弱，用头皮电极不能探测到。只有当放电播散并影响到一定范围的大脑皮质时，这些电极才能探测到癫痫放电。侵袭性皮质电极能记录到一定范围内大脑皮质的电活动，虽然它消除了距离方面的因素，但每个电极只能记录到它所覆盖的区域。因此侵袭性电极可能是在发作起始区的附近或者就是发作起始区的一小部分。癫痫专家在少数情况下能够通过脑电图找到发作起始区的确切位置，甚至能通过该技术明确致痫病灶的边界。

第二个问题就是真正的发作起始区可能与致痫灶并不一致（致痫灶就是指导致临床上癫痫发作的大脑皮质组织），致痫灶可能或多或少的比发作起始区要稍微大一些。当致痫灶较发作起始区稍微小一些时，部分切除发作起始区可能会导致癫痫发作停止，因为剩余发作起始区会大大减少，从而阻止它进一步产生癫痫发作。相反，如果致病灶比发作起始区大，即使全切除发作起始区也不会导致癫痫发作停止，此种现象在患者的发作起始区处于单个致痫灶的不同阈值时容易出现，低阈值的癫痫发作起始区能够产生所有的临床发作症状，且它是唯一能直接测量出来的。但当切除这一区域后，高阈值的发作起始区就会变得更为突出一些，即使用目前最先进的检查方法，也不能预测是否存在高阈值的发作起始区。当大脑皮质变成潜在的致痫灶时，它可能包括一个或多个发作起始区，目前有人容易将发作起始区误认为是致痫灶。

3. 症状产生区

（1）定义：产生初期临床症状的肋圆区，称为症状产生区。

（2）检查方法：可通过观察患者的行为和主诉了解。一般说来，发作期的行为改变是癫痫发作。放电从起搏区扩散到相当距离后才出现。例如，发源于内侧颞区的精神运动性癫痫，放电局限在杏仁海马回，患者常无症状，当放电扩散至颞叶其他部位或颞叶外的边缘结构时，才出现精神运动性发作的先兆和主要的症状。初期的癫痫发作症状可用来确定致痫区，但仅有定侧价值。初期的症状是起始区的一个较好的标志，起搏区和症状产生区仅部分相一致。该区的确定主要是依据病史中患者发作时的临床表现，以及发作期视频脑电图的监测结果。癫痫病学专家确定症状产生区的位置和范围主要是依靠特定的发作期症状。局灶性的体感先兆，如癫痫发作开始时一个或两个手指的麻木感，就高度提示症状产生区是在相对应的感觉区。相反，感觉症状不明显时则没有多少定侧和定位价值，而其他许多发作期症状和体征的定位、定侧价值是在这两者之间的。一方面，症状产生区和致痫区有可能部分相一致，癫痫发作常以同一方式从致病区扩散；另一方面，起源于不同皮质区的癫痫发作，还可出现同一样式的发作性症状，从一个或多个致痫区扩散至同一个症状产生区。如症状产生区位于辅助运动区时，可表现为局部强直性癫痫发作。症状产生区可由额底区、前内侧额区至辅助运动区、内侧顶枕区，以及辅助运动区本身激活而发生症状，只是在最后一种情况下，症状产生区与致痫区才部分相一致。定位症状产生区最好的办法就是直接的皮质电刺激，这种方法与癫痫放电刺激大脑皮质十分相似。电刺激结果显示大脑皮质的大多数区域在接受刺激后不产生临床症状，这说明癫痫放电一般不产生临床症状，除非放电播散到邻近的脑功能区。发作期出现的临床症状可能是由脑功能区的癫痫放电引起的，但是在大多数情况下，发作期的临床表现是由非功能大脑皮质的放电播散到致痫灶之外的功能区引起的。电刺激显示要产生癫痫发作的临床症状，刺激的参数必须要足够大。电刺激必须要有合适的频率，单个刺激要有充足的时间间隔和刺激强度，且刺激的间隔时间要足够大。如果不达到一定的标准，一般就不会产生癫痫发作的症状，这也可以解释我们经常见到的一种现象，即我们能够记录到症状产生区的癫痫放电，却没有看到相对应的临床表现。

4. 功能缺失区（functional deficit zone）

（1）定义：非癫痫的功能障碍皮质区，或发作间歇期功能异常的脑区，称为功能缺失区。

（2）检查方法：这一功能异常可能是病灶直接破坏的结果，或者是功能介导的结果（比如神经元的异常传导，从而局部的或者与致病组织有一定距离的大脑功能）。在不同患者中，这些检查与致痫灶位置之间的关系是复杂的，且一般很难搞清楚。导致这些困难的原因是这些检查测定的是患者的脑功能（神经系统检查）或者脑生理（局部代谢或者脑血流），而没有测定导致癫痫发作的直接原因。有些变化可能是非致痫灶引起的结果，或者发生在原发致痫灶的远隔区域。和更直接的测量癫痫发作区域方法相比，术前定位功能缺失区的价值相对比较局限一些，一个典型的例子就是，在单纯颞叶内侧硬化的患者中，PET 检查通常能发现额叶内侧以外的结构广泛的低代谢，而致痫灶一般会限制在颞叶内侧，且单纯切除这些内侧结构会导致癫痫发作停止。另一个例子见于除了有局部病变以外，同时还具有广泛病灶的患者。这两种病灶在行神经学检查、神经心理学检查、PET 及发作间期 SPECT 检查时都能看到广泛的功能缺失区。尽管有这些局限性，但功能缺失区与其他区域之间好的相关性使得它在定位致痫灶时能提供一些额外的帮助，而不同区域检查结果的差异使得精确定位致病灶有一定的难度，这也是需要进一步采用其他特殊检查（如侵袭性脑电监测）的原因。但到目前为止的研究中，尚无一种有效的检测来直接评价功能缺失区与致痫区的联系，可经神经系统检查、神经心理学测试、Wada 试验、SPECT、PET、MBS 和 EEG 查出。但功能缺失区并不一定指示有致痫性。功能缺失区可由皮质的结构性损害引起（可以是致病病变）。功能缺失区与致痫区间的关系是复杂的，难以确定。在大多数情况下，功能缺失区是相当大的，比致痫区大，致痫区是一个较大的功能缺失区的一部分。功能缺失区的部位和范围，依赖于其下的结构性病灶和其继发性的脑水肿或胶质增生反应引起功能紊乱。如在运动区，司手的部位的胶质瘤，此部位有一致痫区和功能缺失区，部分相一致存在。

5. 致痫病变（epileptogenic lesion）

（1）定义：致痫病变是指直接引起癫痫发作的脑结构性异常。

（2）检查方法：现代影像学技术显著地提高了术前查出致痫病变及其范围的能力。在某些情况下，还能预测出病变性质、肿瘤或 AVM。然而，并不是经神经影像学技术查出的每个病变都是致痫病变。对部分性癫痫发作的患者，神经影像学技术发现的结构性病变，一般来说致痫区就在它的邻近部位。可是亦有例外的情况，致痫区可以在一个病变的远隔位。Luders 等曾报道 1 例精神运动性癫痫发作的患者，MRI 示右半球有海绵状血管瘤，左颞叶无病变，但经蝶骨电极探测左侧颞区有尖波，说明致痫区远离病变的部位。另一例精神运动性癫痫发作的患者，MRI 示左中央区有一病变，术前检查致痫区在左侧内侧颞叶，而不在病变附近，经标准的左额叶切除后癫痫发作已消失，说明此病变不是一个致痫灶。当 MRI 检查发现有病灶时，我们还需要用其他的检查方法（一般是视频脑电图监测）来明确该病灶是否就是引起癫痫发作的原因。一个相关联的问题就是在那些具有双重或多重病理的患者中，怎样来明确致痫病灶，这就需要用其他的检查来明确到底哪一个是致痫病灶。如果病灶相隔比较近，要明确哪一个是致痫病灶的话，可能使用侵袭性 EEG 监测是解决问题的唯一办法。致病灶和致痫病灶之间的关系问题与早先讨论的与发作起始区的基本类似。有人认为全切除致痫病灶可能会导致癫痫发作停止，但并不都是这样，因为也有只部分切除致痫病灶就导致癫痫发作完全停止的情况（由于致痫病灶位于功能区），这说明剩余的病灶要么不会引起癫痫，要么必须依靠切除的病灶才能控制癫痫发作。更多的情况是尽管全切除了 MRI 上看到的病灶，但癫痫发作仍然持续存在，且在皮质发育不良和外伤性癫痫的患者中更容易出现。对于这一现象有两种不同解释，许多病灶本身可能并不会导致癫痫发作，但可能通过刺激病灶周围的大脑皮质而引起癫痫发作。有些病灶可能会引起致痫病灶远隔区域的脑组织一些微小的变化，而这些微小变化是致病的，对于这些患者来说，选择性切除 MRI 上的病灶不足以使癫痫发作完全停止。另一种解释是 MRI 在探测整个病灶时的敏感性方面，病灶周围的脑组织可能包括病理学严重程度较轻的病变组织，尽管这些病变是致痫的，但在 MRI 上可能无法观察到。这在皮质发育不良时可能更是如此，由于不能切除 MRI 上看不到的病变组织，因此术后仍然不能控制患者的癫痫发作，这也解释了皮质发育不良患者术后疗效较差的原因。

致痫病变与致痫区常不一致，但亦可一致。在浸润性肿瘤患者中，致痫病变与致痫区大致相等，切除病变后常能获得优良效果。而对于非浸润性肿瘤患者，致痫区常在致痫病变附近的皮质内，若单纯切除病变常无效果，应该切除病变和附近皮质内的致痫区才会有效。故外科医师不仅切除一个致痫病变，还应切除附近的致痫区，以期获得优良的效果。某些病变，如灰质异位和错构瘤、海马硬化，致病区大于致痫病变。

6. 致痫区（epileptogenic zone）

（1）定义：致痫区是指引起临床癫痫发作的脑皮质区。

（2）致病区与临床癫痫发作的关系：要想癫痫发作完全消失，必须足够地切除致痫区皮质。癫痫患者的致痫区可有 1 个或 1 个以上，致痫区和非致痫区的界限，仅凭目前的检查方法尚无法划分得清楚。确定致病区对癫痫切除手术至关重要。致痫区如能完全切除，手术效果就会相当满意。致痫区可能包括真正的致痫区（与真正的发作起始区相同，或稍小些），同时也包括潜在的致痫区（即切除起始区后再次引起癫痫发作的皮质）。目前还没有一种诊断方法能够直接测定整个致痫区（灶），因为我们不能排除可能存在的致病区（灶），这些病灶只有在手术后才能表现出临床症状。致痫区是一个理论上的概念，而不是一个实质性概念。如果患者术后癫痫发作停止，可以认为切除的区域就是致病区（灶），由于不能直接测量致病区，因此只有通过找出其他区域才能间接定位它，由它们确定致痫区的大或小。如果所有区域的检查结果都一致，则定位致痫灶就比较容易，但这种情况一般比较少见，在大多数情况下，这 5 个不同区域的检查结果之间可能有差异，因此，必须努力寻找这些原因，如果不能找到这些原因，则很难准确定位致病区（灶）。期待更先进的技术来更直接确定致痫区。起始区肯定是致痫区的一部分。确定致痫区最好的指标是什么，至今尚无定论。切除整个刺激区是不恰当的，以症状产生区和功能缺失区来说明致痫区的边界不是一个好的标志，故不可用来确定切除的范围。致痫区不是一直不变的，既可以是小的、单个或多个的，也可以是继发性致痫区。致痫区可以在致痫病变之内或邻近或远隔部位。致痫区可以代替致痫灶，后者通常只是代表癫痫发作起源于脑的一个很小、很窄的区域。

二、癫痫患者手术适应证及禁忌证

（一）病例选择的基本原则

手术的基本目的是消除或减少癫痫发作，提高患者生活质量。因此，选择手术对象时应该明确以下几个问题。

（1）药物难治性癫痫：目前，国内外尚未形成统一认可的定义，多数学者认为应具备以下特征：合理使用 2～3 种一线抗癫痫药，经过 2 年以上正规治疗，监测血药浓度在有效范围内，仍不能控制癫痫，且影响患者日常生活和工作者。根据癫痫专家治疗癫痫的经验，当患者诊断为癫痫时经单种抗癫痫药治疗，可约 50% 的癫痫患者发作缓解，再经 2 种以上药物治疗，其疗效又达到使 15%～25% 的癫痫患者发作缓解，再继续用多种药物持续治疗，只能使其中 5%～15% 的患者得到益处。而剩余的 15%～25% 的癫痫患者成为药物难治性癫痫，这部分患者适合手术治疗，患者受益率一般可达 50% 以上。故应积极争取使这类人群通过手术治疗恢复健康。对于难治性癫痫不同学者的看法并不一致，以往认为难治性癫痫的发作频率每月应该达 4 次以上，目前认为应根据患者职业、发作类型、癫痫综合征不同而定，当今认为，若是强直-阵挛性发作或失张力跌倒，或是病灶在颞叶内侧（海马硬化）等，每月只有 1 次发作就应该手术治疗。以往认为正规药物治疗至少应 2 年，甚至 3～4 年以上，现一致认为以 2 年为限，但某些特殊情况需除外，如有结构性病变的癫痫、早期诊断的颞叶内侧型癫痫、婴幼儿和儿童的灾难性癫痫等不受 2 年的限制，应早期手术为宜。

（2）致痫灶必须明确：是单灶或多处，局限或弥散，一侧或两侧，是否位于功能区，手术本身是否会引起功能障碍，都应该确定。

（3）必须告知患者或其家属手术的风险与益处，患者或其家属必须慎重考虑，围手术期死亡率约 1.3%，尤其是婴幼儿和儿童及行多叶切除或大脑半球切除者。

（二）手术适应证和禁忌证

一般认为药物难治性癫痫或脑有占位病变伴有癫痫的患者，如低级别的胶质瘤或海绵状血管瘤都是手术的适应证，特别是一些小的、局灶的，但是高度致痫的病变手术后效果优良。

1. 适应证

（1）最主要的手术指征是部分性癫痫，多为继发性（症状性）癫痫，有确定的癫痫发作起源灶。

（2）药物难治的顽固性癫痫。

（3）癫痫发作必须是致残的频繁发作，每月 3～4 次（有学者主张每月 1 次）以上并影响患者个人的生活质量（日常生活、学习和工作及社交接触）。

（4）手术前最短疾病病程要 2 年（但除外结构性病变和早期诊断的内侧颞叶型癫痫）。

（5）对于婴幼儿和儿童，特别是灾难性癫痫影响脑发育，应提早手术，越早越好。

（6）手术治疗不致引起重要功能缺失。

（7）患者及其家属对治疗能理解和有强烈要求，必须认识术后仍需服用一定时间的抗癫痫药。

2. 禁忌证

（1）应除外进行性神经疾病（如恶性肿瘤、多发性硬化、脑血管炎）及严重的内科疾病。

（2）有精神疾病者。

（3）智商（IQ）=70 或以下者属相对禁忌（胼胝体切开术例外）。

3. 有限考虑手术的适应证 外科治疗试验表明，下列疾病、综合征及癫痫发作形式为目前手术治疗最好的适应证，应积极争取手术。

（1）颞叶内侧/海马硬化。

（2）皮质发育畸形：局部皮质发育异常（focal cortical dysplasia）；多小脑回畸形（polymicrogyria）；神经元异位（heterotopia）；无脑回畸形（lissencephaly）；脑裂畸形（schizencephaly）；半巨脑回畸形（hemimegalencephaly）；脑-面血管瘤（sturge-weber syndrom）。

（3）低级别的肿瘤：胚胎期发育不良的神经上皮肿瘤（dysembryoplastic neuroepithelioma）/

错构瘤（hamartoma）；节细胞胶质瘤（ganglioglioma）；低级别胶质瘤（low-grade glioma）。

（4）海绵状血管瘤（cavernous angioma）、AVM 及静脉性血管畸形。

（5）脑脓肿后胶质增生或外伤瘢痕。

（6）半身惊厥-偏瘫-癫痫综合征（hemiconvulsions-hemiplagia-epilepsy syndrome，HHE）。

（7）Rasmussen 综合征。

（8）Landau-Kleffner 综合征（获得性癫痫性失语）和 Lennox-Gastaut 综合征。

（9）频繁的跌倒发作。

三、癫痫综合征的外科治疗

自从 Davidson 和 Falconer 于 1975 年提出儿童颞叶癫痫的手术疗效与成人类似以后，关于儿童癫痫外科治疗方面的文献每年都在不断增加。

儿童癫痫过程与成人截然不同，或者较成人更呈良性经过，或者较成人更为严重。例如，儿童单纯发热引起的癫痫，一般对儿童发育并无长期影响。

儿童的许多癫痫症状不同于成人，而且这些症状发生在脑的重要发育过程中。临床试验证明，由于儿童的神经组织可塑性强，其癫痫做外科手术的效果往往优于成人。当然应当强调，儿童癫痫外科治疗适应证的选择、手术时麻醉的采用、术后并发症的防治等问题，均需特殊的专业医师处理。

（一）儿童癫痫早期手术理论

1. 防止癫痫对智力的长期损害 长期癫痫发作会使儿童的智能逐年下降。Rodin 等对 64 例 5~16 岁始发癫痫的儿童进行了长期心理学研究，5 年后重新评估这些儿童的智能，发现癫痫未能控制者的智商（IQ）明显下降，而癫痫控制者的 IQ 则保持稳定或者有所提高。长期癫痫除了会影响儿童的认知能力外，对于患者的精神行为危害也很明显。与正常对照组比较，癫痫儿童患精神病的概率要高 2~4 倍，行为异常发生率也显著升高。相当一些癫痫儿童会出现学习困难、行为明显障碍等后遗症。这些情况是考虑早期进行癫痫外科手术的重要因素。

2. 消除影响认知和精神行为的因素 癫痫影响患者的认知能力和精神行为包括多方面因素，如癫痫发作年龄、癫痫持续时间、癫痫发作频率、抗癫痫药使用时间和脑内癫痫病灶是否消除等。

（1）癫痫发作年龄：癫痫发作的年龄越小，对认知和精神行为的影响越大。

（2）癫痫持续时间：癫痫持续状态对神经系统的损害是长期性的。

（3）癫痫发作频率：动物实验和临床研究表明，频繁的癫痫发作可以造成记忆、学习和行为功能的损害，也可以造成对癫痫敏感性的提高。

（4）抗癫痫药使用时间：传统抗癫痫药，尤其是苯巴比妥和其他苯二氮䓬类药物对认知有较大影响，随着时间延长，影响可能较大。即使新型抗癫痫药，部分可能对精神和认知功能也有影响，如托吡酯应用过程中，患者可能会出现找词困难、反应迟钝等；拉考沙胺片约不足 5%的患者出现精神运动迟缓、记忆力减退、精神模糊等不良反应。

（5）脑内癫痫病灶是否消除：人脑不同部位的癫痫对认知和精神影响不相同，尤其是优势半球的颞叶，顶叶癫痫对认知影响较大，部分颞叶癫痫患者可能合并有情绪或精神或人格障碍：消除癫痫病灶，癫痫控制或治愈，患者认识障碍可能得到改善，甚至合并的心理或精神问题也得到很好缓解。因此对于有明确癫痫病灶，且药物控制不佳或不能耐受药物治疗时，建议尽早消除癫痫病灶，有利于患者认知和精神行为向好的方向发展，正常回归社会。

3. 避免精神损害后遗症 癫痫儿童（特别是脑损伤者）常具有各种行为障碍，如行为冲动、乱发脾气、注意力不集中，并伴有多动，有时出现攻击性冲动甚至暴力行为，可能会对家庭和社会造成危害。另外，癫痫儿童也可能出现抑郁症和自杀念头。

4. 利用神经组织的可塑性 人类的脑成熟期大约在 10 岁之前，有关神经组织可塑性的研究为癫痫儿童早期手术提供了理论基础。婴儿半球切除术后仍能基本恢复功能的事实，进一步验证了这种理论的可靠性。

综上所述，由于一些儿童癫痫采用药物治疗效果不理想，而长期的癫痫发作会导致患者智力下降、精神和行为异常，故对此类患者应考虑及早行外科治疗。近年来受到重视的儿童癫痫早期外科治疗，不仅可以避免癫痫反复发作对大脑发育的进一步危害，而且可以利用未成熟期的神经组织具有可塑性的优点，减少外科手术可能造成的严重并发症。

大部分癫痫为单一致病灶，但仍有部分不能单灶定位，尤其是在 Rasmussen 综合征、Lennox-Gastaut 综合征和 West 综合征中，具有一侧半球多灶性或弥漫性致痫灶的顽固性癫痫患者一直是癫痫外科所面临的难题之一。可考虑行大脑半球切除术，但术后并发症较多。也可采用多脑叶切除联合 MST 和（或）胼胝体部分切开的方法，此法优于单纯的胼胝体切开术和迷走神经刺激术。

应根据患者癫痫发作时的临床表现，结合术前的 EEG/视频脑电图（VEEG）、CT/MRI 的结果，对患者的致痫灶进行定位，在皮质脑电图下进行手术。必要时还加用深部电极脑电图监测。这些手术包括皮质切除术，可加行胼胝体切开术、多处软脑膜下横纤维切断术（MST）、皮层热灼术；前颞叶切除术，可加行胼胝体切开术、胼胝体切开术+MST；脑钙化灶切除；大脑半球切除术。

研究显示，儿童颞叶癫痫在行前颞叶切除后其满意疗效超过 75%，而颞叶外病灶皮质切除的疗效为 50%。比单独前颞叶切除术疗效相对要差一些。但如果包括症状改善者，儿童颞叶外皮质切除术有 70% 术后疗效良好。

除了术前已表明所有抗癫痫药均无效的病例外，一般术后应常规应用抗癫痫药治疗，并在围手术期和手术后继续应用对患儿最有效的抗癫痫药。术中及术后短期内的唯一给药方式是静脉给予苯妥英钠、丙戊酸钠或苯巴比妥。一旦术后患儿可进流质饮食，应恢复术前用药。术后一般要继续服药 2 年以上，然后根据患者的临床症状及脑电图复查的结果决定是否撤药或减药。

（二）儿童灾难性癫痫综合征

1. 大田原综合征 又称早期婴儿型癫痫性脑病（EIEE），多在 3 个月前起病，以特殊的、频繁的、微小的全面性发作为主要临床表现（如成串的痉挛性发作），脑电图表现为暴发抑制，1/3 的儿童在 2 岁内死亡，存活的患儿几乎都伴有严重的精神发育障碍等。EIEE 的外科治疗较为困难，目前仅有个别报道，都是对具有特殊病因（如皮质发育障碍）的患儿进行外科治疗。

2. 婴儿痉挛症　即 West 综合征，多在 3～7 个月起病，临床表现为特征性的点头样发作、脑电图高幅失律并伴有智力和发育迟滞。West 综合征是最常见的灾难性癫痫综合征，50%～80%的患者为药物难治。外科治疗是 West 综合征的重要手段，但目前外科治疗主要针对有明确病因和病灶的 West 综合征，对临床资料、电生理检查和影像学检查互相吻合的患者进行外科手术有 50%～67%可以达到癫痫完全控制，并可改善智力和发育迟滞。对弥漫性放电的患者采用单纯胼胝体切开术也有一定疗效。

皮质发育障碍是 West 综合征最重要的病因，尤其是目前高清晰 MRI 的使用，许多局灶性皮质发育不良或微小皮质发育异常被发现，从而增加了外科手术的概率。低龄和单致痫灶是影响 West 综合征预后的重要因子，手术时年龄越小，智力恢复的可能性越大。由于有 90%以上的 West 综合征患者的致痫灶在颞叶外或存在多致痫灶，因此需要详尽的术前评估。

3. Lennox-Gastaut 综合征（LGS）　发病率仅次于 West 综合征，是第二常见的灾难性癫痫综合征，多在 3～5 岁起病，临床表现为以强直性痉挛为主的多种类型的发作，脑电图为特征性的清醒期棘慢波（1.5～2Hz）和睡眠期的阵发性快节律，并伴有智力和发育障碍。可由上述的 EIEE 和 West 综合征演变而来。目前对 LGS 的外科治疗主要采用姑息性手段，如胼胝体切开，有 50%的患者可以得到完全控制或改善。迷走神经刺激也被报道有效，癫痫发作减少率为 20%～60%，而立体定向放射外科（γ刀）无效。

4. 进行性肌阵挛性癫痫（PME）　相对少见，预后极差。典型者发生于中到大龄儿童，进行性发展，表现为肌阵挛发作，进行性神经功能障碍，共济失调和智力障碍。尚未有外科治疗 PME 获得成功的大组病例报道，仅有助于病理活检明确诊断。

除上述灾难性癫痫综合征外，部分学者也把一些预后较差，智力和发育障碍常见的一些癫痫和癫痫综合征归类于灾难性癫痫综合征。如 Rasmussen 综合征和 Sturge-Weber 综合征，外科手术是治疗此两类综合征的主要手段，采用大脑半球切除术可以获得良好的疗效。结节性硬化症患者中 80%～100%有癫痫发作，超过 1/3 的患者耐药，2/3 的患者有智力发育障碍，外科手术在部分患者取得了良好的效果。考虑到儿童的发育和智力障碍，对外科早期干预应持积极态度，适合手术者应尽早手术，观望态度是不可取的。通常的药物难治标准并不适用于儿童灾难性癫痫，如可能并不一定需要 2 年的正规药物治疗，对于正规使用 2～3 种抗癫痫药无效即可考虑进行术前评估。

（三）癫痫综合征的手术策略

1. 切除性手术　包括病灶切除、脑叶切除、多脑叶切除和大脑半球切除术，对致痫灶明确的患者可采取病灶切除、脑叶切除或多脑叶切除，对一侧半球致痫灶切除后不加重神经功能异常者可采用大脑半球切除，术后完全控制率为 40%～87%。

2. 姑息性手术　包括胼胝体切开术、多软膜下横纤维切断术，有效率在 50%左右。

3. 电刺激技术　包括迷走神经刺激术（vagus nerve stimulation，VNS）、脑深部电刺激技术等。已有采用 VNS 治疗 LGS 有效的报道，但在 West 综合征效果不确切，已有电刺激 LGS 患者下丘脑核团获得肯定疗效的报道，但在 PME 的效果却不甚满意。

4. 分期阶段性手术　由于灾难性癫痫多为多灶性，或是双侧致痫灶，可采用分期手术。

第三节　癫痫手术术前综合评估

一、癫痫手术术前评估概述

近年来，癫痫的药物治疗取得了巨大的进展，新一代抗癫痫药被应用于临床，然而仍有 30%左右的癫痫患者对药物治疗反应性较差，最终演化成药物难治性癫痫。手术切除致痫灶依然是难治性局灶性癫痫治疗时首选的重要手段。规范化的术前评估是取得良好治疗效果的前提，如何准确定位致痫灶和功能区是术前评估的关键。

所谓癫痫术前评估，就是在明确癫痫诊断的前提下，通过分析症状学、脑电图、影像学、临床病史资料及脑代谢检查情况，进一步评估患者是否适合外科干预。因此术前评估是多项检查执行及结果综合分析的过程。患者及其家属提供的症状学及病史资料至关重要，根据病史可初步判断患者起病年龄、起病原因或诱因、发作表现、持续时间长短、发作是否有规律、药物疗效，根据病史资料决定患者下一步检查的先后顺序，其中脑电图检查特别是视频脑电图检查记录发作是术前评估必不可缺少的环节，但不同的患者病史长短、发作频率、发作周期及发作的程度各不相同。

根据视频脑电图监测记录发作，客观分析患者的电-临床症状学，结合病史中提供的发作表现，从专业角度分析患者的发作类型，同时分析脑电图间歇期及发作期的放电情况，明确患者的致痫灶是局灶性、多灶性还是弥漫性，是在一侧半球还是双侧半球都受累，功能区是否受累。影像学检查从脑内组织结构方面反映脑组织是否存在结构、发育异常，如海马硬化、脑皮质发育不良、肿瘤、外伤后软化灶或瘢痕、血管瘤等。但是影像学有异常并不等于病灶就是致痫灶，需要结合脑电图分析及病史资料综合分析，并且必要时需进一步行脑代谢检查、脑磁图检查、头部磁共振灰白质成像、功能性磁共振成像检查等。上述所有检查的共同目标就是明确患者的致痫灶是局灶性还是多灶性，或是弥漫性，是否能进一步行外科干预。如此复杂的检查，如此多科室参与患者的检查工作，需要多部门共同参与评估工作。

二、术前评估的要求

癫痫患者术前评估工作是烦琐、复杂的过程，对患者及其家属来说在经济及时间方面做好思想准备，对医生来说要充分发挥与癫痫相关的专业知识，与不同检查科室密切配合。

（1）多科协作组：包括特定的神经电生理学专家、神经内科医生、神经影像医生和有经验的神经外科医生。在一个中心每年应进行 25 例癫痫手术以获取必要的经验。

（2）多科协作组成员与小儿神经科、神经麻醉科、神经精神科、神经放射科、神经病理学专家、具有癫痫病学特定经验的神经心理学家定期交流，以及与特诊医学（比如核医学）、技术人员的合作是必要的。另外，还要合作进行 Wada 试验检查。

（3）在进行介入性检查及评估的情况下，不同学科有合作的可能，因此监测室应与加强监护病房及神经外科病房相连。

（4）对于手术后疗效的判定，至少应该进行为期 5 年的定期随访调查。资料的记录应该标准化，能够适合于国际多中心的随访研究。例如，应依据公认的 ILAE 组织推荐的标准评价发作的预后和生活质量。

（5）长时间的 VEEG 监测应当规范，能够记录足够次数的发作和发作间歇期 EEG 以供分析，经验显示这需要特定的安排。

（6）负责进行术前评估的小组必须能够辨别何时需要进行介入性记录，如果实施就应该推荐进行持续 24 小时的监测。

（7）术前评估小组根据一期评估结果，设计深部电极植入（SEEG）计划，并电极置入后行 Mapping 功能区定位。

三、术前评估的流程

癫痫外科术前综合评估结果正确与否是确保癫痫手术能否成功的关键。术前评估程序可分为两个独立的不同阶段：非侵袭性评估和侵袭性评估。侵袭性评估需要在非侵袭性评估的基础之上进行。术前综合评估的目的是确定癫痫致痫区的准确部位及其周围大脑皮质重要功能区的分步。

步骤 1　通过结构和功能两个方面进行致痫区和功能区定位，主要应用无创性检查手段。如果通过此步骤得不到可靠的结论或者结果之间相互矛盾，则需要进行步骤 2 的检查。

步骤 2　以侵袭性手段为主，包括颅内电极的放置、监测及皮质电刺激等，采用有创性检查，必须是在无创性检查的基础上，且对致痫区的定位有一个合理的假设。临床上，应避免应用侵袭性检查去全脑探测致痫灶。

步骤 3　包括术中皮质脑电图监测和皮质电刺激。皮质脑电图能够作为手术切除范围的参考。但术中皮质脑电图记录到的异常放电区域为激惹区，不仅监测范围和时间均有限，而且会受到术中麻醉及围手术期抗癫痫药的影响。因此，不能过分依靠术中皮质脑电图去确定手术切除范围。术中皮质脑电图监测对于某些局限器质性病变引起的癫痫，在术中确定切除范围时帮助较大。

四、常用的术前评估定位技术

（一）特定部位癫痫的症状学

癫痫发作的症状学分析是致痫区定位、定侧的基础，因此术前长程视频脑电图监测发作非常必要，长程视频脑电图监测发作与家属描述相结合。重点强调先兆、首发症状和症状的演变过程。首先应详细询问癫痫患者发作时的先兆症状和仔细分析发作期录像患者所表现出的运动行为特征，推测可能引起发作的皮质区域。然后，找出发作间期脑电图或脑磁图所揭示的癫痫放电源分布区，寻找发作期脑电首先发生变化的区域，从而综合得出患者大脑异常电活动高度关联的脑区。异常放电所波及的区域有时就是癫痫发作症状所提示的区域，若两者之间高度重合，其范围可能就是致痫灶所在区域。但在临床定位实践中，往往会发现它们之间出现彼此解离的情况。这时应该根据放电的不同时间片段和症状时间片段出现的先后顺序来理顺它们之间的逻辑关系，从而从功能学角度定位致痫灶。

1. 额叶癫痫（FLE）

（1）辅助运动区发作：在辅助运动区的发作，其形式为姿势性的局灶性强直伴有发声、言语暂停及击剑姿势。患者的头部和眼球转向癫痫起源的对侧，致痫灶对侧的上肢外展，肩部外旋，肘部屈曲，其外观好似患者正在注视自己的手。同侧的上下肢强直性外展，上肢远端的动作比下肢远端更明显。这种同侧上肢向癫痫起源侧伸展的临床表现被描述为"击剑姿势"。局灶相关性癫痫双侧强直出现早、持续时间短的特点，提示致痫区位于或近辅助感觉运动区。

（2）扣带回发作：发作形式为复杂部分性伴有发病时复杂的运动手势自动症，常见自主神经征，如心境和情感的改变。宪兵帽征：表现为双侧口角向下撇的动作，研究认为与扣带回前下部受累有关。

（3）前额极区发作：前额极区发作形式包括强迫性思维或起始性接触丧失，以及头和眼的转向运动，可能伴有演变，包括反向运动、轴性阵挛性抽动、跌倒及自主神经征。

（4）眶额区发作：眶额区本身在各脑回间，与额叶凸面及内侧面、颞叶有广泛的联系。眶额皮质为非表达皮质，仅仅局限于眶额皮质内的发作期放电不产生任何客观的临床症状，眶额皮质癫痫的症状学表现与其传导至不同的皮质结构有关，因此可能被误认为颞叶内侧癫痫或者其他额叶区域的发作。发作开始均先出现动作停止、无反应及茫然，而后根据扩布的不同出现嗅觉异常、过度运动、头眼偏向同侧或对侧、重复动作等运动症状、自主神经症状，还可以有难以确定的感觉异常、发笑、似曾相识、视幻觉、自动症。根据临床症状可以分为额叶型、颞叶型及额颞叶型。

（5）背外侧部发作：发作形式可能是强直性的或者较少见的阵挛，伴有眼和头的转动及言语停止。额下回及额盖癫痫发作以非特异性先兆，伴有面部对称或不对称性强直（咧嘴）的过度运动发作为特点，自主神经症状并不多见。

（6）岛盖发作：特点包括咀嚼、流涎、吞咽、喉的症状、言语停止、上腹部不适、恐惧及自主神经征现象，简单部分性发作特别是部分阵挛性面肌发作是很常见的，而且可能是单侧的。如果发生继发性感觉改变，则麻木可能是一个症状，特别是在手上。味幻觉在此区特别常见。

（7）运动皮质发作：运动皮质癫痫主要的特点是简单部分性发作，其定位是依据受累在哪一侧及受累区的局部解剖，在较低的 Rolandic 区受累可能有言语停止、发声或言语障碍，对侧面部强直-阵挛运动或吞咽运动、全身性发作经常发生。在外侧裂区，部分运动发作不伴有进行性或 Jackson 发作出现；特别是在对侧上肢开始。旁中央小叶受累时发作呈同侧足部出现强直性运动，有时对侧腿部也出现强直性运动，发作后 Todd 瘫痪常见癫痫发作精确地起源于运动皮质区，此区的癫痫发生阈值较低并可向更广的致痫区域播散增强。

2. 颞叶癫痫（TLE）

（1）颞叶内侧型癫痫（MTLE）是颞叶癫痫最常见的形式，其发作的特点为上升性上腹部不适感、恶心、自主神经症状等先兆发作→自动症发作→对侧肢体强直发作。

（2）外侧颞叶简单发作的特点为听幻觉或错觉或睡梦状态及视觉性感知障碍。若累及优势半球时，出现言语障碍；若累及内侧颞叶或颞叶以外，则可演化为复杂部分发作。偏转发作是起源于颞叶后外侧皮质癫痫患者的常见发作症状，部分患者也可出现颞叶内侧癫痫发作表现。

3. 顶叶癫痫

（1）感觉症状：如麻辣感和触电感，最常受累的部位在皮质代表区，可能出现舌蠕动、舌发僵或发凉，面部感觉现象可出现于两侧。偶然可发生腹腔下沉感、阻塞感或恶心，少数情况下可出现疼痛。阴性表现为麻木，右侧受累则可能出现身体一部分感觉缺失，或对身体的一部分或半身存在无知，即躯体不识症；也可以出现幻多肢症，在非主侧半球受累时容易如此。

（2）语言障碍：左侧顶叶受累可引起各种感受性或传导性语言障碍。

（3）视觉现象：非主侧顶叶发作可出现多变的幻觉，如变形扭曲、变短、变长均可出现，这是非主侧半球放电时最常见的现象。

（4）眩晕与空间定向障碍：下顶叶受累多发生严重眩晕与空间定向障碍。从症状学角度看，对侧肢体强直/强直-阵挛与顶上小叶、楔前叶前部相关性较大。对侧面肌强直-阵挛、眼睑阵挛与中央盖、缘上回盖部相关。双侧非对称性强直、双侧面部对称性强直、过度运动均和后扣带回、楔前叶存在相关性。躯干/双侧近端强直与顶盖具有一定的相关性。对侧上肢远端强直/强直-阵挛与顶叶皮质无明显相关性。自动运动与角回、缘上回、颞叶相关性明显。强迫性眼球凝视与顶内沟、后扣带回、楔前叶相关性明显。

4. 枕叶癫痫

（1）视觉症状：主要表现为简单视幻觉和视错觉，如发作性盲点、偏盲、黑矇或者表现为火花、闪光、光幻觉及复视。也可能发生知觉性错误，如视物的大小和远近的变化、物体倾斜或变形等。若放电扩散到颞顶枕连接区域可出现复杂的视知觉，如见到千变万化、丰富多彩的景象，见到景象变形或变小，偶尔能看到自己的形象（自窥幻觉）。

（2）非视觉症状：开始时表现为眼和头的强直性或阵挛性向对侧转动和眼球转动，继而出现眨眼、眼睑抽动和强迫性闭眼。亦可发生眼球颤动或全身颤动。

（3）癫痫扩散症状：放电可能扩散到颞叶，诱发外侧后颞部发作症状或海马杏仁核发作；当原发病灶位于距状裂上区，放电能向前扩展到大脑外侧裂上段的凸面或近中线表面，出现类似顶叶或额叶的发作。偶尔放电也迅速扩展到对侧枕叶，变成继发全身性发作。

枕叶癫痫致痫灶位置与发作症状学相关；枕叶背内侧、腹内侧和内侧表面的致痫区容易产生视觉缺失；枕叶背外侧和外侧面的致痫区容易产生复杂视幻觉；枕叶背内侧、腹内侧和后下区的致痫灶容易出现自动运动；枕叶背内和背外侧均受累的致痫灶可以产生轴性强直；枕叶外侧面的致痫灶可以出现复杂运动；而枕叶背内侧的致痫灶可以出现偏转发作。

5. 岛叶癫痫

（1）内脏感觉先兆：一般内脏感觉先兆在岛叶癫痫常见，表现为咽喉部不适（紧缩感、被掐住的感觉）、呼吸不畅、腹部沉重感等，类似颞叶内侧发作症状。其中咽喉部紧缩感是岛叶癫痫的特征性症状。电刺激检查多定位于岛叶前中部。

（2）躯体感觉先兆：也是岛叶癫痫常见症状，多表现为麻刺感、过电感、疼痛性电击感等，多感觉不舒服，可局限于面部、手或者广泛分布于一侧肢体。研究发现其定位于岛叶中后部。

（3）自主神经先兆：以往在颞叶癫痫患者行手术切除时刺激其岛叶，约 50%的病例可见心率和血压变化，提示岛叶和自主神经功能相关。

尚有研究发现一些患者出现汗毛竖立、面部潮红等先兆症状。岛叶癫痫多数不局限，先兆出现后迅速向周围传播，出现复杂的继发症状。传播途径中较公认的岛叶癫痫网络学说认为主要有 3 种传播路径：外侧裂-岛叶、颞叶-边缘系统-岛叶、内侧额眶叶-岛叶。临床常见传播症状有：①双侧非对称强直：较多见，推测可能与岛叶-外侧裂周围皮质网络激活有关。②运动过度：既往多认为过度运动发作和额叶有关，近几年发现过度运动可以起始于颞叶、岛叶及顶叶。③宪兵帽征：表现为双侧口角向下撇的动作，常见于运动前区、额盖及岛叶癫痫，近期研究认为与扣带回前下部受累有关。是岛叶癫痫常见的继发症状。

（4）内脏运动症状：主要与口咽运动相关，如咀嚼、咂嘴、吞咽等，有时有呕吐，电刺激研究认为和前岛叶相关。

（二）先兆

癫痫先兆在 1981 年的癫痫发作国际分类中被定义为"在意识丧失前发生的，并且随后能保留记忆的那部分发作"，相当于是一次单独出现的简单部分性感觉发作。在 2010 年国际抗癫痫联盟（ILAE）关于分类和术语的提案中，癫痫先兆相当于一次仅涉及主观感觉和精神症状的局灶性癫痫发作。癫痫先兆通常很短暂，仅持续几秒至几分钟，偶尔持续时间较长，或者短时间内反复发作，可能是部分性癫痫持续状态。

癫痫先兆的症状多种多样，可表现为任何形式的主观感觉。依据初级感觉皮质或高级联合皮质被激活的不同，分为单纯性先兆或复杂性先兆。先兆可以表现为知觉、认知、记忆或情感等方面的症状，也可以出现与内脏或自主神经系统有关的症状。先兆是一种主观的症状，只有在交流中才会显现出来，因此，受到个人词汇选择的影响，如一个人说头晕的感觉可能是眩晕，但对于另一个人可能是视觉上的不稳定。癫痫先兆可以是多种多样的，患者可能会在不同的时间强调不同的体验，从而造成分类困难。此外，在疾病的自然过程中，癫痫先兆也会随着时间的推移或者是由于药物或外科治疗而改变。有时治疗会导致先兆的消失，更少数时候会导致先兆体验的改变。

1. 额叶先兆　额叶癫痫的先兆是多变的，不会有强烈的定位。额叶运动前区癫痫的先兆是高度可变的。有报道来自辅助运动区（SMA）和额上沟的癫痫患者出现躯体感觉、视觉、头部的先兆和智力变化。头部的先兆是指头部的任何感觉，包括刺痛感、压迫、头晕、充满或其他难以形容的感觉。但不能被认为具有定位价值。这种感觉很难与非特异的头晕和眩晕的感觉区别。

2. 颞叶先兆　颞叶癫痫中最常见的先兆包括腹部、情绪、精神、嗅觉和味觉症状，并且在内侧颞叶癫痫中更为常见。伴有视觉高级处理和其他输入信号改变的先兆可能涉及颞叶新皮质后部的联合皮质。精神症状先兆（"体验现象"或"梦境状态"）是一个宽泛的范畴，包括似曾相识感、复杂的视觉或多模式幻觉及记忆闪回。虽然不是最常见的先兆（在颞叶癫痫中发生率为 12%～16%），但它可能是最特殊的。总的来说，精神先兆表明了颞叶边缘系统和新皮质区域的网络激活，可能起源于内侧或新皮质癫痫灶。情绪先兆发生在颞叶癫痫中，也源于额叶内侧皮质，10%～35%的局灶性癫痫有情感先兆，如果先兆是痛苦的或令人不快的，可能也会产生继发焦虑或恐惧反应，这很难与恐惧发作本身区分开来。恐惧发作是颞叶癫痫患者最常见的情感现象之一。恐惧发作是突然的，可以从轻微的焦虑到彻底的恐怖。它可能是孤立发作的，或者伴随自主神经症状，如苍白、瞳孔放大、皮肤发红、竖毛和心动过速，或者是胸部或腹部的内脏感觉。腹部先兆虽然不是颞叶特发的，但常常与之相关。腹部先兆指出现在腹部的不适感，往往出现在上腹部，有时不适感可以上升，最常见的腹部先兆为腹胀、恶心，严重时有腹部搅动和压迫感，有时伴有腹痛。基本的声音、噪声的听觉先兆提示颞横回或周围皮质中的听觉中枢放电可导致外侧皮质癫痫。皮质刺激研究已经证实，刺激 Heschl 回的主要听觉区传递到第二次听觉区时，听觉皮质声调拓扑组构表现为从高频率的声音到宽带噪声，到听觉幻觉的转换。躯体感觉、眩晕和自主神经先兆也发生在颞叶癫痫中。

3. 顶叶先兆　在源于中央后初级感觉皮质的发作中，躯体感觉先兆发生在对侧，且定位于发作起始部位，伴随或不伴随杰克逊癫痫。这种感觉通常是初级感觉，即刺痛、麻木、电击感。有时会出现局部紧密性的感觉，这可能是由于该区域内的运动增强。最一致的顶叶先兆是躯体感觉和眩晕的先兆。其他报道的先兆有视幻觉、情感变化和躯体幻觉。前庭先兆最初被认为是源于颞叶外侧裂周癫痫。各种类型的视幻觉和躯体幻觉来源于顶叶，包括动视症、自视现象、复杂场景的幻视、视物显远症、隧道视觉和视物显大症。

4. 枕叶先兆　大部分枕叶癫痫先兆是视觉上的。它们可能以基本的幻视或更复杂的视觉幻象形式出现，也可以是阴性症状，比如失明或视野缺失。基本的视觉先兆通常以斑点、光线或其他几何形状的形式出现，这些形状可以是白色、黑色或彩色的，静止的或移动的，指示发作开始或早期发作向距状裂皮质扩散。

5. 岛叶先兆　岛叶与其他区域有很强的连接，所以它产生的癫痫可以与颞叶、额叶、顶叶癫痫相仿。前岛叶网络与嘴侧前扣带、额中下、颞顶皮质相连接，后岛叶网络与后扣带背部、感觉运动、前运动、辅助运动、颞皮质及一些枕部区域相连。最与众不同的先兆是喉头不适伴随胸骨后的感觉或呼吸困难、令人不愉快的感觉异常，以及口周或大面积的皮肤区域疼痛或温暖的感觉。通过刺激岛叶可以重现这些感觉和疼痛。

癫痫先兆的重要性在于可以帮助临床医生更好地理解脑功能和癫痫。随着对致痫网络的深入了解，研究者可以利用得到的症状学信息追溯发作的路径，其中先兆最为重要，因为它是最早表现的症状，出现在所有的其他癫痫症状之前。根据需要，这些先兆信息可以指导进一步的研究、治疗和手术评估。

（三）有定侧价值的症状

1. 扭转

（1）定义：头被迫地、不自愿地、强直或阵挛转动，从而导致持续的、不自然的头（和眼）的姿势向一侧偏转，伴有颈部伸直、下颌上抬，持续时间＞5 秒，又称强迫性头偏转。

（2）发生率及定侧价值：在继发性强直-阵挛前10秒内出现的头部偏转具有较高的定侧意义，偏转侧位于致痫区对侧＞90%。如果一次发作中先后出现2次头偏转，则后一次偏转更具有定侧意义。Bonelli等报道31例额叶癫痫（FLE）共250次发作，有扭转者16例（51.6%），阳性预测值（PPV）为93.9%；47次发作（18.8%）有扭转，PPV为74.5%。FLE头扭转有定侧价值，尤其是癫痫源带在额背外侧者转向对侧。单侧面部强直：口部周围肌肉向一侧强直性或阵挛性歪曲，常常伴有偏转发作。

2. 非强迫性头侧向转动　又称非扭转性侧向头运动。

（1）定义：轻度不持续的头偏转，称为非强迫性头侧向转动。可能有自主成分，持续时间短。

（2）发生率及定侧价值：Serles等报道56例262次发作，发生30例（53.6%），76次发作（29%）。非强迫性头偏转无定侧价值。

3. 一侧强直性姿势

（1）定义：一侧上肢持续＞5秒或5～10秒的不自主不自然姿势（伸、屈或外展）而且保持不动，称为一侧强直性姿势。常为一侧上肢，无旋转成分。

（2）发生率及定侧价值：有报道的31例FLE 250次发作中分别出现10例（32.3%，PPV为80.4%）及19次发作（7.6%，PPV为78.9%）。在Werhana等报道的颞叶癫痫（TLE）中出现率仅为1.7%，不见于发作开始时。一侧强直性姿势出现于癫痫源带的对侧。涉及区域广泛，包括辅助运动区（SMA）、辅助感觉运动区（SSMA）、Rolando区周围、前额叶皮质，眶额区罕见。在TLE中的定侧价值尚不清楚，可能与桥脑口端网状核及底节、黑质的门控机制调节作用有关。

4. 一侧阵挛运动

（1）定义：一侧上肢和（或）下肢或面部（口角）阵挛性跳动，称为一侧阵挛运动。

（2）发生率及定侧价值：Bonelli等报道31例250次发作，16例（51.6%，PPV为81.3%）32次发作（12.8%，PPV为81.3%）有一侧阵挛。Jobst等报道59例MTLE中早期或晚期一侧面肌阵挛各3例（10.2%）。一侧阵挛位于癫痫源带的对侧最常见于额中央区及额内侧，一级运动皮质区（Brodmann4区）。

5. 一侧肌张力障碍性姿势

（1）定义：缓慢而持续的不自主非自然的姿势，称为一侧肌张力障碍性姿势，包括上肢、手、下肢或足的屈或伸，上肢远端常有旋转成分。

（2）发生率及定侧价值：Bonelli等报道的31例250次发作出现8例（25%，PPV为75%）及10次发作（4%，PPV为80%）。因与强直性姿势难以区别，所以在Serles等报道的65例326次发作的TLE中合称一侧强直/肌张力障碍性姿势，发生17例（26.2%）及46次发作（14.1%）。一侧肌张力障碍性姿势出现于癫痫源带的对侧。

在出现此姿势时SPECT可见底节、壳核的过度灌流。发作活动从杏仁核及海马扩展至皮质下结构如腹侧纹状区及苍白球，使传出至皮质的抑制性底节兴奋导致肌张力障碍性姿势。

6. 肢体不对称强直性姿势（asymmetric tonic limb posture，ATLP）

（1）定义：双上肢或下肢均有强直性姿势，但两侧不对称。如一侧上肢伸直，握拳屈腕，另一侧屈曲称为 4 字征，也可表现为击剑样姿势。

（2）发生率及定侧价值：Bonelli 等报道的 31 例 FLE 250 次发作中 16 例（51.6%）及 18 次发作（7.2%）有 ATLP。Jobst 等报道的 3 例 MTLE 继发 GTCS 有 4 字征，2 例伸直侧在癫痫源侧的对侧，1 例在同侧，1 例交替出现。ATLP 为 SMA 有特点的表现，由 SMA 和（或）底节不对称的激活引起。上肢伸直侧在癫痫源的对侧。

7. 一侧手自动症

（1）定义：一侧手不自主运动（捡拾动作、反复上下运动），称为一侧手自动症。

（2）发生率及定侧价值：Bonelli 等报道的 31 例 FLE 250 次发作，发生 6 例（19.4%，PPV 为 33.3%）及 28 次发作（11.2%，PPV 为 60.7%）。其中 1 例 2 次发作在同侧，1 次在对侧；另 1 例 11 次发作有同侧手自动症对侧肌张力障碍性姿势。Meier 等及 Uowetz 等用摄影技术对腕部的每一帧运动均作计算机分析，可以定量地分析过度运动及自动性运动，敏感度为 100%，特异度为 70%。不自主运动侧位于癫痫源带的同侧。

8. 一侧鬼脸　又称一侧强直性面部收缩。

（1）定义：口周肌肉一侧强直或阵挛性偏斜，时常伴有扭转，称为一侧鬼脸。

（2）发生率及定侧价值：Bonelli 等报道的 31 例 FLE 250 次发作中出现 10 例（32.3%，PPV 为 100%）及 19 次发作（7.6%，PPV 为 100%）。

9. 一侧眨眼

（1）定义：临床发作开始后 0～37 秒一侧眨眼。

（2）发生率及定侧价值：Serles 等报道的 65 例 TLE 326 次发作中 2 例（3%）及 3 次发作（0.9%）有一侧眨眼。眨眼侧位于癫痫源带的同侧。

10. 发声或语言障碍

（1）定义：发声为可听见的声音而非语言。不合并窒息、GTCS 或阵挛。语言障碍可表现为语言中断，赘述反复说与环境无关的名词、短语或句子，以及发作后语言障碍。

（2）发生率及定侧价值：Bonelli 等报道的 31 例 FLE 250 次发作中 13 例（41.9%，PPV 为 61.5%）及 63 次发作（25.2%，PPV 为 73.0%）有发声。癫痫源带位于左侧的 5 例中 4 例，位于右侧的 8 例中 7 例有发声。发声定侧价值不确定或认为无定侧价值。电刺激双侧额、Broca 区、SMA 均可出现发声（优势半球更显著）。也可能起源于扣带前回。语言停止、赘述及发作后语言障碍源于优势半球。

11. 发作后轻瘫（postictal paresis，PP）　又称 Todd 轻瘫。

（1）定义：1849 年 Todd 报道"癫痫性抽搐后遗留瘫痪状态，大部分病例的瘫痪仅涉及一侧肢体或一个肢体，该肢体的瘫痪持续数小时甚至数日，暴发消失后完全恢复"。现代医学认为仅持续数分钟至数小时。

（2）发生率及定侧价值：发生率为 6%～10%。Gallmetzer 等报道的 328 例癫痫中 44 例（13.4%）有 PP，均为一侧性，持续时间中位值 173.5 秒（11 秒至 22 分钟），1 例持续 1 小时。

基底节的输出使皮质抑制性中间神经元兴奋，因而使癫痫源带的神经元受到抑制产生对侧一过性轻瘫；或发作一段时间乳酸增高，癫痫源带缺氧，局部血管功能失调，导致 PP。

12. 继发性全面发作终止不对称

（1）定义：继发性全面发作终止时一侧阵挛停止，另一侧仍有阵挛性跳动，称为继发性全面发作不对称。

（2）发生率及定侧价值：Jobst 等报道的 59 例 MTLE 中 29 例（49.2%）有 SGS，其中 8 例（27.6%）终止不对称。Leutmezer 等报道的 70 例 354 次发作的 TLE 中发生率为 30 例（42.9%）及 49 次发作（13.8%），其中 25 例及 39 次发作在同侧（PPV 为 83.3%）。常与其他定侧症状（肌张力障碍性姿势、扭转、4 字征、发作后轻瘫）共同出现。

其机制尚不完全明确，可能在发作时释放腺苷酸抑制发作起源带的活动，或发作终止时肌苷及次黄嘌呤与苯二氮䓬受体结合有关。

13. 咽喉部紧缩感 是岛叶癫痫的特征性症状。电刺激检查多定位于岛叶前中部。Geevasinga 等报道了 2 例先兆为喉部紧缩感的患者，1 例磁共振成像见岛叶病灶，另 1 例颅内电极发现放电起源于右侧额盖及前岛叶，手术后发作消失。本组有 3 例患者电刺激均诱发喉部不适感，发作时均见起源于岛叶电极的电活动，手术后发作消失，提示这种先兆和岛叶关系密切。

14. 宪兵帽征 定义为嘴巴下撇，伴以对称性、持续 5 秒以上的嘴角下移，通常伴颈部紧缩，呈现一种恐怖的、令人厌恶的或恐吓人的表情。前扣带回的认知部分，已描述了其与额前区外侧面皮质、顶叶皮质和运动前区、辅助运动区密切相关。故在额叶癫痫中，宪兵帽征是个可靠的体征，当伴随强烈的情感变化和过度运动行为时，它具有很高的定位价值。

15. 发作后擦鼻子

（1）定义：发作停止后 0～120 秒一侧手擦鼻子。无幻嗅，发作后无记忆。

（2）发生率及定侧价值：Hirsch 等报道的 MTLE 发作停止后 60 秒内 48.1%（52/108）出现擦鼻子，新皮质癫痫为 34.9%（22/63），颞叶外癫痫为 14.9%（22/148），擦鼻子手均在同侧。Geyer 报道的右侧 TLE 患者 50 例 25 例（50%）有此症状，左侧 TLE 50 例患者 21 例（42%）有此症状，共 46 例。4 例用对侧手，1 例用同侧或对侧手，其他均用同侧手（右 TLE 90%，左 TLE 86%）。在 TLE 擦鼻子手位于癫痫源带同侧。钩回激活引发发作性上呼吸道分泌增多。

（四）脑电图

癫痫发作最本质的特征是脑神经元异常过度放电，而 EEG 是能够反映脑电活动最直观、便捷的检查方法，是诊断癫痫发作、确定发作和癫痫类型最重要的辅助手段，为癫痫患者的常规检查。通过判读 EEG，可以了解脑神经元的电活动、有助于发现致痫灶的起源部位。当然，临床应用中也必须充分了解 EEG（尤其头皮 EEG）检查的局限性，必要时可延长监测时间或多次检查。脑电图是癫痫诊断和鉴别诊断中最重要的一项检查工具，尽管高分辨率的解剖和功能影像学在不断发展，但脑电图始终是其他检测方法所不可替代的。脑电图在癫痫诊断中的主要作用：有助于确定发作性事件是否为癫痫发作；有助于癫痫发作类型的诊断；有助于癫痫综合征的诊断；有助于发现癫痫发作的诱发因素；有助于评估单次非诱发性癫痫发作后再次发作的风险。脑电图在癫痫治疗中的主要作用：辅助评估抗癫痫药疗效；癫痫外科术前评估；排除癫痫样放电所致的认知障碍；辅助评估抗癫痫药撤药后复发的风险。

1. 头皮脑电图监测的种类　监测主要有常规脑电图监测、动态脑电图监测及视频脑电图监测 3 种类型。

（1）常规脑电图监测：一般记录时间为 30 分钟左右，监测时间短特别是缺乏睡眠状态时常难以记录到癫痫样放电。

（2）动态脑电图监测（ambulatory EEG monitoring，AEEG）：通常可连续记录 24 小时左右，因此又称 24 小时脑电图监测。采用便携式记录设备，患者的活动相对不受限，优点是在完全自然活动的条件下记录脑电图，但由于没有录像设备，不能观察患者发作中的情况。主要适用于发作频率相对稀少、短程脑电不易记录到发作者；或癫痫发作已经控制，准备减停抗癫痫药前或完全减停药物后复查脑电图的患者。

（3）视频脑电图监测（video EEG monitoring，VEEG），是在脑电图设备基础上增加了同步视频设备，从而可同步拍摄患者的临床情况，易于观察癫痫发作与脑电图变化间的实时关系，是目前诊断癫痫最可靠的检查方法，对于术前评估，根据其发作频率适当延长监测时间，以监测到该患者惯常的癫痫发作类型为目的。

2. 头皮 EEG 分析内容

（1）背景活动：分为无持续性局灶性慢波和有持续性局灶性慢波两类。

（2）间歇期癫痫样放电根据其形态分为四类：①无癫痫样放电；②棘波；③多棘波，指记录的癫痫样放电形态中仅有多棘波或与棘波并存；④快节律，包括记录的癫痫样放电形态中仅有快节律或合并有棘波和（或）多棘波。

（3）发作起始 EEG 根据其形态分为四类：①棘波；②多棘波和（或）快节律；③电位低减；④不能分型。

FCD 患者头皮 EEG 间歇期放电特点一般分为三类。①连续性癫痫样放电：包括连续的节律性或类节律性棘波（频率为 2～8Hz，持续时间大于 10 秒，对 FCD 的敏感度为 91%，特异度为 96%）、反复的节律性多棘波活动暴发（频率为 10～20Hz，持续时间 2～10 秒，对 FCD 的敏感性和特异性均较高）和募集节律或去募集节律（指节律性棘波链逐渐升高到 12～16Hz，然后逐渐减慢）三型。②突发的高频棘波或快节律。③反复的 EEG 发作（EEG seizure or subclinical seizure）：头皮 EEG 放电特点对于 FCD 的诊断有一定的提示作用。

现代脑电图（EEG）技术的进步增强了对经典伯杰频段（频率 0.3～70Hz）之外包含众多信息的 EEG 信号的评估。近年来，癫痫领域研究特别关注频率>80Hz 的发作间期高频脑电振荡（high frequency oscillations，HFOs）。HFOs 是频率在 80～500Hz 的自发脑电活动，包括至少 4 次明显异于背景的振荡。HFOs 又进一步细分为 80～250Hz 的 Ripple 波及> 250Hz 的 Fastripple（FR）波。高频振荡可能是由神经细胞和神经网络层面上的多种而非单一机制产生。目前认为，病理性高频振荡，无论是涟波还是快涟波，主要反映了主细胞的动作电位。近年来，高频振荡初步应用于临床的报道大量发表，较多集中于定位致痫灶、术中指导手术边界、评估癫痫严重程度、监测药物治疗效果和预测癫痫易感性等方面。HFOs 大型临床应用始于癫痫手术术前的评估，近来也开始用于无创评估癫痫的严重程度和抗癫痫疗效。1922 年，研究者们发现了癫痫发作时的脑电高频活动。1999 年，加州大学洛杉矶分校的 Bragin 和 Engel 团队在实验性的癫痫动物模型中发现了不同类型，高至 500Hz 的短暂发作间期快速振荡。同时，他们在耐药的颞叶内侧癫痫患者中进行了对 HFOs 的记录。

在人类中，Bragin 团队应用包含 9～18 根微丝（直径 40μm）的微电极阵列记录了超过临床深部电极检测范围的海马区和内嗅区皮质。他们发现了与实验动物相似的 Ripple 波（80～250Hz），而＞250Hz 的 FR 波仅在癫痫发作时发现。2006 年，临床 HFOs 研究由蒙特利尔神经研究所实现了突破。Gorman 团队发现可以利用粗电极记录＜500Hz 的 HFOs。总而言之，与棘波相比，HFOs 被认为对癫痫启动区（seizure onset zone，SOZ）的定位更明确。当特异度为 95% 时，对 SOZ 识别的灵敏度最高的波是 FR 波（52%），之后为 Ripple 波（38%）及仅棘波（33%）。有趣的是 Ripple 波与棘波伴行较 Ripple 波单独出现对 SOZ 的指示更为准确。

综上所述，高频振荡可以通过侵袭性检查或无创性检查的方法记录到，自动检测技术有助于提高高频振荡数据分析的效率和精确度。但高频振荡的统一标准有待建立，诊断价值仍不明确，目前不宜常规应用于临床治疗工作。未来高频振荡在下述方面将有极大的研究空间：高频振荡自动检测技术研究、高频振荡记录和分析规范的制定、生理性和病理性高频振荡的准确鉴别及各自内在生理机制的探讨、高频振荡无创性（头皮脑电图及脑磁图）记录技术的改进、高频振荡与其他影像学检查之间的融合研究等，探讨高频振荡独立定位致痫灶的可能性，使其成为高效的癫痫标志物。

（五）脑结构影像

传统上主要依赖脑 CT 或 MRI 检查获取脑结构影像学信息。MRI 可多方位、多序列成像，提供远优于 CT 的软组织成像分辨率及更丰富的诊断信息，能够发现很多头颅 CT 不能发现的细微结构异常，如海马硬化、局灶性皮质发育不良等，对于癫痫病因诊断、手术评估、预后判断具有重要作用，是癫痫患者影像学检查的首选项目。但在以下几种情况下，CT 检查具有独特的应用价值，是对 MRI 的补充：对于有钙化的病变，如 Sturge-Weber 综合征、结节性硬化、囊虫结节等；对于 MRI 禁忌证的患者，如体内有心脏起搏器、金属置入物的患者，只能进行 CT 检查；MRI 幽闭综合征患者。虽然局部脑结构影像改变并不必然意味着该区域对癫痫发作负完全的责任，但脑结构变化往往是伴随功能异常的，如果脑 CT 或 MRI 发现孤立的脑病灶，就要高度怀疑该病灶区与癫痫发作具有密切的联系，此种情况依据结构影像学定位致痫灶的可靠性可达到 70% 以上。结构影像学信息简洁明确，为广大癫痫病学家所钟爱，因此努力发现微细的结构病变成为致痫灶定位工作的一个重要研究内容。高场强磁共振成像技术、高分辨率磁共振成像方法不断被探索并应用于该领域。7T-MRI 有更高的信噪比，在图像质量、结构性病变和影像特征方面显示比 3T 更为清楚。有报道分析 21 名常规 MRI 阴性的局灶性难治性癫痫患者，6 例（28.6%）在 7T-MRI 扫描发现病灶，其中 4 例手术证实为 FCD。

磁共振波谱（MRS）是一种可以反映活体脑组织生化代谢的无创性检查方法，通过外加磁场激发活体组织内部的原子核，产生磁共振信号，再转换成波谱。有多种原子核可以用于 MRS 检查，但是 MRS 以质子（^{1}H-MRS）最为常用。癫痫患者的主要病理学改变为神经元细胞数减少伴功能紊乱和神经胶质细胞的增生，^{1}H-MRS 表现与病理学改变相关。海马硬化在临床上指的是海马区域神经细胞出现脱失，并且存在胶质增生的情况，这也是颞叶癫痫中最为多见的发病原因。海马病变早期，最早出现病变的部位为易损的齿状回与

CA4 区，只是运用 MRI 来对海马体积进行测量，若想发现异常是存在一定难度的。MRS 利用存在于不同生化物质中的相同的原子核在磁场下其共振频率存在差别的原理，以光谱的形式区分不同的生化物质并加以分析，能够提供癫痫的脑生化代谢状态的信息，并有助于定位癫痫源。与 MRI 比较，MRS 具有更加高的手术病理诊断符合率，在局部神经元病变的探测中可发挥显著的作用。

弥散张量成像（DTI）是一种近年来在弥散加权成像基础上在 6～55 个线性方向上施加弥散敏感梯度而获取的图像，它反映水分子的弥散运动，在活体内可以反映水分子在组织内的弥散特征。因此，一方面，可以通过平均弥散系数（ADC）及各向异性分数（FA）的改变，定位致痫区；另一方面，通过纤维束示踪技术能够清楚显示语言传导束、锥体束、视辐射等功能性传导束的形态、走行、移位及与邻近病灶的空间毗邻。目前唯一可在活体显示脑白质纤维束走行的无创性 fMRI 成像方法，实现白质的纤维跟踪与可视化，定性、定量分析神经纤维的细微变化，直观显示颅内病变与白质纤维之间的关系；在癫痫患者中，DTI 能显示致痫灶与神经传导束的关系，也可能显示癫痫波的传导路径。用 DTI 进行致痫灶的探索，多数应用弥散系数或纤维密度分析等手段对致痫灶进行探索和检测，其对致痫灶的定位价值和优势仍需进一步探索。Xie 等发现癫痫患者双侧额脑和后上方的白质纤维完整性受损，颞叶癫痫患者 DTI 异常并不仅局限于颞叶结构，颞叶外结构特别是白质结构均可发生异常，颞叶癫痫患者默认网络受损脑区白质纤维遭到癫痫样放电的破坏。

由于计算机技术的飞速发展，加之任何一种单一的影像学检查均存在优势和不足，故常常需要把多种影像学数据，甚至电生理数据通过计算机软件实施融合、重建，即所谓多模态神经影像技术，不仅能提高诊断的准确性，而且还可指导制定手术计划、评估手术风险与预后、指导手术等，影像后处理技术可以帮助我们发现脑局部结构的体积和形态变化。体素分析和皮质厚度分析能发挥后处理技术的优势，实现量化分析，有助于发现微细的皮质发育异常等病灶。脑沟的形态学测量更是能够帮助我们发现以往被认为是正常的变异结构，这种变异结构的发现对于定位致痫灶有重要价值。应该注意的是，任何结构性变异都必须与临床证候和脑电图结果相结合才有临床意义。

（六）脑功能影像

1. 单光子发射计算机断层成像（SPECT）　原理是静脉注入含放射性核素的示踪剂后，通过血脑屏障进入脑组织，由于脑代谢改变和血流灌注改变往往是同时发生的，可以比较敏感地反映局部脑组织的血流灌注情况。SPECT 显像的优势在于可以观察发作期及发作间期的血流灌注变化，发作期致痫区的脑血流量增加呈现放射性浓聚区域，表现为高灌注，发作间期呈现放射性减低区域，表现为低灌注。由于 SPECT 显像的空间分辨率较低，目前提倡发作期 SPECT 减影 MRI 融合技术（SISCOM）技术，是将发作期与发作间期 SPECT 图像相减后得到的图像，与 MRI 图像进行融合，弥补了 SPECT 空间分辨率较低的不足，同时还增加了致痫区定位的敏感性，能够灵敏地发现癫痫患者的脑功能异常改变，临床上常规用于癫痫灶的定位诊断。然而，随着癫痫外科、癫痫神经病理及磁共振在功能成像领域的飞速发展，SPECT 的应用价值开始面临新的挑战，需要被重新认知。

2. 正电子发射断层成像（PET）　脑功能影像检查主要包括 SPECT 和 PET 检查技术，

它们能够从另一个方面告诉我们脑部信息的变化。SPECT 可以通过探测示踪剂的分布揭示脑血流的分布，PET 可以利用不同示踪剂来监测脑代谢的变化。通常的情况是，发作间期致痫灶区脑组织处于低代谢和低灌注状态，而发作期致痫灶区脑组织则处于高代谢和高灌注状态，依据检查结果可以帮助定位致痫灶。

PET 是一种探测放射性示踪剂在体内分布及动态变化情况的显像技术，在功能神经影像学检查方法中，PET 被认为是癫痫外科术前评估的最佳无创性功能性影像检查方法，它能够利用不同的示踪剂从脑组织葡萄糖代谢、氧代谢、脑血流灌注、神经受体分布、生化和蛋白质合成等方面的改变对致痫区进行定位及定量分析，还能对癫痫的发生机制进行深入研究。目前，最常用于癫痫代谢显像的示踪剂为 ^{18}F-FDG，其含量反映了局部脑组织的糖代谢情况。致痫区在癫痫发作期，神经元兴奋性异常增高，致痫灶局部能量的消耗明显增加，局部血流和糖代谢明显增加，^{18}F-FDG 摄取增高，PET 表现为局部高代谢；发作间期，致痫区可能存在大脑皮质萎缩、神经细胞数量减少及神经元的活性下降等现象，导致葡萄糖代谢减低、血流灌注减少，^{18}F-FDG 摄取减低，PET 表现为低代谢，且病程越长，发作越频繁者，代谢减低越严重，提示代谢减低的程度与发作次数具有一定的相关性。与发作期 SPECT 显像相比，由于示踪剂合成复杂、耗时且药物半衰期较短，发作期的 PET 显像较难捕捉。然而，这种血流灌注或脑代谢信号的改变幅度是非常有限的，所以如果能够将发作间期和发作期两种信息结合，所得结论就会更加可靠。一种方法就是计算 SPECT 发作期脑血流与发作间期脑血流的差值，脑血流改变最为明显的部位就是致痫灶区。由于 SPECT 的空间分辨率较低，结构显示不清，通常将 SPECT 的减影图像与 MRI 图像进行配准后共同显示辅助定位致痫灶，该技术即为发作期单光子发射计算机断层显像减影和 MRI 图像配准（SISCOM）技术。类似地，将 PET 与 MRI 图像配准也能够弥补 PET 空间分辨率较低的缺陷，从而提高致痫灶的定位准确性。

需要强调的是，这些技术的结果必须与临床证候及脑电图结果相结合才更加可靠。

3. 血氧水平依赖的磁共振成像（BOLD-fMRI）　是基于大脑神经元活动对局部的耗氧量和脑血流量（CBF）影响程度不匹配，从而引起局部血液中氧合血红蛋白与脱氧血红蛋白比例的变化，导致局部磁场性质变化来反映神经元活动。该技术利用局部脑组织的血流动力学变化可以间接反映脑组织局部的灌注改变情况。BOLD-fMRI 的研究设计根据扫描时所处的状态分为刺激或任务相关的 fMRI 和静息状态的 fMRI。任务相关的 fMRI 是在特定的任务下进行脑功能成像分析，可以用来检测与任务相关的局部脑区活动；静息状态下的 fMRI 是指受试者在扫描时不需要施予任务或者接受外来的刺激，可反映基础状态大脑功能的病理生理改变，具有良好的稳定性、准确性和患者依从性。目前在癫痫领域，fMRI 主要用于运动、语言皮质功能区的识别定位，其次是致痫区的定位。语言区和运动区定位在癫痫术前评估中也具有重要意义，尤其是当致痫灶邻近这些功能区时。fMRI 是基于血氧水平的大脑成像，间接反映神经元活动。通过患者完成特定任务激活相应脑区，可无创地定位功能区。尤其是语言的优势半球定侧，由于 fMRI 与传统"金标准"的 Wada 试验具有较高的一致性，在临床工作中有逐渐替代后者的趋势，但应注意，一些病例仍需依赖 Wada 试验进行可靠定侧。fMRI 同样可以定位运动功能区，且与皮质电刺激定位的一致性好。但 fMRI 检查需要患者的配合，且与操作者经验有关，不能完全替代有创方法。应把握指征，谨慎解读，积累经验，把这种无创技术充分利用好。

4. 脑磁图（MEG）　是通过一种敏感性极高的检测仪器——超导量子统计推断仪（SOUIDs）检测脑部微弱磁场的技术。尽管 EEG 和 MEG 都是基于神经电生理的检查技术，即记录大脑皮质锥体细胞的同步突触电位，MEG 相对于头皮 EEG，有如下特点：

（1）磁场受到头皮和颅骨的阻挡后较少发生扭曲，这样 MEG 就能获得较好的空间分辨能力。

（2）由于脑电图对电流的切线成分和辐射状成分都很敏感，脑沟的活动及脑回顶部和底部的电活动 MEG 仅检测切线成分，也就是选择性地检测脑沟的电活动。

（3）头皮 EEG 对细胞外的电流亦敏感，MEG 仅能检测由细胞内电流诱导产生的磁场。

（4）MEG 的原始数据由迹线组成，它们代表在不同位点记录测量到的磁场强度。将这些数据还原成三维图像，并将这些数据与磁共振影像融合处理，形成磁源性影像，定位致痫区。通过脑磁图偶极子分析方法对癫痫灶进行定位，与 ECoG、结构影像学有较高的一致性，并且可能提示手术预后。

但是，目前 MEG 只能获得癫痫发作间期的检测结果，不能检测癫痫发作期，这使得其在致痫区评估上的价值降低。MEG 还可用于定位皮质功能区，通过体感诱发磁场标记感觉区空间分布图，确定中央沟位置并确定中央前回运动区；通过视觉诱发磁场及听觉诱发电位确定枕叶视中枢及颞叶听中枢。MEG 的语言中枢定位明显优于 Wada 试验，它可以无创地完成语言中枢的定位和定侧，标记出语言中枢的皮质区域。

（七）有创评估

1. Wada 试验　得名于日本的 Juhn Atsushi Wada 医生，又称颈内动脉注射阿米妥钠试验，用于确定语言优势半球及仅仅一侧半球是否能够支持记忆，为癫痫、肿瘤或血管病变等病灶涉及重要功能区的神经外科患者术前评估的重要检查项目之一，其原理是分别向双侧颈内动脉弹丸注射短效麻醉剂，测定在一侧大脑半球麻醉状态下，对侧大脑半球的运动、语言及记忆功能，由此判断受试者的语言优势侧及单侧大脑的记忆和运动功能，最终目的是避免严重的手术并发症。癫痫反复发作严重影响患者的认知功能，不同部位癫痫患者认知损伤的不同类型（如记忆、计算力、语言复述能力等）有所差异，有研究发现，癫痫反复发作可以引起海马等部位神经元变性坏死，胶质细胞增生，也可以造成邻近神经元间突触连续性中断或连接强度减弱，神经递质系统异常和信号转导通路受损，从而导致患者记忆功能受损。对于影响颞叶癫痫术后记忆功能的因素尚不明确，可能与左右利手、癫痫发作起始年限、病理特点等多种因素有关。欧洲一项多中心研究显示，大多数学者认为 Wada 试验是测试患者语言和记忆优势半球的金标准，虽然无创的 fMRI 在某些方面可以替代 Wada 试验。

2. 硬膜下和深部电极脑电图（subdural and depth electrode EEG）　根据临床发作时症状及头皮脑电图提供的线索确定范围，通过开颅或钻孔的方法将条状、栅状电极或深部电极置入颅内硬膜下脑表面或脑深部，并应用视频脑电图仪记录大脑皮质表面或深部皮质结构发作间期和发作期的脑电图，对致痫灶进行精确定位。硬膜下电极的优点是皮质表面覆盖较广，故可以准确描述癫痫发作时异常放电从放电起源向周围皮质的传播模式，并且当需要明确功能区边界时，其在定位功能区上存在明显优势。侵入性颅内脑电图是癫痫致痫灶评估的重要手段，硬膜下皮质电极曾经是广泛采用的颅内电极记录方式，其创伤较大，感染风险较高，故额底区、颞底区等较难置入硬膜下电极，是由于此二区存在引流静脉。硬膜下电极由于创伤较大等原因不适合双侧置入，这在很大程度上限制了它的临床应用。

3. 立体定向脑电图（SEEG） 准确定位致痫灶是取得良好手术效果的关键。致痫区的定位首先是基于头皮脑电图的发现，由于头皮 EEG 所记录大脑放电会被头骨、脑膜和皮肤等组织干扰，且研究表明，只有当致痫区＞6cm² 大脑皮质同时放电产生的电流才能够在头皮 EEG 上被监测到。单纯使用头皮 EEG 来监测发作期的异常脑电对于致痫灶定位比较困难，此时迫切需要直接从大脑皮质记录异常放电信号，从而更加精确地定位致痫灶。有部分患者需要颅内脑电图来精确定位致痫灶。立体定向脑电图（stererotaxis EEG，SEEG）是一种微创的颅内脑电图。采用立体定向技术准确置入电极，可以把电极放在脑沟底部、大脑深部区域，从而实现对目标脑皮质区脑电活动记录，与硬膜下电极置入技术相比，SEEG 可对脑深部结构进行更精准的神经电生理监测，使癫痫脑电监测的时空分辨率有了进一步提升。

20 世纪 60 年代 SEEG 诞生于法国，由 J Talairach 和 J Bancaud 共同发明。SEEG 创建的基本理念主要基于局灶癫痫的发作期症状学，其具有发作神经起源的意义，症状学的缜密分析又有助于体现癫痫放电起源脑区的定位意义。综合分析临床症状学与发作期、围发作期 EEG 资料，有助于对解剖-电临床相关性的理解。SEEG 作为一种介入方法，可用于耐药性局灶癫痫，对癫痫放电在三维空间内进行实时记录，为"解剖-电关联分析"及精确外科切除提供客观依据。尽管这种方法被部分欧洲癫痫中心专家沿用长达数十年，然而，SEEG 方法仅在近十年来才在世界范围内逐渐推广应用。随着世界范围内不同癫痫中心发现颞叶外和 MRI 阴性病例的增多，在当代医疗实践中，SEEG 不仅为诊断方法，也被用于治疗，如射频热凝治疗等。研究表明，FCD Ⅱ型病理异常组织需完全切除方能获得良好预后，而仅依据影像学异常进行手术并不能完全达到上述要求，因此有必要置入颅内电极以进一步精准界定切除范围。与硬膜下电极相比，采用立体定向电极更加理想，后者可深入病灶内部并触及脑沟、岛叶等深部结构，亦可三维采样，从而有利于界定 FCD 部位的范围。SEEG 间歇期持续性癫痫样放电可能是预测 FCD Ⅱ型疗效的一个生物标记，该指标结合多参数标准可能较单独应用低波幅快节律（LVF）定位致痫区更准确。有学者提出，SEEG 发作起始的特点为：①80～120Hz 快活动；②非常缓慢的去极化漂移；③电位递减。

4. 术中脑电图（intra-operation EEG） 当术前检查确定致痫区后，为进一步确定切除范围，可在手术中大脑皮质暴露后，应用条形、栅格状或深部电极短程记录局部皮质或深部结构的脑电图，此法受术中麻醉等多因素干扰。

（八）神经心理学评估

神经心理评估由各种具有效度、信度的测试量表组成，每份测试量表均有与各个年龄段教育时间相匹配的正常范围或分界值，这个正常范围可以是标准分、量表分或百分比，一般来说，90%的正常人群均可达到这个范围。对于所有进行神经心理评估的癫痫患者，都会将每项测试的结果与其年龄、学历相匹配的正常范围进行比较，以明确被测试者的认知水平及可能存在功能损害的脑区。神经心理评估内容包括总体智商、记忆功能、语言表达及理解功能、执行功能、学习能力、计划、反应抑制、视物感知及视空间等，最后综合分析各个脑区认知功能的水平，从中试图发现可能存在功能受累的脑区及病灶脑区的功能保留情况。

1. 协助定位　神经心理评估可为癫痫外科术前评估提供与定侧定位相关的信息。虽然正如前述，癫痫的诊断主要依赖临床症状、EEG 和影像学检查，但是神经心理评估可补充与诊断、定位有关的其他依据。内侧颞叶癫痫患者在智商完全正常的情况下，可以出现以找词困难、记忆存储功能障碍为主要特点的认知功能障碍，这是因为在记忆环路中起中心作用的海马出现了病理结构的改变，干扰了正常的记忆储存及强化通路。而颞叶新皮质癫痫，病变结构不同，因此产生的神经生理改变也不同，更多表现为记忆编码、命名功能障碍。

2. 诊疗计划　癫痫手术是一种选择性手术，成功的癫痫手术旨在保留甚至改善患者的功能、情绪和行为，从而改善其社会经济学机遇和生活质量。因此，神经心理评估除了识别癫痫相关的认知障碍及其对病变、活动性癫痫、药物治疗及神经心理发育框架内的情绪情况外，还可以评估致痫灶所在的脑区功能是否正常、预测致痫灶切除后出现认知功能下降的风险，协助提高手术治疗，减少癫痫手术带来的认知功能损害。

3. 疗效评估与科学研究　神经心理评估可以获得术前认知功能的基线水平，除了可以用于预测术后出现认知功能损害的风险外，也可以用于预测癫痫手术的疗效。一般来说，认知功能损害越局限、总体的智商水平受累越小，手术疗效会更好。

　　癫痫术前临床神经心理评估已经成为一种相对成熟的评估手段，它的作用也是与其他辅助检查互相弥补的，可以协助致痫灶的定位、获得术前认知功能的基线水平、预测癫痫术后的获益-风险、为相关研究提供终点。神经心理评估测试内容多种多样，但也有其自身的局限性，如容易受主观因素影响、难以实现资源共享等。随着影像学后处理等技术的发展、颞叶外癫痫术前评估数目的增多，我们也应该在神经心理评估方面努力提高非 TLE 的评估技术，包括建立和创造具有信度和效度的额叶、枕叶、顶叶相关的功能评估量表和（或）图形。建立多中心合作联盟、实现数据共享也是至关重要的，这有利于获得更多相关的临床样本及数据，探索更多与罕见癫痫综合征相关的认知功能改变。

五、评估技术的新进展

（一）MR 新技术在癫痫术前评估中的应用

1. 动态磁敏感对比增强（DSC）　磁共振灌注加权成像主要反映组织中的微观血流动力学信息。它包括两种成像方法，即需要外源性对比剂的动态磁敏感对比增强灌注成像方法和无须对比剂的动脉自旋标记方法。DSC 法是通过静脉快速团注顺磁性对比剂，利用单次激发梯度回波-平面回波序列进行快速成像。正常脑组织保持完整的血脑屏障，通过静脉团注顺磁性对比剂（如 Gd-DTPA）后，由于流经血管的对比剂内带有不成对的电子，干扰局部磁场的均匀性，导致 T_2 信号强度降低，通过测量局部脑组织的信号改变，可以用来反映局部脑组织的微循环灌注状态。DSC 法所测量的局部脑血流量（rCBF）、局部脑血容量

（rCBV）等参数为相对值，所测得的参数受对比剂的性能、注药速度、个体的血容量、心脏输出功能等诸多因素的影响，因此多数研究采用同一研究对象病变区与正常组织区域的比值来作为定量分析指标。血流灌注的下降或异常是癫痫的主要病征和诊断依据。有研究用 DSC 灌注成像研究表明 TLE 双侧内侧颞叶灌注存在不对称，表现为致痫灶同侧血流灌注较对侧减低，这种不对称可以用于致痫灶的定位。国内有研究通过 TLE 患者内侧颞叶 AIrCBF 值、AIrCBV 值分别与各患者的病程长短做相关分析发现，TLE 患者内侧颞叶 AIrCBF 值、AIrCBV 值均与病程呈正相关，AIrCBV 值与病程的相关度较 AIrCBF 值更高，说明随着 TLE 病程的延长，其灌注不对称率增高，可用于癫痫定位。

2. 超高场强 MR（7.0T） Piao 等报道的 435 例药物难治性癫痫患者术后病理检查显示，52.9% 为局灶性皮质发育不良（focal cortex dysplasia，FCD），但许多 FCD 为常规磁共振阴性，而 MRI 阴性与手术失败有明确相关性。7T-MRI 有更高的信噪比，在图像质量、结构性病变和影像特征方面显示比 3T 更为清楚，使 T_2 和灰白质界线增强等一些新扫描序列的应用成为可能，目前 7T-MRI 已经用于海马硬化和 FCD 的诊断中，提高了病理灶的术前诊断率。De Ciantis 等分析 21 名常规 MRI 阴性的局灶性、难治性癫痫患者 6 例（28.6%）经 7T-MRI-Flair 扫描发现病灶，其中 4 例手术证实为 FCD。国内梁树立教授报道了 4 例，通过对白质结构的抑制，增强了 FCD 等病灶和正常组织的对比度，使 FCD 容易被识别。

3. 磁共振纳米对比剂在癫痫灶定位中的运用 临床上钆基纳米粒子虽然使用广泛，但是有其缺点，如血液半衰期较短，无法进行特异性成像，并且临床用钆剂有引起肾源性系统性纤维化的风险，尤其是对于肾功能较差的患者。目前在癫痫定位中也较少使用钆基纳米粒子对比剂。铁基纳米粒子通常是作为 T_2-MR 对比剂，但是当铁基纳米颗粒的粒径<5nm 时，便可以作为 T_1-MR 对比剂。目前常用于磁共振成像的铁基纳米粒子是 SPIO，其用聚乙二醇改性后在表面嫁接不同的靶向配体，还可以达到在病灶的特异性富集和 MR 成像。SPIONs 具有许多重要优势，如粒子磁性可因粒径大小而控制，表面易改性、生物相容性好，具有较长的血液循环半衰期等。在癫痫定位的影像诊断中，磁性氧化铁纳米粒子的应用也是最多的，嫁接特定的靶向短肽后可以达到在致痫灶的最大化富集，从而实现对致痫灶的特异性成像。

（1）基于致痫灶脑组织代谢成像：研究人员首先合成了一种磁性纳米粒子（MNP），由氧化铁纳米粒子作为核心和葡聚糖包被，再共价连接非放射性 α-甲基色氨酸（AMT）作为配体，因为该配体可以特异性地被癫痫发生区脑组织以受体介导的方式摄取。笔者将该 MNP 从尾静脉注射入大鼠癫痫模型体内，以没有偶联 AMT 的纳米粒子作为对照组，通过在 MRI 上观察两组实验中的大鼠单侧和双侧大脑的对比剂摄取差异，发现这种纳米粒子不仅可以穿过血脑屏障，而且实现了对大鼠致痫灶的准确勾画，该方法首次实现了利用 MRI 进行基于配体的成像，并且笔者认为这种方法适用于任何生物活性分子基于配体磁共振成像以发现大脑功能异常区。

（2）基于致痫灶过表达的 P-糖蛋白成像：难治性癫痫的主要原因是致痫区 P-糖蛋白的过度表达，其可以将抗癫痫药泵出血脑屏障外，降低病灶区的有效药物浓度。同时也是由于致痫区 P-糖蛋白的大量表达，可以合成一种能够特异性靶向血脑屏障处 P-糖蛋白的多模态超顺磁性氧化铁纳米探针，这种纳米粒子偶联了对 P-糖蛋白有特异性亲和力的短肽

Pepstatin A，再嫁接 IR783 荧光探针，可以同时对大鼠海伦酸模型进行 T_2-MR 和活体光学成像，为难治性癫痫的早期分子成像和癫痫患者脑部 P-糖蛋白过表达分子机制的揭示提供了思路。

（3）基于致痫灶高磁场成像：电流通过导线时会产生磁场，同样电流在神经纤维中传播也会产生磁场，而在癫痫患者脑功能异常部位由于神经元过度放电，则会产生强度较高的磁场，除了利用脑磁图测量这种神经元兴奋所伴随的磁场变化外，利用磁性纳米粒子在磁场中会聚集到致痫灶的特性，同样可以在 MRI 上看到信号强度变化。因此，在癫痫发作期，注射入体内的超顺磁性纳米粒子（SPMNs）由于病灶部位神经元的高电场和高磁场性而大量聚集，在癫痫发作间期则立即使用磁共振设备进行显像，Maysam 等利用这一原理实现了在低场强的条件下对致痫灶的精确定位。另一项研究中，使用超顺磁性纳米粒子作为传感材料，利用 MR 磁场使其穿过血脑屏障聚集到大脑磁场异常区域，同样可以定位致痫灶。

致痫灶的精确定位对外科医生确定病灶切除范围至关重要，尽可能地减少对周围正常脑组织的损害是定位致痫灶的主要目的。利用纳米影像探针从细胞水平和分子水平上定位致痫灶具有重要的意义，随着对纳米粒子的不断深入研究和制备，相信纳米科技和神经影像的结合在揭示癫痫患者脑部功能活动和结构变化上会有越来越重要的作用。

4. 弥散峰度成像（DKI）　是 DTI 的一种延伸，它通过二阶三维扩散张量（等同于传统的 DTI）联合四阶三维峰态张量描述水分子扩散的受限过程，反映不同组织内水分子扩散能力的差异。与 DTI 相比，DKI 以非高斯分布为基础，可同时获得 DTI 及 DKI 的参数，准确地对水分子的运动进行表述，并同时解决 DTI 无法解决的纤维交叉问题，可应用于中枢神经系统多种疾病的研究。既往研究表明，DKI 可反映癫痫患者神经网络结构损伤的特点，较 DTI 可发现更多信息。对于常规 MRI 阴性的颞叶癫痫患者，DKI 亦可发现其微观组织结构的差异。吴昆华等研究发现，癫痫组患侧海马及健侧海马各向异性分数（FA）均明显低于对照组，差异有统计学意义，而平均扩散率（MD 值）差异无统计学意义，提示癫痫组患侧海马及健侧海马的神经轴索均受损，髓鞘的完整性及纤维致密性下降，平行于轴索方向的水分子扩散受限，其各向异性程度减低，这是由于尽管海马神经元丢失，但不足以引起细胞外基质明显的水分子排列改变。DKI 可以发现患者脑组织微结构的改变，并提供定量信息，有利于进一步研究癫痫的病理生理改变，并对癫痫诊断提供一定的影像学依据。

（二）fMRI 在癫痫网络研究中的应用

1. 静息态 fMRI　基于静息态 fMRI 的全脑功能连接网络可以了解癫痫患者在静息状态下的脑功能网络的拓扑属性变化以帮助定位致痫灶癫痫的脑网络研究：人类大脑作为自然界中最复杂的系统之一，其功能实现并非依赖于单个脑区或神经元，它是依靠多个脑区组成的连接模式或连接网络而有序运行，任何影响此连接模式或连接网络的因素都会引起相应的神经功能障碍，"人脑连接组学"（humanconnectomics）已成为目前脑科学与认知科学领域最为活跃的研究课题之一，应用脑网络分析（brain network analysis）技术描述活体人脑结构网络和功能网络的连接模式，从而研究各脑区之间的关系。"人脑连接组学"一旦绘制出精细的大脑结构、功能网络图谱，就可以进一步研究神经环路的构造。采用现代数学图论中的网络模型分析方法进行分析，研究其拓扑性质，如度分布、度相关、中心度、"小世界"网络属性（既具有较短的平均路径长度，又具有较高的聚类系数的网络）、模块化的组织结构等，这些拓扑性质从不同方面描述了复杂脑网络的特征，从而阐述大脑的"结构-功能-行为"之间的关系，为解释人脑这一复杂系统在结构或功能连接模型及信息加工模式等问题提供了重要的工具；同时，在脑疾病的临床应用研究中，已经证明许多脑疾病均会表现出脑网络的拓扑属性变化，如癫痫、精神分裂症、阿尔茨海默病等。

2. EEG-fMRI 是最近发展起来的一种新的、无创的癫痫灶定位方法，在 MRI 扫描同步进行脑电描记，数据后处理后根据 EEG 提供的癫痫波的时间点作为事件相关信号输入的时间曲线，计算功能像数据体与该时间曲线的响应关系；同步 EEG-fMRI 技术可以很好地融合 EEG 和 fMRI 的优势，利用脑电信号为 fMRI 提供时间信息，通过 fMRI 对癫痫样活动引起的血氧依赖的信号变化进行精确定位，从而实现对致痫灶的解剖和功能定位。此外，还有一些影像与电生理结合的新技术逐渐渗入到癫痫术前评估领域中，其独特优势引人关注。同步记录的 EEG-fMRI 结合了 EEG 高时间分辨率和 fMRI 高空间分辨率的优势。通过分析放电间期和放电期神经活动发生改变的脑区，我们能够直观地看到癫痫发生相关的随时间变化的脑网络，使我们的目光不再局限于发作起始，而是放眼全局。EEG-fMRI 的结果有可能为进一步埋置颅内电极、预测患者手术预后提供参考信息。

（三）PET 在癫痫术前评估中的应用

1. PET/MR 发作间期 PET 显像作为一种无创的功能显像，对于癫痫灶的定位诊断有重要的临床应用价值，在发作间期表现为低代谢，发作期为高代谢。对于癫痫灶的定位定侧准确性与 ECoG 吻合率高，但是 PET 显像也存在很多不足，比如发作期显像捕捉困难、PET 图像信息存在重叠，其他原因引起的高低代谢灶影响判断、病史短、灵敏度低、显示癫痫病灶范围大、小病灶受分辨率因素影响、不能显示致病因素等。MRI 具有较高的组织分辨率，多序列采集信息量大，对于 PET 显像的不足是非常好的补充。

对于 PET 与 MRI 的联合应用报道较少，PET/MR 影像融合技术将 FDG-PET 影像与 MR 影像进行异机融合，融合图像中同时显示出代谢信息和解剖结构信息。MRI 具有极高的组织分辨率，采集序列较多，并有 MRS、fMRI 等成像技术，对继发性癫痫致病灶的发现诊断能力较强，定位准确，而 PET 具有极高的灵敏度与准确度，两者联合应用会明显提高癫痫灶的定位，为临床提供更多的信息。

PET/MR 一体机远非 PET 机与 MR 机的简单拼凑，因此一体机 PET/MR 成像绝不是 PET 与 MR 图像处理后的简单叠加。与单独 PET 和 MR 相比，PET/MR 一体机有如下优势：①实时图像采集；②精准的解剖图像与功能图像的容积配准；③不同模态功能图像感兴趣区的勾画及亚区的分割。此外，由于脑电信号的快速波动需要在多个水平上进行监测，PET/MR 一体机可以实现多模态功能成像采集，如弥散加权成像（DWI）、功能磁共振成像（fMRI）、磁共振波谱（MRS）等，所以同步 PET/MR 非常适合复杂的脑功能研究。在 PET/MR 检查中，PET 扫描与 MRI 的信号采集同步进行，实现了两种图像中信息真正意义上的同步。这不仅节省了患者的检查时间，而且还避免了二次扫描中的重新定位，提高了解剖结构和癫痫病灶定位的准确性。因此，PET/MR 一体机多模态功能成像为研究脑功能疾病（如癫痫灶的定位、癫痫手术切除边界的精准划分及预测手术结局等）提供了全新的平台与视角。

PET/MRI 融合成像对癫痫致痫灶定位的灵敏度为 91.6%，特异度为 100%，较单一模式 MRI 明显提高（$P<0.05$）。Lee 等做了相关总结，他们发现 ^{18}F-FDG-PET 与 MR 融合显像增加了癫痫灶的诊断率。Fernández 等研究发现，对于 15 例在 MRI 上显示为正常的药物难治性癫痫患者，12 例可以在 PET/MR 检查中发现代谢减低的区域，其中 9 例与脑电图（EEG）中显示的癫痫发作区域相一致。可以看出，PET/MR 一体机对癫痫病灶的敏感度要明显高于 MRI。Shinad 等研究的 29 例药物难治性癫痫患者，PET/MR 图像新发现了 4 个病例中 5 处病灶，而在单独的 MRI 和 PET 图像上未发现。证明了 PET/MR 一体机在大脑结构和功能病变上比单一 MRI 和 PET 的检测率更高。PET/MRI 可以对多种功能图像进行实时比较，如 FDG 摄取值、动脉自旋标记（ASL）血流量和血氧水平依赖（BOLD）性图像来进一步提高对不同功能成像之间的关系的理解，进行"功能-功能"结合。

2. 其他 PET 放射性示踪剂　^{11}C-氟马西尼（FMZ）是苯二氮䓬受体（BZR）拮抗剂，具有亲和力高、体内结合率高、受其他配体影响小、分布稳定等特点。研究发现，在癫痫患者和动物模型中，病变区存活神经元上 GABA 的中间神经元受损或 GABA 能突触数量减少，^{11}C-FMZ 与 BZR 结合后可间接反映 GABA 的数量，明确致痫灶所在。^{11}C-FMZ 作为 BZR 的特异性显像剂，可检测大部分海马硬化所致的颞叶癫痫，在 TLE 的定位中有很好的应用前景。

（四）影像后处理技术

MR 检查的结果判读受 MRI 的扫描条件及阅片医师水平等多方面因素的影响。目前，研究者已开发出多种 MRI 影像的后处理方法来提高致痫灶在 MRI 影像上的识别率。

数字是医学影像后处理技术的基本元素，临床获得的影像学资料均是由相同大小的体素构成（二维空间称像素，三维空间即为体素），每一体素均有对应的数值，即灰度值，不同大小的灰度值形成了图像的明暗对比，如 MRI 影像中脑白质、灰质及脑脊液信号的差异，而影像后处理的本质即是对这些运用矩阵代表的影像进行数学运算。利用体素灰度值的大小进行数学运算，可以对 MRI 影像进行皮质厚度测量、脑组织分割和体积测量等工作，例如，可以依据不同皮质厚度进行脑区划分、感兴趣脑区体积测量（海马体积测量、杏仁核体积测量）等。

1. 基于统计分析的医学影像后处理技术　影像后处理技术包括结构影像后处理技术、功能影像后处理技术及多模态影像后处理技术。结构影像后处理技术在癫痫外科最常用的方法包括目标脑区体积测量、灰度信号分析及表面形态学分析等。海马硬化大多伴有体积的缩小，海马体积测量主要用以颞叶内侧型癫痫（MTLE）的辅助定性及定侧诊断。自动化海马体积测量对 MRI 阳性海马硬化的检出率达 95%，同时部分增加了 MRI 阴性 MTLE 的定性诊断（13%）。基于形态学测量的分析方法（MAP）对图像进行计算处理，可以获得灰白质交界区及灰质的位置信息，生成交界图像（junction image）和延伸图像（extension image），分别可以检测 MRI 结构影像显示不清的灰白质界限及异常突入白质的灰质信号（脑沟异常加深），可以特异性地识别 FCD 病灶。临床统计显示，MAP 对 FCD Ⅱa 的检出率要明显高于传统的肉眼阅片（82%对比 65%）。MAP 技术可辅助检测 MRI 显示轻微结构改变及肉眼阅片容易忽略的 FCD 病灶。MAP 技术应用的原则是对计算结果需要进一步的肉眼观察二次确认，若 MRI 存在轻微结构改变，才能认为 MAP 结果有意义，MAP 无法对 MRI 绝对阴性的 FCD 进行检测。Colliot 等采用基于体素分析（VBM）的方法发现 78%的 FCD 患者局部脑区灰质密度增加。Thesen 等采用基于皮质形态学（SBM）的方法提取皮质厚度等多种特征，并将 FCD 患者的特征图与健康对照组进行比较，发现 SBM 检测敏感度为 92%，特异度达 96%，提示如能选取最优参数，SBM 方法有助于提高细微皮质异常区域的检出率。Widjaja 等对 FCD 患者进行 DTI 扫描，选择 FA 等多种特征，并应用 VBM 方法得到异常区，发现 50%以上患者的白质异常区与 EZ 所在位置重合，表明可以通过 DTI 分析白质异常区来定位致痫灶。

PET/CT 是癫痫外科常规应用的功能影像学评估方法，发作间期致痫灶多表现为低代谢，目前传统阅片方法的不足之处在于无法定量评估低代谢的严重程度及结构分辨率。既往研究提示，对于低代谢范围较广的病灶，致痫灶往往位于代谢下降程度最严重的区域。PET 定量分析技术（SPM-PET）是将患者的 PET 与正常常模进行对比，筛选异常低代谢的位置并定量分析偏离常模低代谢的程度。此外，健康成人双侧颞极、感觉运动区等部位存在"生理性低代谢"，若与病灶邻近则影响致痫灶边界的判定，SPM-PET 可以区分生理性和病理性低代谢，辅助判断异常低代谢的边界。Vivash 等对颞叶癫痫患者进行 PET 扫描，采用 ROI 分析和统计参数图方法进行分析，发现 PET 对定位致痫灶具有较高特异度（94%）和中等敏感度（68%），且使用适宜的示踪剂可以降低假阳性率。Wang 等对药物难治性癫痫患者进行 PET 扫描，评价 SPM 方法和三维立体定向表面投影（3D-SSP）方法定位致痫灶的价值，发现与临床医师人工阅片比较，这两种方法均可提高 EZ 定位的准确率，但 3D-SSP 用于初步评估具有更高效率和可操作性，而 SPM 则适合用于高精度定位的复杂病变。

2. 基于机器学习的医学影像后处理技术 机器学习是人工智能的一个分支，通过设计算法令计算机自动完成数据分析以掌握规律（即"学习"），并利用规律判断或预测未知数据。机器学习方法可通过不断"学习"来分析、掌握规律，也可完成多种信息的融合处理。近年来已有学者将机器学习方法用于分析神经影像，以完成致痫灶的定位。Boerwinkle 等在静息态 fMRI 图像中使用独立主成分分析定位致痫灶，与颅内 EEG 检测的发作启动区的一致性达到 90%。Hong 等应用 MRI 指标和 Fisher 线性判别方法检测 MRI 阴性 FCD Ⅱ 型患者的致痫灶，敏感度为 74%，特异度为 100%。Ahmed 等结合 MRI 自动定量形态检测和机器学习方法检测 FCD 患者的致痫灶，准确率达 86%。以上研究均表明，机器学习结合单模态神经影像的图像处理技术可有效辅助定位 MRI 阴性癫痫患者的致痫灶，并具有较高的准确率和特异度。相对于统计分析定位 EZ，机器学习方法"学习"能力较强，可掌握与致痫灶定位相关的多模态信息规律，准确度更高，表明机器学习用于神经影像分析可辅助定位 MRI 阴性癫痫 EZ。但目前相关研究报道相对较少，且多集中于 MRI 阴性癫痫中的 FCD，对其他疾病的研究不足。目前尚无手段能精确测定致痫灶，需要结合症状学、脑电图和神经影像等多种信息综合评估定位。具有一定复杂性，给机器学习分析带来了挑战。

目前基于统计分析和机器学习的医学影像后处理技术在辅助定位癫痫方面取得了一定进展，并证明了相对于人工评估的优越性。深度学习能够更好地学习数据内在规律，检测图像异常更为敏感，有望克服统计分析和机器学习等方法辅助定位 EZ 的局限性，提高定位的准确性。现有基于医学影像后处理技术的致痫灶定位方法还有很大的提高空间，其面临的主要问题是：仅仅分析某单一模态图像，或仅专注于某一病理类型的癫痫，或缺乏临床数据的验证分析等。完整的致痫灶定位方法研究应结合多模态信息，并基于临床数据进行验证分析。无论是医学影像数据后处理分析还是深度学习，目的均在于提高影像学检查的阳性率，并结合癫痫外科术前评估的综合信息，提高致痫灶定位的精确性和手术疗效。

（五）立体定向脑电图

立体定向脑电图（SEEG）作为一项术前评估技术，对癫痫放电在三维空间内进行实时记录，为"解剖-电-临床"及精确外科切除提供客观依据。特别是在 MRI 阴性及多病灶患者的评估中显示出不可替代的优势。

1. SEEG 癫痫再次手术中的应用　药物难治性癫痫患者接受外科手术治疗后，长期随访无发作率约为 50%，仍有半数患者无法从初次手术中获益，其中部分患者可能需要再次手术。然而，癫痫再次手术的复杂程度远高于初次手术。如手术会导致异常放电扩散通路的变化进而改变发作的症状学，干扰术者对影像学异常的辨别，脑电图记录结果的分析也会受到颅骨缺损的影响等。SEEG 作为一项术前评估技术显示出不可替代的优势。2018 年，法国马赛 Timone 癫痫中心报道了 2001～2016 年 28 例采用 SEEG 评估癫痫再次手术患者的预后，结果显示 50%的患者预后达到 Engel 分级 I 级。2017 年，Krucoff 等汇总 782 例来自不同研究中心的癫痫再次手术患者，结果显示 47%达到 Engel 分级 I 级。

2. SEEG 在肿瘤合并癫痫中的应用　伴有癫痫发作的神经胶质瘤，特别是低级别胶质瘤的手术治疗原则来说，由于其本身并不像恶性胶质瘤那样短时间内增殖影响患者生命，而仅仅表现为频繁癫痫发作。故对这一类患者的治疗目的显然不能简单按照胶质瘤的手术治疗策略仅仅切除肿瘤，以延长患者生存周期；而是应按照癫痫外科的手术治疗原则，进行规范的术前评估以达到术后癫痫发作的控制，从而改善患者的预后，提高患者生活质量。随着对致痫灶认识的不断深入，致痫病灶并不一定完全等同于致痫灶这一理念越来越被广大学者认同。自 20 世纪 90 年代以后，侵入性电极置入后的致痫灶切除手术作为金标准被确立下来。当然，考虑到置入风险及侵入性电极监测的花费，每一例患者都进行电极置入是不现实的。有文献报道肿瘤相关癫痫的电极置入率约为 10%。置入的标准一般为：肿瘤性病变与功能区有重叠，必须进行电极置入明确致痫灶范围及进行功能 Mapping 时；优势半球侧颞叶内侧结构未累及肿瘤，而且功能正常行病灶切除后失败的患者。当致痫病灶和功能区位于深面硬膜下电极不易达到者，SEEG 电极或深部电极则更合适一些。当低级别肿瘤位于功能区，除非电极置入出现并发症风险较高，否则电极置入的必要性是明确的。而当低级别肿瘤位于颞叶外非功能区，特别是后头部时，由于致痫网络的原因，往往表现为额叶运动发作或颞叶的自动症发作；如果患者病史较长，有可能形成继发性损害，如海马硬化等，甚至可以形成继发性致痫灶，在这种情况下，如果低级别胶质瘤血供不丰富，侵入性的电极植入风险不高，而且患者经济情况可以承受，完善侵入性电极监测特别是 SEEG 监测明确致痫灶后再行手术治疗，应该是更加合理的选择。

（六）EEG 技术的进步

除了上述的 EEG-fMRI 同步记录外，EEG 后处理技术的进步也是重点。对于 EEG（包括颅内电极 EEG）存在双侧同步化放电的 Lennox-Gastaut 综合征患者，通过直接联系（转移功能）分析法和信息理论延时分析法可能提示真正的癫痫灶所在，指导进行切除性手术。高频和超高频振荡及立体定位脑电图是当前的热点问题，高频振荡放电区域和颞叶癫痫致痫灶的关系与术后疗效关系较为密切，而颞叶外癫痫则无明显相关性，高频振荡脑电图为癫痫灶定位增加了一种手段，高频振荡脑电活动被认为是癫痫灶的特异生物学指标之一，可能与癫痫灶有较为密切的关系，但仍然有许多不确定性及排他性。

随着 SEEG 技术与脑电记录技术的发展，临床脑电监测在空间分辨率和时间分辨率上均有极大的提升。目前研究表明，发作期高频振荡联合直流漂移可以提高癫痫起源灶定位的精确性，利用宽频带脑电分析定位致痫灶的重要性也逐渐得到了认识和肯定。癫痫发作起源区极慢活动（$0.2\sim1.0$Hz）和高频振荡（$80\sim500$Hz）的脑电活动在发作前期已有显著增强。发作期脑电图的宽频带分析将有助于发现常规脑电分析难以辨认的脑电发作起始的细微变化，可提高致痫灶定位的准确性，脑电极慢活动及高频振荡对于致痫灶的定位具有重要的临床应用价值，发作前期及发作期脑电的宽频段分析是提高致痫灶定位准确性的方法之一。

第四节　癫痫外科手术方式及具体方法

一、手术方式

癫痫外科的手术方式根据作用原理分为三种，即致痫灶的切除手术、阻断癫痫发作通路的手术及神经调控手术。

（一）致痫灶的切除手术

切除手术是开展最多也是最有成效的外科手术。实施切除手术的前提是明确定位致痫区和功能区，且致痫区比较局限、位于非重要功能区之外。手术目的是达到临床发作的完全缓解。

1. 颞叶癫痫手术

（1）颞叶切除术：是一种治疗颞叶癫痫的经典、常用术式，适用于致痫区在一侧颞叶，或合并有明确的颞叶皮质内结构性异常病变，或合并有明确的颞叶内侧结构异常。

（2）选择性杏仁核-海马切除术：适用于单纯内侧型颞叶癫痫。手术入路可以经侧脑室、颞极、外侧裂、颅底等部位。

2. 新皮质手术

（1）新皮质切除术：适合局灶性、非先天性病变导致的部分性癫痫，如占位性病变、外伤等。在准确定位致病区的基础上，切除致痫病理灶和致病区后，可取得满意的手术效果。切除时最好在软脑膜下进行，尽量保证皮质下白质免受伤害。

（2）多脑叶切除术：多适用于有明显脑结构异常且致痫区弥漫累及多个脑叶的患者。多脑叶切除术的范围，主要取决于引起癫痫发作的病变性质和程度、致痫区的大小及功能区的边界情况。一般来说，在确保功能区未受损伤的情况下，切除病变范围越彻底，手术后再发癫痫的可能性越小。

（3）大脑半球切除术：如果致病区弥散于一侧半球，并且对侧半球功能健全，在证实病变侧半球功能丧失的情况下，可以选择大脑半球切除手术。它主要适用于偏侧抽搐偏瘫综合征（HHE）、一侧半球脑穿通畸形、一侧弥漫性皮质发育不良（如半球巨脑症）等。大脑半球切除术式，主要包括解剖性半球切除术（改良术式）、功能性半球切除术、大脑半球去皮质术及大脑半球切开术。

（二）阻断癫痫发作通路的手术

阻断癫痫发作通路的手术也称姑息性手术，手术目的在于减少或者减轻发作，但并不能完全缓解发作。

（1）胼胝体切开术：胼胝体是半球间最主要的联系纤维，切断该纤维可以使失张力发作、跌倒发作、全身强直-阵挛发作等患者明显受益。根据胼胝体切开的部位和范围，该手术主要包括全部胼胝体切开术、胼胝体前段切开术、胼胝体后段切开术、选择性胼胝体切开术4种手术方式。

（2）多处软膜下横行纤维离断术（multiple subpial transection，MST）：是一种治疗病灶位于功能区癫痫的外科方法。一般皮质横切的平均深度不超过4mm，特殊部位如中央后回不超过2mm。切割时应按脑回走行方向横切，两次横切之间的距离在5mm。容易出现的并发症为短暂性轻偏瘫、单肢偏瘫、感觉丧失、构语困难及蛛网膜下腔出血等。

（3）低功率电凝热灼术：基本原理、手术适应证、手术后效果与MST无明显差异。但电凝热灼相对安全、操作简便。它可以选择性地破坏大脑皮质4层以上的联系纤维，从而阻止异常放电的传播和扩散，减轻或者减少癫痫发作。但该手术需有特殊双极电凝镊及其特殊参数条件，决不可贸然行之。该手术的长期疗效还有待观察。

（三）神经调控手术

1. 迷走神经刺激术　VNS主要适用于适合开颅或不接受开颅、左侧迷走神经发育健全、临床表现为全面性或部分性发作的难治性癫痫患者。手术操作相对简单，损伤轻微。手术后2周开始进行刺激参数的调整。术后容易出现声音嘶哑、咽痛、咳嗽、气短、恶心等并发症，调整刺激强度后会改善或消失。

2. 其他电刺激术　包括慢性小脑电刺激术、慢性丘脑电刺激术等。由于临床积累的病例较少，对于其作用机制、最佳刺激部位、刺激参数及长期疗效等还需进一步探讨。

除了上述手术外，近年来立体定向颅内电极引导下癫痫病灶热凝手术及待反馈的皮质电刺激手术逐步开展。

二、各种类型癫痫手术病例展示

（一）皮质发育不良伴海马硬化手术病例资料

苏某，男，30 岁，因"发作性四肢抽搐伴意识不清 22 年"于 2012 年入院。6 岁时有高热惊厥病史。8 岁时起病。临床症状学表现为心慌-恐惧感-愣神伴口咽自动伴或不伴四肢抽搐，1～2 次/天，口服奥卡西平、丙戊酸钠治疗，不能完全控制。颅脑 MRI 提示右侧颞前叶 FCD 伴海马硬化。PET 提示右侧颞前叶及内侧代谢偏低，考虑致痫灶可能。长程视频脑电图：发作期可见右侧前颞叶低波幅快活动起始。入院诊断：症状性癫痫（复杂部分发作，继发全身强直阵挛发作，右侧颞前叶 FCD 伴海马硬化）。排除手术禁忌后行右侧颞前叶+内侧结构切除，术后 7 年无癫痫发作，现已停药。如图 9-1 所示。

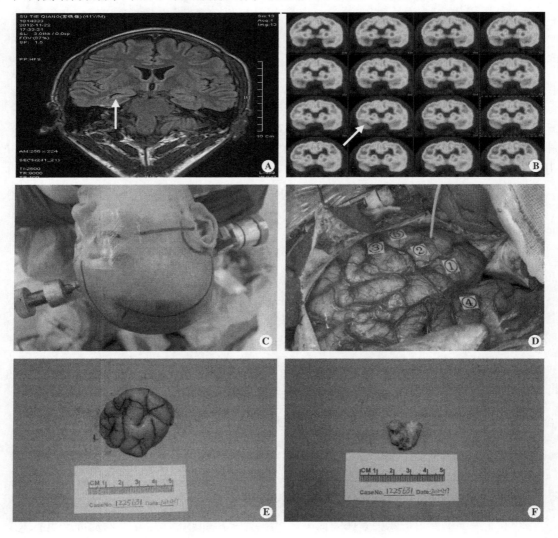

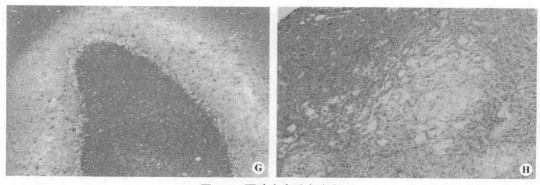

图 9-1　颞叶癫痫手术治疗

A. 颅脑 MRI T_2WI Flair 冠状位现象，箭头所指为硬化海马；B. PET/CT 显示右侧颞前叶及内侧结构代谢减低；C. 为手术体位及切口标记；D. 显示术中脑电监测，并标记放电范围；E. 为切除的颞前叶；F. 为海马；G、H. 海马呈现，显示海马神经元缺失、脱落、结构紊乱

（二）多脑叶畸形手术病例资料

龚某，女，5 岁 6 个月，因"发作性肢体抽搐伴意识不清 1 年余"为主诉入院。症状学：突发呕吐继而意识丧失伴双眼向右侧的凝视或 GTCS 发作。发作频率 1 次/月。药物难以控制。脑电图：①背景活动：左侧半球慢活动增多，后头部为著；②间歇期：癫痫样放电，左枕、后颞区，枕区为著。磁共振癫痫序列：左侧颞枕叶巨脑回、灰质异位。入院诊断：症状性癫痫（左颞枕叶巨脑回、灰质异位伴海马硬化）。电生理监测下行左侧颞枕叶联合切除术。术后 2 年余未见癫痫发作。如图 9-2、图 9-3 所示。

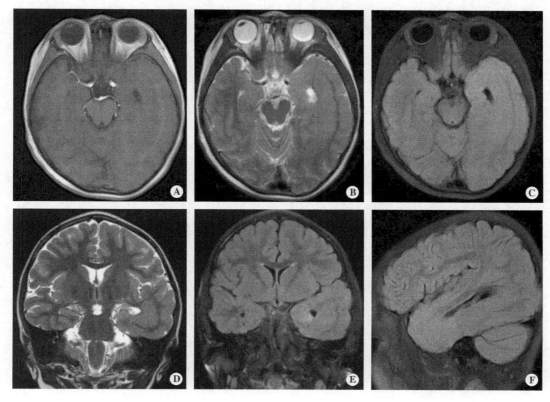

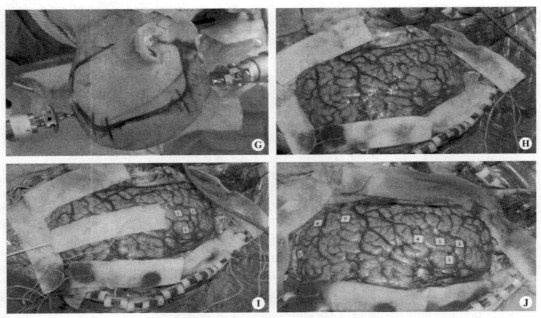

图 9-2 多脑叶癫痫病灶切除术术前、术中表现

术前 MRI：A、B、C. 左侧颞角扩大，左侧颞叶肿胀、皮质增厚，脑沟变浅，脑回少；D、E. 左侧海马硬化；E、F. 左侧侧脑室旁见条状、团块状皮质信号影。术中图片：G. 取左侧额颞顶枕马蹄形切口；H. 暴露脑组织，局部皮层增厚；I、J. 术中皮层脑电监测确定放电范围

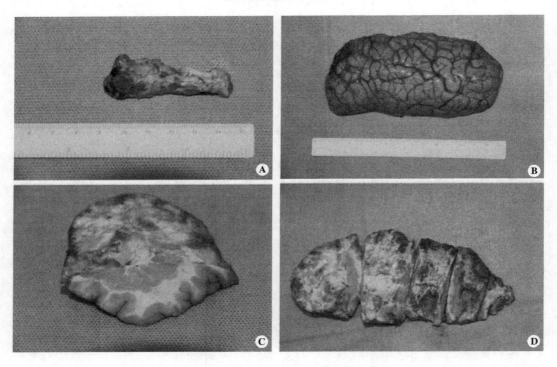

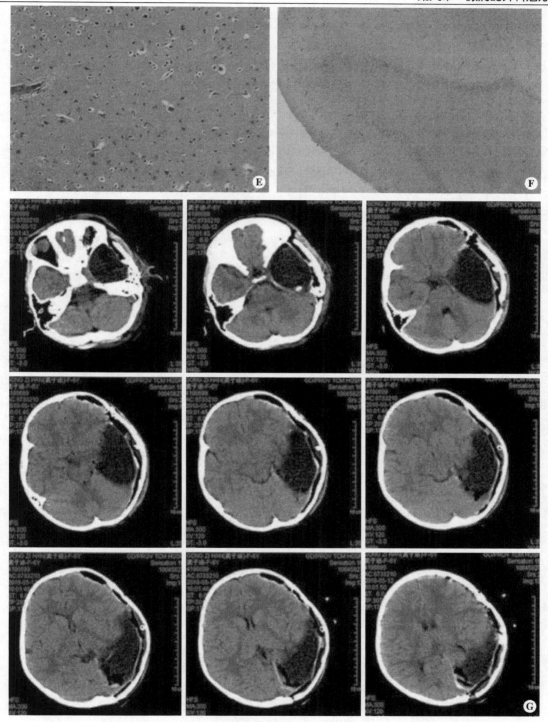

图 9-3 多脑叶切除术术中、术后表现

病变组：A. 左侧海马；B. 左侧颞枕叶（致痫灶）；C、D. 异位的灰质清晰可见；病理诊断：（左侧颞枕叶）皮质增厚，脑回扩大，多灶性皮质异位及皮质呈舌状伸入白质。E. 左侧颞枕叶（HE，×200）；F. 左侧海马（HE，×40）。G. 术后 CT 复查

（三）胼胝体切开病例资料

吴某，男，5岁，因"发作性点头伴跌倒4年余"就诊。3个月龄出现点头样表现，头部快速地低下，先后多家医院治疗，目前服用药物为丙戊酸钠口服液5ml每天2次、托吡酯12.5mg每天2次、左乙拉西坦125mg每天2次；仍控制不佳，每天发作2～3次，每次有数次点头样发作。智力低下，四肢肌张力偏低，行走不稳。头颅MR提示胼胝体发育不良。长程视频脑电图：背景差，后头部节律调幅消失，以慢活动为著，发作期表现为失张力发作，全导慢δ活动起始。入院诊断为Doose综合征可能。排除手术禁忌证后行胼胝体切开术，术后患者点头发作减少，随访1.5年，点头发作频率减少了70%以上。如图9-4所示。

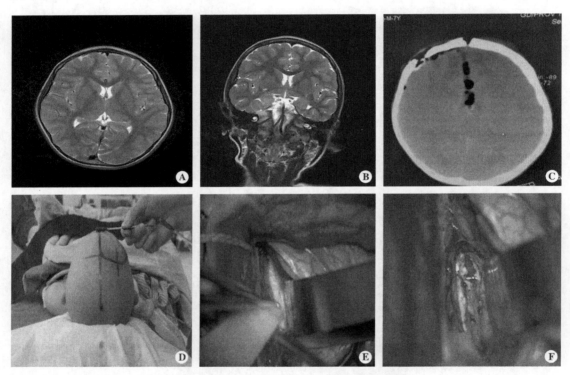

图9-4　Doose综合征可能患儿行胼胝体切开术

A、B. 颅脑MRI轴位、冠状位未见明显异常；C. 提示胼胝体切开后，局部积气；D. 显示患者取仰卧位，取冠状缝处弧形切口标记；E. 分开纵裂，暴露胼周动脉，可见白色胼胝体；F. 离断胼胝体前2/3，深度进入透明隔间腔

（四）VNS手术病例资料

吴某，男，47岁，外伤性癫痫，口服多种抗癫痫药，药物控制不理想，术前评估考虑致痫灶为多灶性，予行迷走神经刺激术，术后患者同时口服抗癫痫药，2014年术后至今癫痫未再发作，复查脑电图，仍有癫痫样放电，放电量明显减少，继续口服原药物治疗。如图9-5所示。

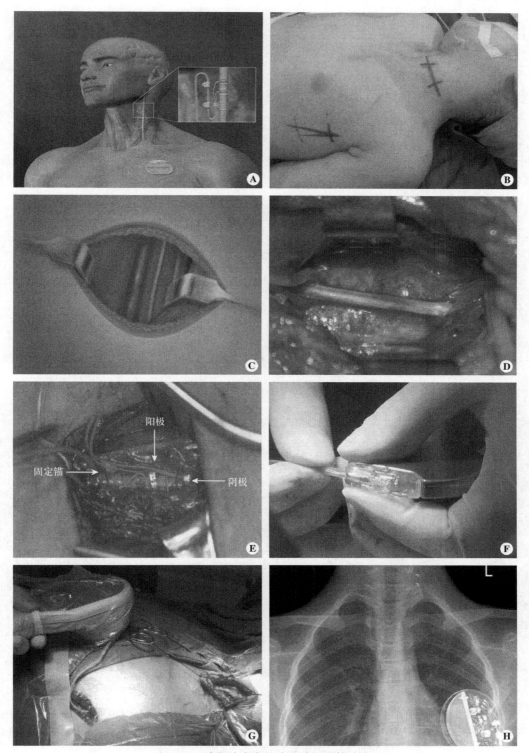

图 9-5　外伤性癫痫行迷走神经调控治疗

A、B. 仰卧位，肩部垫高，头向右侧偏转 30°～45°，C_5～C_6 椎体水平 3～5cm 横切口标记，腋窝皮肤皱褶处切口标记；C. 打开颈动脉鞘，游离暴露左迷走神经；D. 游离迷走神经长度以 3cm 以上为佳；E、F. 缠绕电极，连接刺激器；G. 术中测试提示阻抗正常；H. 植入刺激器后 X 线片，显示植入位置正确

（五）SEEG引导下颅内电极植入手术病例资料

谢某，女，24岁，右利手，病史4年。发作形式：双眼向上凝视，四肢强直阵挛，伴意识丧失，口唇发绀，持续3~6分钟，意识转清后伴恐惧感、梦境感发作频率：1~2次/半个月，药物治疗：托吡酯50mg每天2次，丙戊酸钠0.5g每天2次，左乙拉西坦0.5g每天2次。既往史、出生史、家族史、遗传史无特殊；查体：记忆力差，余查体未见异常。行长程视频脑电图（间歇期、发作期）、头颅MRI（薄层扫描3.0T）、PET-CT检查，排除手术禁忌，在立体定向框架下植入颅内电极，定位致痫灶并行射频毁损治疗。致痫灶局部热凝毁损治疗后，随访4年余癫痫未再发作。如图9-6、图9-7所示。

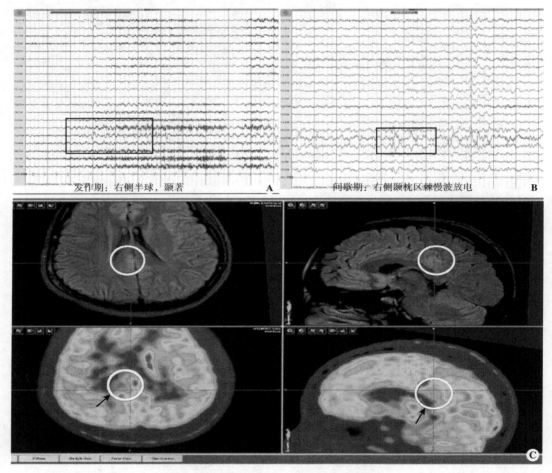

图9-6 右侧后扣带回致痫灶术前评估

A. 方框指示间歇期脑电图示右侧颞枕区导联（M2、F8、T4、O2）可见少量、中波幅棘慢波发放；B. 方框指示发作期脑电图示右侧半球、额中线区尖波节律起始；C. 圆圈指示颅脑MRI T$_2$-flair显像局部信号增高，灰白质分界不清，考虑皮质发育不良，黑色箭头所指为葡萄糖代谢PET显像扣带回后部低代谢，为致痫灶可能

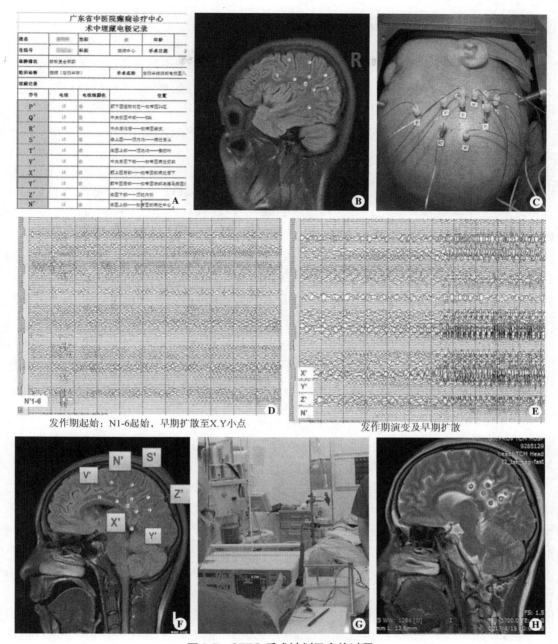

图 9-7　SEEG 手术计划及实施过程

A、B. 植入前计划；C. 立体定向框架下植入术中；D、E. SEEG 发作期脑电图：N'1-6，Y'1-3 起始，并早期向 X'2-6，N'2-6，Z' 2-6 扩散；F. 毁损计划范围（V'1-5，X'2-6，S'2-6，N'2-6，Y'2-4，Z' 2-6）；G. 毁损过程中；H. MRI T_2-flair 像毁损后改变

三、癫痫的手术方式新进展

近来，由于对癫痫疾病或手术方法的认知进展，新的癫痫手术适应证或新手术术式已不断浮现。其中一个新出现的观点是即使在一些脑电图或 MRI 异常表现范围大于可安全切

除脑区范围的患者，也可能取得成功的手术疗效。

支持这一观点的证据包括早发性灾难性癫痫可因一个有决定意义的局部或单侧脑部病灶导致全面性的症状和 EEG 异常；多病灶的结节性硬化症或多发性皮质发育不良症患者在切除致痫性最高的病灶后，可能达到发作控制的目标；单侧或双侧多小脑回畸形患者在经颅 EEG 指引下进行局部病灶切除，常常可导致无发作。

但是应当注意到，上述疾病有着特殊的自然史；而且在大多数情况下，完整地切除所有病灶与更佳预后相关还是普遍规律。

颞叶癫痫手术失败病例占比较大仍然是一项挑战，间接显示有许多致痫性网格结构和功能异常可导致颞叶内侧癫痫或者导致类似的表现。其中一种可能的疾病被命名为"颞叶癫痫叠加症"（temporal plus epilepsy），该症的致痫区域主要包括颞叶结构，但也可外延至颞叶前部，直至颞叶-顶叶-枕叶交界区、岛叶和鞍上顶盖区、眶额叶皮质。

立体定向脑电图（stereo-electroencephalography，SEEG）方法的建立促进了立体定向热消融术的发展，使得单发脑室周异位结节患者有了一种安全有效的治疗方式。尽管如此，立体定向热消融术的应用仍然受到病灶形状和大小的限制；最佳的选择是 5～7mm 直径的球形病灶。

MRI 导引下立体定向激光消融术（magnetic resonance-guided stereotactic laser ablation）的发展为较大的、多种形状的致痫灶治疗提供了潜在的方法。在 4 名分别患有下丘脑错构瘤、局灶性皮质发育不良、结节性硬化或海马硬化的难治性癫痫儿童患者中对该方法进行了测试，均达到了完全无发作。

同时对于目前无法通过外科手术切除的难治性癫痫的治疗，神经调控的手术方法，目前也有一些新的进展。除了传统的迷走神经电刺激治疗方法外，如三叉神经电刺激、脑深部电刺激等方法治疗癫痫也取得了一定进展。

脑深部电刺激治疗癫痫的临床研究：颅内置入电刺激器，直接刺激中枢神经系统的临床治疗试验源于 1973 年 Cooper 首先应用小脑刺激术控制癫痫发作，之后相继出现了高频电刺激脑深部核团或其他脑深部结构的临床研究，并探索了其治疗效果。Hodaie 等在 5 例难治性癫痫患者双侧丘脑前核中置入刺激电极，予以慢性刺激，随访 15 个月，结果发现癫痫发作频率减少 54%，但他们也提出这种效果可能会因植入电极造成的核团微损伤产生的或者安慰剂效应干扰了研究结果。Velasco 等应用 6Hz 阈值水平的电流，刺激单侧丘脑中央中核，能在大脑皮质记录到脑电募集反应，而 60Hz 的电刺激可使大脑皮质的内在电活动去同步化。进一步研究发现，应用间歇性高频（60Hz）的电刺激难治性癫痫患者的双侧丘脑中央中核，发现患者的全面强直-阵挛发作和不典型失神发作明显减少，同时发作间期的痫性放电频率也明显减低，但在颞叶癫痫的复杂部分性发作和 Lennox-Gastaut 综合征的患者中未取得满意的疗效。丘脑底核（subthalamic nucleus，STN）电刺激丘脑底核的高频电刺激对癫痫发作抑制效应的程度与研究入组患者的癫痫发作类型和所采用的刺激参数密切相关。Loddenkemper 等观察一例有 Lennox-Gastaut 综合征的 14 岁患者，该患者存在肌阵挛发作、全身强直阵挛发作和不典型失神发作，脑电出现全导慢棘慢波，平均每周发作超过 100 次，先后服用 9 种抗癫痫药无效，在双侧丘脑底核植入刺激器后给予 130Hz 刺激，结果发现其全面性强直-阵挛发作完全停止，肌阵挛发作和不典型失神发作减少 75%，随访 1 年仍有改善作用，疗效的维持受刺激参数的周期性变动的影响。Chabardes 研究了 5 例癫痫患者的 STN-DBS 的疗效，其中 3 例发作频率减少了 67%～80%，特别是对中央区癫痫发作的控制尤为显著，一例严重的肌阵挛发作（Dravet 综合征）的患者对刺激也有轻微的反应。

外周神经电刺激研究：20 世纪 80 年代中期开始出现的迷走神经刺激术成为治疗癫痫特别是难治性癫痫的新疗法。1997 年美国 FDA 正式批准 VNS 作为 12 岁以上的难治性癫痫的辅助治疗。全球已有超过 30 000 名癫痫患者接受 VNS 治疗。Fanselowt 等发现三叉神经电刺激能减少癫痫大鼠的癫痫发作，三叉神经第一支电刺激治疗毛果芸香碱诱发癫痫大鼠实验，脑电上看对癫痫放电抑制，3mA、5mA 无明显变化，但 7mA、9mA、11mA 有明显作用，其中 9mA 变化最为明显，双侧 9mA 刺激效果与单侧 11mA 作用等同；频率方面，提示刺激 50Hz 以下时，对癫痫放电抑制作用不明显，随着频率增加，效果越好，最大 333Hz 时可达到最好效果。三叉神经连续的单侧刺激能够使癫痫发作减少＞78%，连续的双侧刺激则更有效。这与迷走神经电刺激不同，考虑可能与其中含有 C 型神经纤维含量不同有关。DeGiorgio 对 2 例难治性癫痫患者进行 4 周三叉神经电刺激治疗，随访 6 个月，发现第 1 名患者癫痫发作减少 39%，第 2 名患者癫痫发作减少 76%。De-Giorgiot" 后又对 7 名难治性癫痫患者进行了 TNS，其中有 57% 的患者癫痫发作减少＞50%。

四、癫痫手术的其他问题

1. 癫痫手术的原则 癫痫手术治疗的基本目的是通过手术消除或减少癫痫发作，从而使患者最大限度地恢复健康。据统计，手术切除病灶能治疗约 20% 的难治性癫痫，但脑组织被破坏和切除后便不能再生。所以能用药物控制的癫痫一般不采用手术治疗。手术治疗适用于药物难以控制的难治性癫痫和继发性癫痫，而且医生一定要掌握好手术适应证及手术技巧。对于幼年既有发作且控制不好，并有可能进一步恶化的患儿，应在儿童期进行手术。

2. 癫痫手术治疗的安全性 据大量治疗癫痫的资料表明，绝大多数患者手术是安全的，手术死亡率均在 1% 以下。死亡原因主要为肺部并发症。10% 颞叶切除的患者可有近记忆力减退，5% 左右的患者术后可出现短暂性或持久性偏瘫。双侧红核前区破坏术可发生运动不能、言语和吞咽障碍。这些症状随着时间的推移可逐渐消失。随着目前检查技术在临床中的广泛应用，有效地提高了对致病病灶的精确定位能力，为手术的安全性提供了保障。

3. 癫痫手术治疗应注意的问题

（1）癫痫手术操作的部位多位于大脑的功能区域，术后可能会出现肢体、语言障碍，颅内的血肿及感染，尽管并发症发生的概率很小，但每一个患者都有可能发生，出现后不要想当然地认为是手术失败，要积极配合医生的治疗，将损失降到最低。

（2）癫痫术后要在一段时间内继续服用抗癫痫药。认为手术以后不需服药的想法是完全错误的，服药至少要有 2 年时间，药物种类、剂量要严格遵医嘱，尽可能减少癫痫复发。

（3）少部分癫痫患者术后没有改善甚至病情加重，也有部分患者术后一段时间内会复发，一旦复发需要重新进行正规的药物治疗，还可以考虑再次手术，对这些可能出现的情况手术前要及时向家属交待。

（4）部分患者不能进行手术，需要埋植皮层电极返回病房继续观察，这主要是由于癫痫手术是一种不定式的手术，大部分患者需要进行术中的皮层电极检查，如果皮层电极与术前的检查不一致，暂时不宜进行手术。

（5）癫痫手术是一种功能性手术，费用较高，一些特殊检查和静脉应用的抗癫痫药费用也较高，因此患者及家属应提前做好心理准备。

4. 手术并发症　癫痫手术同其他外科手术一样，手术后会出现一些并发症，主要包括：

（1）伤口感染：是常见的手术并发症，预防的方法是严格无菌操作，手术前后预防性注射抗生素。另外，需要依靠患者的抵抗力，假如患者营养不良或抵抗力较差，就有可能导致感染，且伤口在短时间内难以愈合。

（2）局部出血：手术中虽然止血效果很好，可手术以后，患者可能受到情绪的干扰，血压突然升高，让本来已经闭合的血管破裂。其他如血友病或肾透析患者，血液疾病患者，或血管收缩功能不好的患者都要注意出血的可能性。

（3）神经精神方面的并发症：手术后可导致脑神经麻痹、偏瘫、视野缺损、失去语言能力、遗忘、失联合综合征、原有损害症状的复现、精神疾病等情况出现。

5. 降低手术并发症的注意事项

（1）注意患者的生理状况：由于患者体质不同，健康状况也各有不同，虽是接受相同治疗，但各有不同的风险。

（2）避免高风险手术：死亡率可能超过 50% 的高风险手术，要尽量避免，只有在安全性比较高，而且有效性确切的情况下，才能考虑手术治疗，以让患者最大可能受益。

（3）配合高科技手段监测：部分患者，左边和右边颞叶都有病灶，这时手术前必须运用各种方式以了解原发病灶，包括使用脑波、脑磁图、磁共振摄影、血管摄影、语言测试、精神测试等。手术中，除结合导航系统之外，还要运用科技监测语言等手段，以达到最好的治疗效果。

第五节　癫痫术后的治疗与评估

癫痫手术治疗的基本目的是通过手术消除或减少癫痫发作，从而使患者最大限度地恢复健康。据统计，手术切除病灶能治疗约 20% 的难治性癫痫，但脑组织被破坏和切除后便不能再生。我们一定要掌握好手术适应证及手术技巧，同时要做好围手术期的处理，并且要做好术后长期随访指导，减少手术并发症，提高手术成功率，利于患者疾病的治愈和生活质量的提升。

一、癫痫手术的结局及其预测因素

2005 年，一项关于癫痫手术的 Meta 分析报道称，各种癫痫手术之后患者长期无发作的比例中位数分别为颞叶切除术 66%、枕叶和顶叶切除术 46%、额叶切除术 27%。2008 年，

Spencer 和 Huh 在其关于癫痫手术结局的综述中总结称，术后无发作的比例在至少 1 年的随访期内，颞叶内侧型癫痫患者为 53%～84%，局灶性新皮质癫痫患者为 36%～76%，接受半球切除术的患者则为 43%～79%。如果没有特别指出，"无发作"指的是手术后无致残性痫性发作，伴或不伴非致残性单纯局灶性痫性发作。

1. 颞叶癫痫手术的痫性发作结局 近期，关于颞叶癫痫手术结局的研究热点集中于长期随访研究和 MRI 无异常征象的患者之上；这些研究已确证了在 2008 年就已为人所知的事实：预后变异程度很大，但原因仍然未明。

在一项纳入了 497 名颞叶前部切除术患者的研究中，手术 10 年的预估无发作比例为 49%（95%CI 44～54）；同时一项较小规模的研究报道称，无发作的比例为 83%（平均随访时间为 9.6 年）。在小于 50 岁和长于 50 岁的患者人群中，手术结局很相似。

在 MRI 检查未见异常的颞叶癫痫患者中，长期术后无发作比例为 40%～60%。一项研究显示，这些患者 5 年随访期内无发作比例与伴或不伴海马硬化 MRI 表现的颞叶内侧癫痫患者相类似。

在 MRI 检查未见异常患者中，手术成功的预测因素包括组织学检查阳性、无病灶对侧或颞叶以外区域的 IED 及 SISCOM 结果一致、^{18}F-FDG-PET 显示对应的颞叶低代谢、基线状态发作频率低及术前无全面性强直阵挛发作等。

虽然已有报道称无精神疾病史是颞叶癫痫手术良好预后的独立预测因素，但是有关于此仍存在争议。手术时患者年龄较轻也是与预后较佳相关的因素。一项对颞叶切除术儿童患者随访至成年的研究显示，无发作的比例为 85%。两项 Meta 分析显示，颞叶前部切除术可能比选择性杏仁核海马切除术更为有效，风险比率为 1.32（95%CI 1.12～1.57，$P<0.01$），优势比率为 0.65（95%CI 0.51～0.82，$P=0.0005$）。

2. 颞叶外侧手术和皮质发育畸形的痫性发作结局 因为颞叶外侧切除术和颞叶癫痫手术结局之间存在巨大差异，笔者认为颞叶外侧切除术仍然是疗效较差的治疗方法。一项纳入了 81 名患者的研究显示，颞叶外侧切除术后第 5 年无发作的比例为 14.7%（95%CI 8～23）。与之相对，一项纳入了 158 名额叶手术患者的研究显示术后第 5 年无有先兆痫性发作的预估比例超过 44%（95%CI 39～49）。

另有两项关于额叶手术的病例研究报道称在随访 9 年间，无发作的比例分别为 41% 和 38%；其中一项研究仅纳入 MRI 检查未见异常的患者。对于在脑后部皮质进行的癫痫手术，虽然有报道称术后 5 年内无痫性发作的比例为 65.8%，但是在顶叶切除术（52%）和枕叶（89%）或枕顶叶（93%）手术之间的差异很大。

预后不良的预测因素包括局灶性皮质发育不良 1 型、致痫灶切除不完全、头皮脑电图未见局灶性 IED 及癫痫病程较长。与之相反，局灶性 MRI 异常情况与预后之间无显著相关性。

在儿童患者中应用多脑叶切除术和半球分离术更为常见；即使存在进展性病理改变（如 Rasmussen 综合征），经筛选后的患者无论是在术后短期还是术后长期，也均可能从中显著地获益。

虽然大多数皮质发育不良病灶均位于颞叶外侧脑区，但是比起一般的颞叶外侧手术，对其进行切除的预后更为良好。在一项纳入 143 名切除皮质发育畸形病灶患者的病例研究中，10 年随访期内出现无发作的比例为 67%（根据 ILAE 标准）。

在一项对局灶性皮质发育不良ⅡB型进行的研究中甚至发现了更佳的结果，高达92%的患者在4年随访期内出现了无发作，且在MRI有异常和MRI无异常的患者之间无差异。手术成功的主要预测因素为对局灶性发育不良病灶和相关致痫灶的完全切除。

3. 胶质神经元肿瘤和结节性硬化的痫性发作结局　一项纳入78名胚胎发育不良性神经上皮肿瘤患者的研究显示无发作率为83%。对共纳入910名胚胎发育不良性神经上皮肿瘤或神经节胶质瘤患者的39个研究进行的Meta分析显示无发作率为80%。上述两种肿瘤预后类似。前述两项研究显示对肿瘤完全切除和癫痫病程短暂是良好预后的预测因素。

一项关于癫痫手术治疗结节性硬化的Meta共纳入20篇文献（181名患者）后发现，有56%的患者可达到无发作；预测因素包括无全面性发作，以及与MRI表现一致的发作期脑电图单个起源灶。一项纳入28名多发性硬化儿童患者的研究也得出了类似的无发作比例（67%），这些患儿仅接受了包括磁共振成像和^{18}F-FDG-PET在内的非侵入性术前检查。

4. 放射外科治疗（radiosurgery）后的痫性发作结局　尽管已有实验室证据和临床证据证明其有抗癫痫作用，可是对癫痫进行放射外科治疗的作用和有效性尚存在争议。一项多中心前瞻性随机研究评估了30名颞叶内侧型癫痫患者接受20Gy和24Gy 50%等剂量放射外科治疗（50% isodose radiosurgery）的情况，作用中心点分别位于杏仁核、海马前区2cm处和海马旁回。

在随访第3年，77%接受最高剂量治疗的患者在过去12个月内达到无发作，而接受低剂量治疗患者中的比例仅有59%。血管源性水肿的严重程度和出现时间随放射剂量的功能和组别不同而不同，并且与是否出现癫痫缓解相关。上述患者中，MRI和临床改变发生的典型时间为放射治疗后9～12个月，亦可延迟至2～3年。

尽管放射治疗是手术切除治疗的一种较为安全的替代治疗选择，可是其也有以下副作用：50%的病例可出现上象限盲、25%的优势半球放射治疗病例可出现语言回忆功能损害、70%的病例发生新发头痛及3%的病例因颞叶靶区出现严重水肿可能需要进行颞叶切除。

5. 癫痫手术的不良事件发生率和死亡率　1996～2012年癫痫手术的神经系统并发症较1980～1995年有了显著减少。颞叶切除术后出现持续神经功能损害的比例从9.7%降至0.8%；而在颞叶外侧或多灶切除术后这一比例从9.0%降至3.2%；手术切口感染或脑膜炎的比例从2.5%降至1.1%（颞叶切除术）或从5.3%降至1.9%（颞叶外侧或多灶切除术）。

与之相对的是，颅内脑电图电极置入后的并发症比例有所上升。手术切口感染或脑膜炎比例从2.3%上升至4.2%；脑出血或脑血肿的比例从1.9%上升至4.2%。这一惊人的发现可能显示比起脑深部电极，硬膜下电极在1996～2012年应用的比例显著上升；而这一趋势在近期由于SEEG的推广得到了逆转。

侵入性EEG检查后出现永久性神经功能损害的情况在1995年之前和之后同样罕见，总发生风险为0.5%。另一项针对侵入性监测方法进行的系统性回顾研究也证实了上述数据。该研究报道称微小并发症（指在3个月内痊愈）的比例为7%，而重大并发症（指在3个月内不能痊愈）的比例为0.6%。

在一项纳入242名接受侵入性监测患者的研究中，发生不良事件的比例为23%，但无永久性的并发症发生，亦无患者死亡。与深部电极置入相比，栅格置入发生重大并发症的风险显著升高。

在一项纳入 500 名持续 SEEG 患者的大型研究中，发生重大并发症的比例为 2.4%，其中发生颅内出血的比例为 1.0%，有 1 例死亡病例。另一项纳入 100 名 SEEG 患者的研究报道发生出血性并发症的比例为 3%，未见永久性功能损害。

据文献报道称，在切除手术后出现的重大神经系统并发症（不能在 3 个月内痊愈）的比例为 4.7%。其中最常见的是视野缺损；围手术期死亡率在颞叶癫痫手术中为 0.4%，在颞叶外侧手术中为 1.2%。脑组织血管源性水肿是导致出现围手术期卒中的最可能原因，该并发症在颞叶癫痫手术中罕见。

为了进一步对该领域进行探索，有研究对 107 名接受颞叶前部切除术或选择性杏仁核海马切除术的患者进行了系统性经颅多普勒超声（transcranial doppler sonography，TCD）评估。结果显示有 35 名患者（32.7%）出现术后脑血管痉挛，两种手术方法之间无显著差异。

另一项纳入 48 名接受经外侧裂选择性杏仁核海马切除术患者的研究也得出了类似的结果，系统性术后 MRI 发现 58% 的患者出现脑梗死，无患者出现与之相关的有临床意义的神经功能缺损。但是，术后优势半球颞叶出现梗死与较差的语言回忆结局相关（$P=0.011$）；然而总体上，颞叶出现梗死与较佳的痫性发作预后相关（$P=0.046$）。

一项研究纳入了共接受 200 次侵入性监测的 161 名患儿，其中 159 次侵入性监测之后进行了脑组织切除手术，41 次为单纯接受监测。发生并发症的比例如下：永久性偏身瘫痪为 2.0%、中枢系统活动性感染为 1.5%、其他感染为 1.5%、脑积水为 3.0%、检查创伤的并发症为 3.0%、骨质溶解为 5.0%。总体上，有 15.0% 的侵入性监测与需要额外手术治疗的并发症相关。

6. 癫痫手术的认知功能、行为功能和社会心理学结局　是复杂而又重要的课题。在 2008 年综述完成以来，相关知识不断累积，有力地支持了以下总结的主要发现。

一般而言，在整体层面，当患者达到无发作目标时，癫痫手术可改善患者的认知能力（特别是在儿童患者当中）、心理状态、社交能力及生命质量。但是具体到个体层面，任意一个上述结局均有可能发生恶化。

当癫痫病程短暂、有婴儿痉挛病史、术后随诊时间长和术后可停用抗癫痫药时，患者更有可能出现显著的神经发育方面的获益。

语言回忆能力倾向于在语言优势半球颞叶癫痫手术之后受损，这是癫痫手术相关正面认知功能结局的一个例外。在先前讨论过的 fMRI 评估对回忆功能的预测价值之外，当术前检查结果为摄取升高、海马体积正常且其病变不明显、术后痫性发作未得到控制时，发生语言回忆能力显著降低的风险增加。

比起成人，儿童可能在术后 1 年出现功能恢复的可能性更高。虽然这一观点长期存在争议，但是有 2 项病例研究为此提供了证据。当在优势语言半球进行手术时，与选择性杏仁核海马切除术相比，颞极部分和颞叶内侧结构一起被切除与语言回忆功能损害较轻相关。

在非语言优势半球进行手术时，关于非语言回忆能力却得到了相反的结果（选择性杏仁核海马切除术造成的功能损害较轻）。不同方式的选择性杏仁核海马切除术（经外侧裂、经皮质和颞叶下）之间在认知功能结局方面无显著差异。

对颞叶癫痫患者进行神经心理学检查可发现在优势半球颞叶癫痫手术后语言回忆方面的特殊改变，也可发现对语言和非语言材料长期遗忘加速的情况。这种遗忘可能主要由于痫性发作导致，并且可能在成功的癫痫手术完成后得到缓解。

术后出现社会心理性疾病的风险很大程度上可由术前存在心理学疾病来进行预测。但是，有 1.1%～18.2% 的病例可在术后出现新发的心理疾病。手术可纠正癫痫的儿童患者中，无论是在术前还是术后，心理疾病发生的比例均特别高。在一名患者身上可诊断出多种心理疾病，术后这些疾病可能消失或者进展。

虽然已有观点提出心理学临床表现改善和无发作之间存在相关性，但是这种改善仍然不能加以预测或进行担保。术后情绪性疾病和焦虑症的存在，与术后痫性发作，均能有力地和独立地预测不良的生命质量。

二、癫痫手术后停用抗癫痫药

术后无痫性发作的患者可逐渐停用抗癫痫药。一项针对癫痫手术的长期前瞻性研究显示，86% 的儿童和 43% 的成人患者获得持续的术后无发作后，能在术后 10 年内停用抗癫痫药；而在同一研究纳入的 93 名未接受手术治疗的难治性局灶性癫痫患者中，无人能够停药。

停用抗癫痫药后的再发风险变异较大：一项儿科病例研究显示为 12%；颞叶内侧型癫痫术后为 25%；在皮质癫痫患者为 46%。再发和调整抗癫痫药方案之后重新达到无发作的概率变异性亦大：颞叶内侧型癫痫为 88%；儿童患者为 70%；2 项不同研究显示皮质癫痫的比例分别为 68% 和 46%。虽然早期进行药物减量与短期内癫痫再发的风险增高相关，但是其对长期痫性发作结局或儿童痊愈情况无影响。

三、结论

癫痫手术仍然是药物抵抗性局灶性癫痫患者达到长期无发作目标的最有效治疗方式，尽管目前医疗技术有了进步，提高了手术的安全性，但手术前充分评估，术后长程管理，对患者预后仍有较大影响，因此我们要时刻谨记癫痫治疗的复杂性、长期性，重视术后短期治疗及长期随访指导工作。

（谢海涛　伍犹梁　郭　强　刘玉品　陈　俊　张晓静）

参 考 文 献

陈述花, 张冰清, 王静, 等. 2013. 难治性癫痫中局灶性脑皮质发育不良类型与头皮脑电图的关系[J]. 中华神经外科杂志, (12): 1216-1219.

邓刊, 梁栋, 黄莉斐, 等. 2019. 基于计算机的医学影像后处理技术定位癫痫致痫灶研究进展[J]. 中国介入影像与治疗学, (5): 315-319.

郭强, 王艮波, 张伟, 等. 2018. 立体脑电图引导外科治疗颞岛型颞叶癫痫附加症[J]. 中华神经外科杂志, (12): 1217-1221.

马云霞, 刘献增, 孙中生. 2010. Wada 试验在癫痫外科术前评估中的应用[J]. 中华行为医学与脑科学杂志, (12): 1139-1141.

孙振兴, 张凯, 王秀, 等. 2018. 起源于颞叶后外侧皮质癫痫的临床特征和手术疗效[J]. 中华神经外科杂志, (12): 1212-1216.

谭启富, 李龄, 吴承远. 2012. 癫痫外科学[M]. 第 2 版. 北京: 人民卫生出版社.

郑博文, 伍文清. 2018. 癫痫先兆: 症候学与神经生理学[J]. 中国医刊, (3): 243-252.

中华医学会. 2007. 临床诊疗指南——癫痫病分册[M]. 北京: 人民卫生出版社.

Baumgartner C, Koren JP, Britto-Arias M, et al. 2019. Presurgical epilepsy evaluation and epilepsy surgery[J]. F1000Res, 8: F1000 Faculty Rev-1818.

Begley CE, Famulari M, Annegers JF, et al. 2000. The cost of epilepsy in the United States: an estimate from population-based clinical and survey data[J]. Epilepsia, 41: 342.

Bergey GK, Morrell MJ, Mizrahi EM, et al. 2015. Long-term treatment with responsive brain stimulation in adults with refractory partial seizures[J]. Neurology, 84: 810.

Bonini F, Mcgonigal A, Trébuchon, et al. 2014. Frontal lobe seizures: From clinical semiology to localization[J]. Epilepsia, 55 (2): 264-277.

Boon P, De Cock E, Mertens A, et al. 2018. Neurostimulation for drug-resistant epilepsy: a systematic review of clinical evidence for efficacy, safety, contraindications and predictors for response[J]. Curr Opin Neurol, 31: 198.

Cukiert A, Cukiert CM, Argentoni M, et al. 2009. Outcome after corticoamygdalohippocampectomy in patients with refractory temporal lobe epilepsy and mesial temporal sclerosis without preoperative ictal recording[J]. Epilepsia, 50: 1371.

de Flon P, Kumlien E, Reuterwall C, et al. 2010. Empirical evidence of underutilization of referrals for epilepsy surgery evaluation[J]. Eur J Neurol, 17: 619.

DeGiorgio CM, Schachter SC, Handforth A, et al. 2000. Prospective long-term study of vagus nerve stimulation for the treatment of refractory seizures[J]. Epilepsia, 41: 1195.

Devinsky O, Friedman D, Duckrow RB, et al. 2018. Sudden unexpected death in epilepsy in patients treated with brain-responsive neurostimulation[J]. Epilepsia, 59: 555.

Dlugos DJ. 2001. The early identification of candidates for epilepsy surgery[J]. Arch Neurol, 58: 1543.

Duncan JS. 2010. Imaging in the surgical treatment of epilepsy[J]. Nature Reviews Neurology, 6 (10): 537-550.

Englot DJ, Ouyang D, Garcia PA, et al. 2012. Epilepsy surgery trends in the United States, 1990-2008[J]. Neurology, 78: 1200.

Englot DJ, Wang DD, Rolston JD, et al. 2012. Rates and predictors of long-term seizure freedom after frontal lobe epilepsy surgery: a systematic review and meta-analysis[J].Journal of Neurosurgery, 116 (5): 1042-1048.

Eran A, Hodes A, Izbudak I, et al. 2016. Bilateral temporal lobe disease: looking beyond herpes encephalitis[J]. Insights Imaging, 7 (2): 265-274.

H.RichardWinn, Fredric B. Meyer. 2009. 尤曼斯神经外科学: 脑血管病与癫痫[M]. 王任直, 主译. 北京: 人民卫生出版社.

Haak KV, Beckmann CF. 2018. Objective analysis of the topological organization of the human cortical visual connectome suggests three visual pathways [J]. Cortex, 98: 73-83.

Halac G, Delil S, Zafer D, et al. 2017. Compatibility of MRI and FDG-PET findings with histopathological results in patients with focal cortical dysplasia[J]. Seizure, 45: 80-86.

Haneef Z, Stern J, Dewar S, et al. 2010. Referral pattern for epilepsy surgery after evidence-based recommendations: a retrospective study[J]. Neurology, 75: 699.

Heck CN, King-Stephens D, Massey AD, et al. 2014. Two-year seizure reduction in adults with medically intractable partial onset epilepsy treated with responsive neurostimulation: final results of the RNS System Pivotal trial[J]. Epilepsia, 55: 432.

Hosain S, Nikalov B, Harden C, et al. 2000. Vagus nerve stimulation treatment for Lennox-Gastaut syndrome[J]. J Child Neurol, 15: 509.

Jette N, Quan H, Tellez-Zenteno JF, et al. 2012. Development of an online tool to determine appropriateness for an epilepsy surgery evaluation[J]. Neurology, 79: 1084.

Kalilani L, Sun X, Pelgrims B, et al. 2018. The epidemiology of drug-resistant epilepsy: A systematic review and meta-analysis[J]. Epilepsia, 59 (12): 2179-2193.

Kerezoudis P, Grewal SS, Stead M, et al. 2018. Chronic subthreshold cortical stimulation for adult drug-resistant focal epilepsy: safety, feasibility, and technique[J]. J Neurosurg, 129: 533.

Koutroumanidis M, Binnie CD, Hennessy MJ, et al. 2003. VNS in patients with previous unsuccessful resective epilepsy surgery: antiepileptic and psychotropic effects[J]. Acta Neurol Scand, 107: 117.

Kuba R, Brázdil M, Novák Z, et al. 2003. Effect of vagal nerve stimulation on patients with bitemporal epilepsy[J]. Eur J Neurol, 10: 91.

Kurth F, Zilles K, Fox PT, et al. 2010. A link between the systems: functional differentiation and integration within the human insula revealed by meta-analysis[J]. Brain Struct Funct, 214 (5-6): 519-534.

Kwan P，Arzimanoglou A，Berg AT，et al. 2010. Definition of drug resistant epilepsy：consensus proposal by the ad hoc Task Force of the ILAE Commission on Therapeutic Strategies[J]. Epilepsia，51：1069.

Kwan P，Brodie M. 2006. Issues of medical intractability for surgical candidacy[M]. In：The Treatment of Epilepsy and Practice，4th ed，Wyllie E，Gupta A，Lachhwani D（Eds），Lippincott，Williams & Wilkins，Philadelphia，983.

Kwan P，Schachter SC，Brodie MJ. 2011. Drug-resistant epilepsy[J]. N Engl J Med，365：919.

Lee AT，Burke JF，Chunduru P，et al. 2019. A historical cohort of temporal lobe surgery for medically refractory epilepsy：a systematic review and meta-analysis to guide future nonrandomized controlled trial studies[J]. J Neurosurg，28：1-8.

Li MCH，Cook MJ. 2018. Deep brain stimulation for drug-resistant epilepsy[J]. Epilepsia，59：273.

Morrell MJ，RNS System in Epilepsy Study Group. 2011. Responsive cortical stimulation for the treatment of medically intractable partial epilepsy[J]. Neurology，77：1295.

Murphy JV. 1999. Left vagal nerve stimulation in children with medically refractory epilepsy. The Pediatric VNS Study Group[J]. J Pediatr，134：563.

Noauthors Listed. 1995. A randomized controlled trial of chronic vagus nerve stimulation for treatment of medically intractable seizures. The Vagus Nerve Stimulation Study Group[J]. Neurology，45：224.

Osorio I，Frei MG，Sunderam S，et al. 2005. Automated seizure abatement in humans using electrical stimulation[J]. Ann Neurol，57：258.

Radhakrishnan K，So EL，Silbert PL，et al. 1998. Predictors of outcome of anterior temporal lobectomy for intractable epilepsy：a multivariate study[J]. Neurology，51：465.

Soss J，Heck C，Murray D，et al. 2015. A prospective long-term study of external trigeminal nerve stimulation for drug-resistant epilepsy[J]. Epilepsy Behav，42：44.

Tellez-Zenteno JF，McLachlan RS，Parrent A，et al. 2006. Hippocampal electrical stimulation in mesial temporal lobe epilepsy[J]. Neurology，66：1490.

Thijs RD，Surges R，O'Brien TJ，et al. 2019. Epilepsy in adults[J]. Lancet，393（10172）：689-701.

Wang ZI，Jones SE，Jaisani Z，et al. 2015. Voxel-based morphometric magnetic resonance imaging（MRI）postprocessing in MRI-negative epilepsies[J]. Ann Neurol，77（6）：1060-1075.

Wiebe S，Blume WT，Girvin JP，et al. 2001. A randomized，controlled trial of surgery for temporal-lobe epilepsy[J]. N Engl J Med，345：311-318.

第十章　癫痫发作期的护理

癫痫发作是脑部神经元高度同步化异常活动所引起的、由不同症状和体征组成的短暂性临床现象，是指纯感觉性、运动性和精神运动性发作，或指每次发作及每种发作的短暂过程，患者可同时有一种或几种痫性发作等。脑部异常过度同步化放电、特殊的临床表现及发作的短暂性是癫痫发作的三要素。癫痫发作的临床表现可多种多样，如感觉、运动、自主神经、意识、情感、记忆、认知及行为等障碍。一般具有突发突止、短暂一过性、自限性的共同特点。通常可以根据行为表现或脑电图改变来判断癫痫发作的起始和终止。癫痫持续状态是一种表现持续或反复发作的特殊情况。脑部异常过度同步化放电要通过脑电图检查才能证实。这是癫痫发作区别于其他发作性症状的最本质的特征。当患者出现癫痫发作时，原则上是预防外伤及其他并发症，而不是立即用药，因为任何药物可能已来不及发挥控制本次发作的作用。

第一节　发作期的护理

一、安全护理

1. 环境设施合理　病房环境要满足癫痫患者发作时不易跌倒、碰伤的条件。保持室内光线柔和、无刺激性气味；地方宽敞，无障碍，墙角、桌角设计为弧形，并有弹力保护器外贴；床两侧有床栏，床栏及床头应置软枕，有轮床要固定四轮。地面避免过硬，应铺软胶地板或地毯，危险物品远离患者，如避免在床旁桌摆放热水瓶、玻璃杯、水果刀、输液架等。

2. 全方位有效评估　预见预防不良事件的发生，癫痫患者入院时评估患者的服药情况、易发时间、发作先兆、发作形式、发作频率、发作风险及是否出现过癫痫持续状态等。预见患者发作时存在的安全隐患，如患者发作时有咬伤、摔伤、躁动等，应提前备好防护措施，避免意外发生。床边常备急救盒，急救盒中放置开口器、压舌板、舌钳、口咽通气管、纱块等，以备癫痫发作时使用，放置床边固定位置，便于各班护士识记与使用。

3. 避免诱发因素　癫痫的诱发因素有饥饿、疲劳、睡眠不足、经期、饮酒、饮咖啡、饮浓茶、食辛辣食物、情绪激动等。过度换气、过度饮水、闪光刺激分别对失神发作、强直阵挛发作及肌阵挛发作有诱发作用。有些反射性癫痫避免特定因素刺激。停药、减药、漏服药或换药不当，容易诱发癫痫持续状态。

4. 使用警示牌，避免意外发生 通过评估，对癫痫发作时有游走、躁狂、跌倒、咬伤、外伤史的患者在床头显著位置放置"防跌倒、防咬伤、防受伤"等警示牌，时刻提醒患者本人、家属、医务人员，患者有癫痫发作的可能，做好防止发生意外的准备。

5. 提升医护人员业务素质，做好专科技能培训 提高护理人员的专业技能，加强专科护士的规范化、专业化培训，熟练掌握科室常用仪器的使用及危重患者的抢救技术。定期进行培训、考核，对可能发生的一切突发事件制定应急预案，并定期进行模拟演练，以提高护士的应对能力。制定可行的护理程序，不断完善护理流程，在加强护理质量检查的基础上重点检查制度的落实、操作规程的执行及突发事件的处理水平。

6. 发作时的安全护理

（1）防止外伤：告知患者有发作先兆时立即平卧，无先兆者发作时迅速使患者平卧、头偏向一侧或取头低侧卧位，下颌稍向前。解开领口和腰带，取下活动性假牙，将牙垫或压舌板置于患者口腔一侧上、下白齿之间，防止舌、口唇和颊部咬伤；安好床栏，床头放置软枕，以免碰伤头部。癫痫发作时不可强压患者肢体或强行喂药，防止骨折、脱臼和窒息。癫痫持续状态的患者应专人看护，极度躁动的患者必要时给予约束带约束。对于发作后、意识恢复过程中出现烦躁或精神行为异常者，要有专人看护，加强安全护理，防止自伤或他伤。

（2）保持呼吸道通畅：舌后坠的患者用舌钳将舌拉出，放置口咽通气道，及时清除口、咽、鼻部分泌物，以利于呼吸道通畅。患者发作停止后保持侧卧位，直至意识完全清醒。强直阵挛发作者或有严重缺氧发绀者给予中流量或高流量吸氧，以改善患者的缺氧情况。必要时床边备吸痰机和气管切开包。

（3）病情监测：严密观察患者的神志、瞳孔、呼吸、体温、心率、血压等生命体征情况，观察有无意识丧失、缺氧发绀、瞳孔散大、牙关紧闭、大小便失禁等，观察患者的发作形式，记录发作情况，观察患者发作后意识的恢复程度及恢复时间，发作后有无头痛、疲乏及精神症状等。对精神运动性发作、意识朦胧，或频繁癫痫发作者，应立即通知医生，迅速移开周围物品，由两人以上工作人员用约束带等约束患者，遵医嘱给予抗癫痫药，密切观察患者直至清醒。

（4）心理护理：癫痫患者尤其是难治性癫痫患者常因突然、反复多次的发作而变得忧郁、失望等，护理上鼓励患者表达自己的心理感受，告知患者紧张疲劳、感情冲动、缺乏睡眠等易诱发癫痫发作，指导患者保持心态平衡。告知患者随着医学的发展，尤其是癫痫外科的发展，有些癫痫是可以治愈的，鼓励患者树立战胜疾病的信心。

7. 发作后护理 注意精神行为和自杀、自伤行为的防范，入院评估患者发作后有攻击性行为或精神症状时，移走病房内所有危险物品，密切观察患者的情绪变化，以和蔼的态度对待患者，避免刺激性言语对患者的激惹，对谵妄、冲动的患者，或受幻觉支配冲动的患者，应有组织地保护患者和他人。如有精神病性症状（幻觉、妄想等）时，可采取转移注意力中断妄想思维的方法。

8. 长程视频脑电监测过程中患者的安全护理

（1）预见性安全护理

1）加强患者行为管理，健康宣教到位：检查前对患者及其家属床旁进行一对一健康宣教，告知患者发作时，在场人员需做到以下三点：①快速掀开被子；②按发作标记按钮及床头呼叫铃；③站立床旁守护患者的安全。监测期间，不能自行减药、停药，必要时减药方案须在医生指导下进行。监测期间，禁忌嚼口香糖、嗑瓜子，不使用牙签，不做刺绣等危险工作。24 小时留陪人，24 小时上床栏。

2）健全安全防护措施：检查前评估患者的发作风险，询问每位患者发作时存在的安全隐患，如患者发作时咬伤、摔伤、躁动、坠床、骨折、脱臼、烫伤等，提前备好防护措施，避免意外发生。

3）病房的安全措施：床旁备床档，床档质地柔软，以防发作时碰伤患者。床头桌离床50cm 以上，暖瓶要远离病床，备好抢救装备，如氧气装置、负压吸引装置、急救箱、约束带等。急救物品用后及时补齐。使用各种警示标识，如跌倒、坠床、攻击、持续状态、憋气、感染、防压疮等。

（2）发作时的护理：患者发作时医护人员立即到床边，暴露患者面部及四肢，观察发作的形式，保护患者安全。发作中询问："你叫什么名字""你现在在哪里"，拿出 1 支笔，询问患者"这是什么"，伸出几根手指问患者"这是几"或"5 加 7 等于多少"，提示患者"请举起你的右手"等，观察患者能否按吩咐完成动作，以协助判断患者的意识状态、空间认知情况、命名、计算、语言理解、肢体活动情况等。发作后询问："我刚叫你，你听得见吗""我刚问了你什么问题""你听见了没回答我，是听不明白还是听明白了说不出来"。通过提问判断发作过程中患者的意识情况，是否存在感觉性失语或运动性失语。询问有无发作先兆。查看瞳孔、意识状态、肢体活动，观察有无发绀及大小便失禁。患者出现大发作或多次发作后，容易出现脑组织水肿，可予甘露醇脱水。患者发作后协助患者侧卧位，清理口腔分泌物。发作过程中勿遮挡摄像头。若患者强直发作时，立即予以吸氧，报告医生，对症处理。颅内电极的患者发作后观察患者神志、瞳孔等生命体征情况，注意有无头痛、呕吐，谨防颅内血肿的发生。发作后记录患者的发作时间、表现、持续时间、病情变化，做好相应措施，做好交接班。

（3）心理护理：长程视频脑电监测的患者，由于监测时间长，患者往往有焦虑、烦躁、不耐烦的情绪，护士要及时与患者进行沟通，给予其心理安慰。

二、用药护理

癫痫患者应早期治疗，正确用药，控制癫痫发作，减少意外发生，提高其生活质量。癫痫是可治性疾病，大多数患者经治疗预后良好，一组癫痫患者经 20 年长期随访显示，70%～80%的发作可在最初 5 年内缓解，其中 50%可完全停药。但由于人们对癫痫疾病的认识不足，不能做到早期治疗、合理用药、长期坚持正确服药，人为地造成预后不良，因此，护理人员配合医生做好疾病预防知识及用药指导是非常必要的。

1. 一般原则

（1）用药时机：临床上癫痫的诊断及发作类型一经确立，即需及时服用抗癫痫药以控制发作。但首次发作的患者在病因明确之前不宜过早用药，应等到下次发作再决定是否用药。

（2）用药指导：用药前应向患者及其家人说明癫痫治疗的必要性、长期性、药物毒副作用及生活中的注意事项。根据所用抗癫痫药的毒副作用，初步确定患者的用药时间和预后。

（3）用药方法

1）病因明确者应进行病因治疗。

2）根据发作类型选择抗癫痫药。

3）根据血药浓度给药，多数抗癫痫药的血药浓度与药效的相关性明显大于剂量与药效的相关性，因此进行血药浓度监测，可提高用药的有效性和安全性。

4）坚持先单用后联合的给药方法：约80%的癫痫患者单药治疗有效，不良反应较小，故应提倡单药治疗，切勿滥用多种药物。若单用一种药物出现严重不良反应或剂量已经足量但仍不能控制发作，则需改用第二种化学结构相同的药物。若仍控制不了癫痫发作，则需联合治疗才能较好地控制发作。

（4）用药时间：长期坚持用药，抗癫痫药控制发作后必须坚持长期服用，除非出现严重不良反应，否则不宜随意减量或停药，以免诱发癫痫持续状态。

（5）用药剂量：应自小剂量开始，缓慢增量至能满意地控制发作而无不良反应或反应很轻的最低有效剂量。

1）增减药物：增药可适当的快，减药一定要慢，必须逐一增减，以利于确切评估疗效和毒副作用。

2）停药：应遵循缓慢和逐渐减量的原则，一般应在完全控制发作4～5年后根据患者的情况逐渐减量，一般需要半年甚至一年的时间才能完全停用，绝对不能突然停药。

3）换药：应在第2种药逐渐增加至合适剂量，然后逐渐停用第1种抗癫痫药，同时监测血药浓度。

（6）用药配伍：合用两种或多种抗癫痫药常可使药效降低，易致慢性中毒而使癫痫发作。传统抗癫痫药都经肝脏代谢，通过竞争抑制另一种药的代谢。苯妥英钠（PHP）、苯巴比妥（PB）为肝酶诱导剂，可促进其他药物在肝脏的代谢而降低血药浓度。而丙戊酸钠（VPA）抑制肝酶，可提高其他经肝代谢的抗癫痫药的血药浓度。托吡酯抑制肝酶CYP2C19，非氨酯抑制肝酶CYP2C19和环氧化物水解酶，从而诱导CYP3A，前者使PHP、PB和VPA的血药浓度增高，后者使卡马西平的血药浓度降低。

2. 用药指导　向家属交待服药次数、剂量、药物存放时间，须按时服用，如果漏服，应尽快补服，如已接近下次服药时间则不要补服，下次剂量不要加倍，若漏服两次或更多则和医生联系，久用不可骤停，要逐渐减量停药，以免加重病情。每3个月复查血常规、肝功能等情况，每6个月复查脑电图，发作增多时及时查脑电图。告知家属服药发作控制后不能自行停药，完全不发作后还需要根据发作类型、频率，再服药2～3年，然后逐渐减量至停药。服药不规律或自行停药易导致癫痫持续状态的发生。癫痫控制后一定要在医生的指导下减药及停药。

3. 长程视频脑电监测术前评估用药指导　告知患者及其家属在检查过程中不能随意停药或减药，如监测过程中不发作，要在医生的指导下减药、停药，抓到足够的发作次数或发作频繁时及时服回原剂量的抗癫痫药。

三、癫痫持续状态的护理

癫痫持续状态定义：一次癫痫发作至少持续 30 分钟，或两次发作间歇期意识不恢复者。癫痫持续状态是神经科严重急危症，需及时处理，如果持续时间过长，可能会造成严重的全身性和神经元损伤，死亡率很高。

1. 护理评估

（1）病因分析：癫痫持续状态发生前，常有不同类型的癫痫发作史和诱因。突然停药、减药、漏服药和换药不当是癫痫持续状态的常见诱发因素，其次感冒、发热、劳累、饮酒、妊娠与分娩也可以诱发癫痫持续状态。另外使用异烟肼、利多卡因、氨茶碱或抗抑郁药时亦可诱发癫痫持续状态。在紧急处理癫痫持续状态的同时，注意积极寻找引起癫痫持续状态的原因，针对病因治疗是控制和防止癫痫持续状态的根本措施。

（2）临床观察

1）惊厥性全身性癫痫持续状态：最常见，首先表现为全身性抽搐一次接一次发生，意识始终不清，不及时控制可造成多脏器损害，危及生命；其次为强直性、阵挛性、肌阵挛性发作等。

2）非惊厥性全身性癫痫持续状态：主要为失神发作持续状态，发作可持续数小时，表现为意识障碍、失语、精神错乱等。如治疗不及时，可留有智能障碍等后遗症。

3）简单部分性发作持续状态：又称 Kojewnikow 癫痫，可扩展为继发性全身性发作，发作终止后可遗留发作部位 Todd 麻痹。

4）复杂部分性发作持续状态：恢复时间较失神发作要慢，部分患者可出现发作后记忆减退，记忆缺损可能成为永久性损害，故应尽快控制发作。

2. 癫痫持续状态的护理 癫痫持续状态常伴有缺氧、发热、脑水肿、水及电解质紊乱、酸碱平衡失调等症状，癫痫状态若不及时治疗可因高热、循环衰竭或神经兴奋毒性损伤导致永久性脑损害，致残率和病死率很高，做好发病期的急救护理及稳定后的综合护理极为重要，可对症给予吸氧、物理降温，建立静脉通道，进行心电、血气、血电解质监测等治疗和监护措施。

（1）急救护理

1）保持呼吸道通畅：癫痫大发作时将患者头偏向一侧，迅速解开衣领和裤带，立即停止进食，及时清除患者口、鼻腔内分泌物和口腔内食物，防止窒息和吸入性肺炎。牙关紧闭者，用裹有纱布的压舌板或牙套置于齿间，以防唇、舌咬伤；同时防止舌头后坠堵塞气管而引起窒息，应将患者下颚托起，必要时使用口咽通气管，昏迷者可用舌钳，将舌拉出，防止舌根后坠阻塞呼吸道。

2）吸氧：癫痫发作时，由于抽搐体力消耗很大，机体缺氧明显，予面罩吸氧 4~8L/min，维持血氧饱和度在 95% 以上。如果吸氧及反复吸痰后仍有发绀、血氧饱和度低于 90%，呼吸次数大于 35 次/分，应果断进行气囊呼吸或气管插管。

3）用药护理：镇静迅速、彻底地制止抽搐是挽救患者生命的关键。迅速建立静脉通道，应立即开放静脉通路，根据医嘱正确使用抗癫痫药，原则上选用强有力、见效快、作用时间长、对呼吸循环抑制作用最小、不影响患者的觉醒、足量的抗癫痫药以及时控制发作。

A. 给药途径：一般应静脉给药，但对难以静脉给药者，如新生儿和儿童，可用地西泮（安定）直肠内给药。处理癫痫持续状态时不应胃肠内给药，因为吸收不稳定，血药浓度可能波动较大。

B. 药物的种类：苯妥英钠、地西泮、氯硝西泮、巴比妥类药物、硫喷妥钠、丙戊酸钠、利多卡因、水合氯醛、副醛等。①控制发作时首选地西泮，其优点是作用快，1～3分钟即可生效，缺点是作用持续时间较短，主要副作用是呼吸抑制。如在巴比妥类、水合氯醛、副醛等药物应用之后，再用地西泮，副作用会更加明显。成人首次静脉注射10～20mg，注射速度<2～5mg/min，如癫痫持续或复发可于15分钟后重复给药，或用100～200mg溶于5%葡萄糖溶液中，于12小时内缓慢静脉滴注。②苯妥英钠：成人静脉注射每次150～250mg，注射速度<50mg/min，需要时30分钟后可再次静脉注射100～150mg，一日总量不超过500mg。静脉注射速度过快易致房室传导阻滞、低血压、心动过缓，甚至心搏骤停、呼吸抑制。用药过程中注意监测心电图及血压。脑组织达峰时间比地西泮长，需15～30分钟，无呼吸抑制。③苯巴比妥：成人静脉注射每次200～250mg，注射速度<60mg/min，必要时6小时重复1次。极量每次250mg，每日500mg。可引起呼吸抑制、低血压，如已经应用地西泮，则可增加呼吸抑制的风险。静脉注射应选用较粗的静脉，减少局部刺激，否则可能引起血栓形成。要避免药物外渗或注入动脉内，外渗可引起组织化学性损伤，注入动脉内可引起局部动脉痉挛、剧痛，甚至发生肢端坏疽。

C. 用药前评估：评估以往用药史、癫痫持续状态发作的持续时间和类型。

D. 严格控制用药速度：掌握用药后癫痫持续状态的停止时间，以便观察用药效果，给予医生正确的提示，以利于医生对治疗的进一步评价；明确抗癫痫持续状态药物的有效时间、半衰期及血药浓度，预测患者有可能再次发作的时间，提前给予安全保护，以防意外伤害的发生。

E. 由于应用大剂量地西泮注射液及联合抗癫痫药极易出现呼吸抑制、血压降低、呼吸道分泌物增加等副作用，使用前必须有积极的生命保障措施，使用中严密观察患者的呼吸、血压变化，保持呼吸道通畅。若出现呼吸浅慢或血压下降应立即行气管插管及升压处理，并立即调整药量。同时密切观察患者意识、瞳孔及生命体征变化，积极处理。观察药物不良反应，病情变化，遵医嘱采取急救措施。

a. 用药抑制癫痫持续状态发作后再次发作的观察：地西泮（安定）的脂溶性很强，可很快进入脑内，但正因为其脂溶性强，会很快分布到身体其他部位的脂肪组织，静脉输注20分钟后血药浓度即降至最大血药浓度（C_{max}）的20%，常常导致静脉推注地西泮20分钟后癫痫再次发作。而劳拉西泮的脂溶性较小，未结合劳拉西泮的分布容积也比地西泮小得多，因此，静脉内给药20分钟后，血药浓度仍可保持C_{max}的50%。所以，尽管劳拉西泮的半衰期是地西泮的1/2，但其抗癫痫持续状态的有效作用时间却更长。

b. 意识状态的观察：用药前、后使用格拉斯哥评分评估患者的意识状态，判断患者的意识障碍加深是否和用药有关，以便及时报告医生给药或停药。

c. 呼吸形态的观察：苯巴比妥20mg/min静脉内给药，但若已用苯二氮䓬类药物，则发生呼吸抑制的危险性大大增加；地西泮用药1～5分钟后即出现呼吸抑制。因此，使用上述药物前、后要注意密切观察患者的呼吸频率、深浅、方式，监测血氧饱和度及血气分析，用药前应备好保持呼吸道通畅的器械和急救物品。如发现患者呼吸困难加重，<u>应立即遵医嘱停药及给予急救处理</u>。

d. 生命体征的观察：给予心电监护，定时监测血压；苯妥英钠用于治疗癫痫持续状态的最大特点是给药速度不能超过 50mg/min，否则会引起低血压，尤其对有心血管疾病的老年患者更应谨慎。因苯妥英钠可导致低血压和心律不齐等副作用，用药时应监测血压和心电图变化，发生低血压时应减慢给药速度，发生 Q-T 间期延长和心律不齐时应停药。苯巴比妥也可致低血压、镇静时间延长等副作用。

F. 维持治疗：在应用上述方法控制发作后，应立即应用长效抗癫痫药苯巴比妥 0.1～0.2g 肌内注射，每 8 小时一次，以巩固和维持疗效。同时，根据发作类型选用口服抗癫痫药，必要时可鼻饲给药，达有效血药浓度后逐渐停止肌内注射苯巴比妥。

4）安全护理：将患者置于安静的小房间里，室内光线不宜过强。将床栏拉起防止抽搐时坠床，置软枕于患者两侧保护，以免撞伤，应有人在床旁守护；抽搐时切忌按压患者肢体，并尽可能避免使用约束带，以免发生骨折。床头不可放置热水瓶或重物；勿强行往患者嘴里灌汤喂药，防止窒息或吸入性肺炎；抽搐停止后，在意识恢复过程中，患者可能会出现精神症状，也需适当的护理，防自伤或伤人。

（2）发作后的护理

1）并发症的护理

A. 脱水预防或治疗脑水肿：用甘露醇快速静脉输注，甘露醇是作用较强的氧自由消除剂，可增加红细胞变形性，降低血液黏稠度，改善微循环，减轻脑神经细胞损伤，减轻脑水肿，降低颅内压。在输液过程中，要确保输液速度，以达到利尿、脱水的作用。

B. 高热的护理：癫痫发作时患者肌肉持续收缩及中枢交感驱动导致体温持续升高。最高达 39.5℃，大多数患者的高热持续 12 小时，每 4 小时测量体温，采取温水、冰枕及大动脉冷敷，冷敷时注意保护局部皮肤以防冻伤。对高温不退者还可使用冬眠疗法，长时间高热使机体基础代谢率增高，脑组织耗氧量增加，以致脑水肿加重。

C. 防止肺部及泌尿系感染：为防止肺部及泌尿系感染，一般常规应用抗生素预防。

D. 其他并发症的护理：抽血进行血常规、生化及血气分析检查，立即床边血糖检测一次，如患者存在低血糖，可静脉注射 50%葡萄糖注射液，如存在代谢性酸中毒，可予以碳酸氢钠静脉滴注。

2）营养支持：危重患者应激情况下处于高代谢状态，其所需的营养供给量较高且期望在较短时间内改善营养状况。所以应尽早给予高热量、高蛋白、高维生素和易消化饮食，以补充机体需求。

A. 一般护理：持续状态的患者应尽量让其安睡以消除疲劳。持续发作停止后，如有尿失禁，应更换衣物、床褥并保持平整及衣被干燥。更换衣物、床单时，不能使劲拖拉患者，以免擦破皮肤。

B. 心理护理：癫痫起病突然，反复发作，患者需长期应用抗癫痫药治疗，常有悲观、敏感多疑、自卑等心理，应积极予以疏导，减轻其心理负担，树立战胜疾病的信心。患者及其家属对疾病及预后不了解，害怕再发，抑郁和焦虑在癫痫患者中有较高的发病率，并且对患者的生活质量有影响。患者清醒后及时给予心理疏导，关心患者，讲解癫痫的常识，帮助其正确认识疾病，解除心理负担，树立信心以战胜疾病。有学者证实，癫痫对患者心理和社会健康方面的冲击远远超过对躯体方面的冲击。所以，鼓励家属向患者表达不嫌弃、亲切关怀的情感，解除患者的精神负担。指导患者承担力所能及的社会工作，在自我实现中体会到自身的价值，从而提高自信心和自尊感，加快疾病的恢复。

3. 手术治疗的护理　对于顽固性癫痫持续状态的治疗，采用一切药物治疗包括麻醉，仍不能得到控制，经神经影像学检查，明确患者诊断，及时地采用手术治疗，可降低致残率和挽救患者的生命。（护理措施详见癫痫的围手术期护理）

第二节　癫痫患者发作间歇期的护理

癫痫是一种较顽固的疾病，其特点是病程长、突然发生、反复及短暂性发作。患者除了在急性发作期或病情较严重时需短期住院治疗外，还需要长期在家服药疗养，因此除了药物治疗，癫痫患者发作间期的日常护理能否做到位，直接影响患者的预后。在癫痫患者的日常生活中，患者本人、患者的家庭及社会均承担着重要的责任。下面我们通过癫痫患者的用药护理、生活护理、饮食调护、运动护理、心理护理、其他支持、特殊癫痫患者的日常护理七个方面阐述癫痫患者发作间期的日常护理。

一、用药护理

1. 遵医嘱服药　抗癫痫药需长期服用，不能自行停药、减药。患者开始使用药物抗癫痫治疗之前医务人员必须向患者及其家属说明癫痫药物治疗的长期性、药物的毒副作用及漏服药物的危害性。癫痫患者切记要按时服药，记忆力下降或者痴呆的患者，可通过手机备忘录或设定闹钟、制定简易服药台历等方法来提醒患者服药，或者由专人负责患者服药。如果出现漏服药的情况，应尽快补上，但不得一次服用双倍剂量，可在一日内分次补足用量，但对于一些半衰期较短的药物（如地西泮类）则不能两次药物同时服用。

2. 抗癫痫药相关知识宣教　缓释片药物是一种释放较慢，可保持较长时间药效的剂型，不可研碎服用。如丙戊酸钠、卡马西平等。如磨碎服用，会破坏药物的释放膜，达不到平稳释放和长效的目的。同时，磨碎服用还会导致血药浓度骤然上升而引起药物中毒。

3. 抗癫痫药服药指导　指导患者注意饮食与服药时间的关系。胃内食物会稀释、吸附药物，或与药物结合，并且胃肠道的食物会影响肠黏膜毛细血管的血流量，影响药物的吸收。因此，要看清楚药物的服用方法再服用。比如丙戊酸钠应于餐前服用，避免餐后服用吸收延缓；苯妥英钠、卡马西平宜与食物同服，可增强其吸收。

4. 抗癫痫药与其他药物的相互作用　抗癫痫药可加快维生素 D 的代谢，长期服用可能引起甲状腺功能低下、软骨病，从而影响儿童的发育，因此应指导患者补充适量维生素 D 和甲状腺素片。

5. 抗癫痫药不良反应的观察　研究表明所有抗癫痫药都有不良反应，因此服药期间要定期到医院复查血常规、血红蛋白、肝功能等。并随时观察患者有无牙龈出血、牙龈炎等。多数不良反应是短暂性的，缓慢减量可明显减少不良反应。严重的特异反应如皮疹、血小板缺乏、粒细胞缺乏症、再生障碍性贫血及肝功能衰竭等可威胁患者生命。因此患者要定期门诊复诊，如有不适随时就诊。

6. 癫痫患者出现其他共患病的处理　癫痫患者在服药期间如出现了其他共患病，需要服用其他药物时，不可停服抗癫痫药。因为发热、腹泻等会加速药物的代谢，从而降低血药浓度，同时，服用其他药物有可能会影响抗癫痫药的吸收、排泄、代谢等，需遵医嘱酌情增减抗癫痫药的剂量。

二、生活护理

1. 随身携带"癫痫患者诊疗卡"　癫痫患者外出、工作、学习的过程中，为了确保安全，便于癫痫发作时及时与家人取得联系，并确保能得到及时有效的救治，需随身携带"癫痫患者诊疗卡"（附：癫痫患者诊疗卡）。

癫痫患者诊疗卡

	发作时间	发作症状	发作后处理
姓名＿＿＿　性别＿＿＿　年龄＿＿＿			
家庭住址＿＿＿＿＿　电话＿＿＿＿			
联系人姓名＿＿＿＿　与患者关系＿＿＿			
联系人电话＿＿＿＿＿＿＿＿＿			
联系人地址＿＿＿＿＿＿＿＿＿			
首次发病时间＿＿＿＿＿＿＿＿＿			
癫痫发作类型＿＿＿＿＿＿＿＿＿			
癫痫病因＿＿＿＿＿＿＿＿＿			
癫痫治疗过程＿＿＿＿＿＿＿＿＿			
＿＿＿＿＿＿＿＿＿＿＿＿＿			
所服药物及剂量＿＿＿＿＿＿＿＿＿			
请目击者热心相助并帮助记录发作情况			

2. 癫痫患者要起居有节，劳作适度　癫痫患者的生活要有规律，每天保证充足的睡眠，禁止熬夜。睡眠不足会使大脑兴奋性增高从而诱发癫痫发作，儿童尤甚。儿童每天应保证睡眠 8~16 小时，成人则要保证每天睡眠 7~9 小时。癫痫患者日常工作、学习、生活要注意劳逸结合。过度劳累会使全身的肌肉代谢加快，导致体内乳酸堆积，血液偏酸性；过度的脑力劳动会使脑局部乳酸增加，pH 降低，血液偏酸性，影响脑细胞的正常活动，脑电图可出现异常电活动，容易诱发癫痫发作，因此必须要注意劳逸结合。

家庭、学校对癫痫患者的学习要求不宜过高，成人的工作也不宜过度紧张疲劳，要量力而行。沐浴时水温适度，避免过冷或过热。换季时应注意防寒和避暑。平时要保持乐观的生活态度，正确看待疾病，树立战胜疾病的信心。同时日常生活要有节制，癫痫患者如果长时间上网，不仅对眼睛造成伤害，而且电视的声光刺激也容易诱发癫痫。喜欢上网、看电视的癫痫患者一定要控制好时间，避免增加神经系统的压力。同时癫痫患者在癫痫未得到较好的控制之前，最好不要看电影，如果要看则应戴墨镜，以减少光线的刺激强度。同时应尽量限制儿童玩电子游戏，尤其是曾有过闪光诱发癫痫发作史的患儿应禁止玩电子类游戏。在日常身体疲劳、脑力劳动较长时间、学习紧张的情况下，癫痫患者可听一些舒缓的音乐，以调节大脑神经，减轻大脑疲劳，并且适当听音乐，可以培养患者良好的心理素质，优化患者的性格，当然，听音乐也要有所节制。

3. 家中自备急救用物　癫痫患者家中要备急救盒，急救盒内放急救药物及用物。急救药物为患者平时服用的药物；急救用物为用纱布缠绕包裹的压舌板，或自制一长约 20cm、宽 1.5~2cm，厚 0.3~0.5cm 边缘圆钝的木板或竹板，同样用纱布缠绕包裹。如图 10-1、图 10-2 所示。

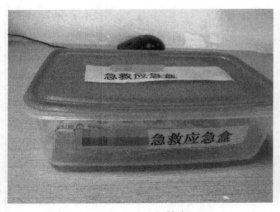

图 10-1　急救盒

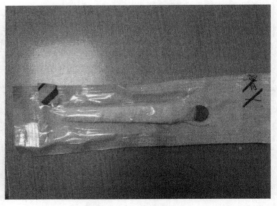

图 10-2　压舌板

4. 远离各种污染源　对于癫痫患者来讲，环境中的一些污染源很容易成为癫痫发作的诱因，潜在威胁着癫痫患者的安全。因此癫痫患者在平日生活、工作中应尽量避开这些污染源。下面我们介绍几种环境中常见的污染源。

（1）农药污染：日常食用的水果、蔬菜大部分附着不同浓度的农药，因此，在食用前一定要清洗干净或削皮后食用。

（2）化学污染：部分工厂排放大量含有毒化学成分的污水、烟雾。生活中无处不在的化工产品，均为看不见的化学污染，外出时要做好防护。

（3）噪声污染：噪声已成为现代社会的一大危害，如机械噪声、音乐噪声等，长期置身于这种环境中也容易诱发癫痫发作，应尽量远离噪声严重的地方。

（4）光污染：现代社会中，灯火霓虹越来越多，还有车灯、电焊光，家里则有电脑、电视机的辐射光，均可诱发癫痫发作。

5. 阅读癫痫相关的书籍　癫痫患者平时应多阅读癫痫相关的书籍，了解癫痫的发病原因、治疗、预防及注意事项，提高自身的生活质量。但应注意的是，癫痫患者不可长时间阅读。长时间阅读容易使人疲劳，同时人的心理活动及情感状态也会随着书中的内容而发生变化。加之长时间阅读，人体会呼出大量二氧化碳，使人体呈现酸性状态，这一系列因素均会直接刺激大脑，改变其功能。因此，癫痫患者要避免长时间阅读，以免诱发癫痫发作。

6. 正确选择职业　由于癫痫具有发作的突然性，因此癫痫患者在选择职业时，应遵循以下几个原则。

（1）环境安全：癫痫患者应选择如果在工作中突然发作，不会受到意外伤害的工作环境。一些职业癫痫发作时存在安全隐患，比如电工、水上作业、机械操作或近水作业、地下单独作业、火炉边、爆破、高空作业、接触一些化学物质（如强酸、强碱、剧毒品的职业）等，癫痫患者应尽量避免。

（2）工作性质不会诱发癫痫发作：如强体力劳动或长时间的阅读、绘画、计算和过度的脑力劳动，容易造成疲劳。有强噪声、强光刺激的工作，容易使患者神经受刺激；强烈异味刺激的工作，也会诱发癫痫发作。癫痫患者不应从事这类职业。

（3）不应从事在工作中癫痫突然发作时对他人或社会造成伤害的职业，如驾驶交通工具、指挥工作及其他一些特殊的社会工作等。

7. 癫痫患者的私人生活　选择配偶：①如果癫痫患者的病情未得到有效控制，发作较为频繁，病情较重时，最好先不选择配偶。②癫痫患者选择配偶尽量避免同是癫痫患者，或者先天性疾病患者。因为如果夫妻双方均为癫痫患者或者一方为先天性疾病患者，他们的子女受遗传基因影响较大，癫痫的发病率会明显增高，即使他们的后代不是癫痫患者，一遇到癫痫发作诱因很难避免癫痫发作。③癫痫患者避免近亲结婚。有资料表明，癫痫患者近亲婚配其子女癫痫发病率较高，比健康人近亲婚配出生的子女发病率高 5 倍。④并不是说癫痫患者不能婚配或者婚后会加重病情，事实上，和谐的婚后生活，能使患者身体功能、精神状态等各方面得到调节。⑤癫痫患者一旦婚配能否拥有正常的性生活及其注意事项需特别说明。癫痫患者的性生活一般不受限制，但要有所节制。过度频繁的性生活可因疲劳诱发癫痫发作。另外，性生活过度兴奋有时也会诱发癫痫发作。因此，癫痫患者的性生活次数应比同龄人少一些，性生活时也要适当控制情绪，不可过度兴奋。每次时间不可过长。个别性生活诱发癫痫发作的患者，在使用药物有效控制癫痫发作之前最好暂停性生活。⑥癫痫患者可以正常生育，但应注意相关问题。癫痫是一种有遗传倾向的疾病，癫痫患者的子女发病率较健康人高。如果在妊娠期间发作癫痫会导致患者全身缺氧，从而使胎儿的发育受到影响。大多数情况下，癫痫患者需长期服用抗癫痫药，而这些药物都有很多的毒副作用。因此，癫痫患者在生育方面必须保持慎重态度，即使要生育，也必须在疾病控制较好之后，且一定要在医生的检查指导下进行。

三、饮食调护

1. 饮食有节　癫痫患者进食应定时、定量，忌暴饮暴食。过度饥饿会使血糖水平下降，而低血糖可诱发癫痫发作。而饱餐后血糖水平会快速升高，体内胰岛素分泌增加，加速葡萄糖代谢，血糖水平波动很大，会诱发癫痫。暴饮暴食会使胃过度牵张，也容易诱发癫痫。同时一次饮水量过多，短时间内增加小便排泄次数，会降低抗癫痫药的血药浓度，另外，频繁的尿意刺激，也可诱发癫痫发作。

2. 及时补充水分　当癫痫患者腹泻、呕吐，丢失大量体液时，应及时补充水分和电解质，避免诱发癫痫发作。

3. 避免饮用兴奋性饮料，戒烟酒　兴奋性饮料如可乐、咖啡、浓茶，含咖啡因，可使大脑细胞兴奋而异常放电，诱使癫痫发作。禁烟酒，包括含乙醇的饮料。癫痫患者饮酒容易引起兴奋，导致癫痫发作。烟中含有大量尼古丁，过量吸烟可出现头晕、恶心等症状，尼古丁对大脑形成严重刺激，使患者神经兴奋，会导致癫痫发作。但要注意的是，有些患者既往有烟酒史，戒烟酒，必须遵守逐渐减量的原则，否则会出现功能紊乱，出现戒断症状，诱发癫痫发作。

4. 合理膳食　癫痫患者的日常饮食应科学合理，全面均衡。不能偏食、挑食，饮食以清淡、易消化为宜，忌辛辣、刺激食物，如辣椒、多食蔬菜和水果、粗粮，保持大便通畅。在癫痫患者的漫长治疗过程中，某些药物成分会对患者的消化系统带来影响，导致患者营养物质的缺乏或代谢障碍。如维生素 B_6、维生素 K、叶酸、钙、镁等元素的缺乏，应注意补充上述物质。癫痫患者应避免油腻、生冷和刺激性强的食物。油腻、生冷的食物很难消化，容易损伤脾胃，造成患者食欲下降，形成发作内环境。刺激性食物，除了对脾胃有较强的刺激外，还会刺激大脑，诱发癫痫发作。

四、运动护理

1. 运动适量　癫痫患者要适量运动，以增强自身免疫力。由于癫痫是一种特殊的疾病，癫痫患者的运动锻炼也受到很多限制，因此癫痫患者的运动要恰当并且适量。

（1）适合癫痫患者的运动方式有慢跑、散步、打太极拳。癫痫患者跑步不求速度，保持呼吸均匀，自觉身体发热就可以停下来。跑步过程中全身放松，随着体能的增加，可逐渐加量。散步时间可自己选择，最好是固定的时间，比如晚饭后或者在紧张劳动结束后，既能松弛紧张的肌肉，又能调节大脑神经。癫痫患者可以打太极拳，太极拳比较柔和，如能调动意念、学会运气效果更好。练气功最符合静养的原则，是癫痫患者调养很好的方式，如果能达到较高境界，则对调节机体功能有很好的功效。但要注意的是，如果病情较重，或者临近发作，最好不要单独活动。同时，体育锻炼的场所要选择好，一定要在安全的前提下进行。

（2）癫痫患者应避免剧烈运动，剧烈运动会使心跳加速，也会造成短暂缺氧，加上体力的消耗，呼吸过度，从而诱发癫痫发作。同时也不宜参加攻击性、冲撞性、对抗性强的体育活动，这一类活动最易导致外伤，造成人身伤害，还会由于运动方式过于剧烈而诱发癫痫发作。剧烈的个人锻炼方式，如快速奔跑、长距离大运动量奔跑、游泳等也要避免。这些活动或锻炼方式，会突然加快心率，也会造成短暂缺氧，大量运动锻炼，能造成患者体力上的消耗及呼吸过度，从而诱发癫痫。长时间用脑的活动也应避免，比如下围棋，容易造成患者用脑过度。而有些较简单的脑力活动也要有所节制，如下象棋，这些活动后也应尽量做些体力活动，进行调节。

2. 癫痫患者外出旅游

（1）癫痫患者在癫痫没有得到很好控制之前最好不要外出旅游。癫痫得到很好控制的患者可以外出旅游，但最好在了解患者病情，并懂得相关护理知识与急救技能的家属的陪同下外出旅游。

（2）癫痫患者外出旅游要带足日常服用的抗癫痫药，并备好能快速发挥作用的急救药物，供发作时使用。

（3）旅游期间必须保证按时按剂量服药，漏服要咨询医生。

（4）注意劳逸结合，保证充足的睡眠，不可过度劳累，不可过饱、过饥、过量饮水。

（5）合理选取旅游地，一定要在安全的前提下出游。

（6）随身携带"癫痫患者诊疗卡"。

五、心理护理

癫痫的频繁发作，劳动能力和生活质量每况愈下，长期治疗带来沉重的心理负担和经济负担，躯体的长期不适和自身的不确定感使患者常伴有明显的抑郁和焦虑，加之来自社会的压力，如周围人有意无意会给患者造成心理伤害，而家属的过分照料同样会使患者产生自卑心理。部分患者因意识到自己是癫痫患者，工作、学习、生活不能像正常人一样，均要受到一定的限制，导致患者陷入孤独中，不愿接触他人，不愿参加集体活动。特别是处于青春期的患者，孤独感会更加强烈，患者会产生悲观情绪，甚至绝望心理。

面对患者的不良情绪，首先家属要与患者建立有效的沟通，了解患者的心理状况，耐心倾听患者对病情的了解及想法，进行积极的引导与鼓励，消除焦虑、抑郁、悲观等不良情绪，纠正患者的错误认识。同时让患者认识到焦虑和抑郁等异常心理状态会对身心健康产生持续的消极作用，帮助患者解除精神上的负担，树立战胜疾病的信心。患者周围的人不应排斥、嘲笑患者，要理解、关爱和帮助患者，为他们创造一个和谐快乐的生存环境，引导患者树立战胜疾病的信心，早日融入社会。合理的心理疏导是防治癫痫复发的有效方法。患者本人也应该正视自己的疾病，积极面对，做好同疾病长期斗争的思想准备，努力地融入社会。同时，在精神上不要时刻把自己当作患者，产生病态心理，平时保持心情舒畅，以最佳的心理状态去战胜疾病。

六、其他支持

癫痫的治疗是一个漫长的过程，除了在医院的积极治疗外，还需要家庭、社会的支持。

1. 家庭支持

（1）癫痫患者的日常护理中，家庭担负着举足轻重的护理任务：亲情护理可提高患者的依从性，减少癫痫发作频率，提高患者生活质量。首先，家庭成员应详细掌握患者病史，可备一病历或笔记本详细记录患者每次发作的情况，对一些诱发因素平时一定要注意避免。如果为周期性发作，则应该在相应的时间里做好预防发作的准备工作。另外，在治疗期间一定要注意药物的毒副作用，对整个治疗方案要做到心中有数，与医生合作加强患者治疗上的监督。

（2）癫痫患者要有规律的生活习惯：从吃、穿、住、行到工作、学习都应尽量为患者考虑周详，避免由于照顾不周，形成诱发因素。特别是少儿患者和幼儿患者，家长在生活上应更加悉心照料，认真监护。活动场所要加以限制，特别是有潜在危险的地方，如高处、池塘、河边、游泳池、船上等要严格限制。

（3）精神上多鼓励患者：尤其对于少儿患者，要做好更加细致的思想工作。要注意患者的情绪变化，甚至一些细微的心理变化，杜绝精神诱因。中医学认为喜伤心、怒伤肝、思伤脾、忧伤肺、恐伤肾。可见，各种不正常的情感均可伤害人的脏腑。如果我们忽略了患者的情感因素和精神因素，一旦遇到诱因，就会加重病情，给患者的治疗带来难度。

（4）阅读有关癫痫的书籍：家属可通过阅读书籍了解癫痫的基本常识，对患者的疾病有更加明确的认识，在选择医生、服用药物、生活调理各方面做到心中有数，能主动地配合医生的治疗，科学地照料患者。这在提高患者生活质量、治疗效果、预防癫痫发作等方面都非常有用。

2. 社会支持 对癫痫患者也尤为重要。支持、帮助癫痫患者积极治疗，尽早康复是全社会的事，要建立良好的社会支持系统。患者的工作单位、学校及周围的人群，应尽力帮助癫痫患者，正确对待疾病。

（1）应尊重患者的人格：癫痫患者本身容易产生自卑心理，因此我们更应该处处考虑周到，尊重他们的人格，在生活和工作中把他们当成正常的个体去看待，不在公共场合议论患者的病情，不歧视患者。反之，会使患者变得更加孤僻，自卑，远离人群，不愿参加集体活动，加重病情。

（2）在生活、工作中照顾患者：癫痫患者在公共场所发病是在所难免的，这时候就需要我们的帮助与照料，患者周围的人应该把照顾癫痫发作的患者当作自己的社会责任，尽最大努力去帮助患者，这也无形中协调了患者同周围人的关系，从而增强了患者战胜疾病、热爱生活、努力学习和工作的信心。

（3）加大宣传力度：开展健康教育，增强患者对癫痫的科学认识，及早发现，及早接受治疗，尽快控制癫痫发作，防止因诊治不及时导致病情加重。对已确诊的癫痫患者，在治疗前应进行全面系统的癫痫健康教育，讲解癫痫的病因、病程、用药的疗程及药物的不良反应，特别强调长期规律用药、定期复诊的意义，使患者对病情、治疗、转归有一个科学的认识，提高其服药的依从性，改善其生存质量，提高癫痫的治愈率。

七、特殊癫痫患者的日常护理

1. 智能障碍癫痫患者的护理

（1）轻度智能障碍患者：日常生活可以自理，仅表现为学习和工作能力的下降、思维迟钝、情绪低落等。对于这样的患者，在日常生活中给予适当的照顾，主要是维护患者的自尊，不可因为他们的智能不及其他人而对其流露出不尊重甚至厌恶的情绪，更不可用言语对其进行挖苦或训斥。这样的患者往往非常敏感，要耐心帮助，悉心指导。对于儿童，尤其要注意智能的开发，挖掘和培养他们的长处，积极鼓励他们在学习中取得的进步，使他们的智力和心理得到正常的发展。

（2）严重痴呆的患者：患者记忆力明显受损，生活不能自理，衣、食、住、行均需专人细心照顾，应注意患者的个人卫生，在专人监督下让患者做一些力所能及的事，参加一些必要且安全的娱乐活动，不可让患者单独外出。

（3）智能障碍伴有人格障碍的患者，如不知羞耻、没有道德感等，对这些患者不能简单的训斥、惩罚，应该耐心讲道理，并适当约束患者的活动。

（4）对于智能障碍的患者，要有专人保管患者的药物，并保证患者按时按剂量服药，严防大量吞服药物及漏服药物。

2. 精神运动性癫痫患者的护理

（1）短暂的精神运动性发作，如单纯记忆障碍发作、强迫性思维、单纯意识障碍发作、口咽自动症等，一般不会有严重行为异常，对周围人及物不会造成损害，无须特殊护理。

（2）较为复杂的发作，如夜游或漫游，患者缺乏自我保护能力。遇到这类发作时，家属应当对其行为加以限制，由专人24小时照护，防止发生意外。

（3）精神运动性兴奋发作时患者会产生病理性激情，可暴发冲动行为，有时发生自伤、自杀、伤人、毁物、杀人等。遇到这类发作，应严格限制其行动，以免造成严重后果。

（4）精神运动性癫痫发作时患者意识不清，应采取适当的约束行为，防止其伤人或自伤，确保患者本人及周围人、物的安全。

3. 妊娠癫痫患者的护理　服药孕妇所生小儿先天畸形率比常人高出2倍，以兔唇、裂腭、先天性心脏病多见。因此对于妊娠的癫痫患者，最主要的是用药护理。抗癫痫药大部分可以通过胎盘屏障，因此，在妊娠期间最好不使用任何抗癫痫药，但是有的癫痫患者在妊娠期间癫痫发作频率较平时高，发作程度也较严重，有些已经较长时间没有发作，在妊娠期间也有再次发作的可能，还有极少数患者在妊娠期间发生癫痫持续状态。针对上述情况，唯一的解决方法就是用药，这种情况下需在医生的检查下，将癫痫发作控制好，妊娠前期不至于出现影响妊娠的情况，最好停用抗癫痫药，非用药不可，也应在医生的指导下尽量减少剂量，把剂量控制在最低有效剂量且无明显致畸作用。另外，怀孕早期使用叶酸每日2次，可减少神经管缺陷。

4. 哺乳期癫痫患者的护理　哺乳期癫痫患者要慎重考虑自己的实际情况，否则会给婴儿带来不利影响。

正在服用抗癫痫药的妇女，其乳汁中含有一定量的抗癫痫药。婴儿对药物的排泄速度较慢，会对婴儿造成一定伤害。因此，妇女在哺乳期，特别是哺乳初期，最好不要服用毒副作用较强的抗癫痫药，如果怕出现严重的癫痫发作，在用药方面要慎重选择，或者停止母乳喂养，并且有计划地将母亲与婴儿隔离。这样既保证了婴儿不受抗癫痫药的伤害，也可以保证发作时不会给婴儿带来危害。

5. 癫痫大发作患者的护理

（1）保障安全：发现有癫痫先兆时迅速让患者平卧在床上，或就近躺在平整的地面上，如来不及发现患者要跌倒时，也应迅速扶着患者，顺势让其倒下，避免摔伤。为患者松解领扣和腰带，摘下患者的眼镜、取下义齿，在头部和颈部放置柔软物品，去除患者身上坚硬和锐利的物品，移开患者身边的危险物品。

（2）保护舌头：在出现先兆症状时可在患者上、下磨牙之间放一压舌板，防止患者咬伤自己的舌头，先兆期未能放入的，在患者强直期张口时也应放入，均未能放入的到阵挛期则不能强行放入。另外，压舌板压着舌头也可预防舌根后坠堵塞呼吸道。

（3）防误吸：患者癫痫大发作时呼吸道分泌物增多，易造成呼吸道阻塞或吸入性肺炎，应将患者头、身侧向一边，头部和嘴向地面倾斜，以便分泌物自然流出，防止误吸。这一位置也可以防止舌后坠阻塞气道，还需要将患者颈部纽扣解开，以保持呼吸道通畅。禁止放任何物品进患者口内，发作期间咀嚼肌张力很高，可以咬断手指，如果物品被咬断，掉落气道，短时间就会引起窒息。癫痫发作时更不可喂水、喂药物，以免发生呛咳、窒息。

（4）患者强直期头部多过度后仰，下颌过张，有造成颈椎压缩性骨折或下颌脱臼的风险。应一手托着患者枕部以阻止其颈部过伸，一手托下颌，对抗其下颌过张。

（5）阵挛期，四肢肌肉收缩，易造成关节脱臼和四肢擦伤，这时可适当按压四肢大关节处（如肩、肘、髋、膝），限制其抽动幅度。切忌用力过度、强行按压，以免造成骨折、肌肉撕裂及关节脱位；或用约束带约束，防止自伤。

（6）癫痫发作后患者可有短暂的意识模糊，禁止经口腔测量体温，防止患者咬断体温计而损伤舌头、口腔黏膜等。

（7）癫痫大发作抽搐停止后，患者要经过几分钟、几十分钟甚至几个小时才能恢复正常。这期间有些患者处于昏睡状态，只需让其舒适、安静入睡即可。另有些患者可出现一些无意识、无目的的冲动、破坏、攻击行为。有时可发生自伤、伤人、自杀、杀人、毁物等行为。此时应对患者行为严加限制，以确保安全。

总之，癫痫的治疗是一个长期的过程，需要患者、家属、社会的充分重视和配合，在进行药物治疗的基础上，进行合理的护理也是治愈癫痫的关键因素，因此，家属、医务人员、社会均应给予癫痫患者更多的关爱及照护，以帮助癫痫患者尽早康复。

第三节　癫痫的围手术期护理

癫痫发病率较高，危害重，给患者本人、家庭造成极大的心理负担和经济压力，尽管当前癫痫手术发展迅速，为一部分患者解决了病痛，但如何提高手术成功率，保证患者生命质量和神经功能恢复，全面系统的护理是其中的一个重要环节。

一、术前护理

1. 护理评估　通过询问病史及病历记录，了解患者及其家属的心理状况、癫痫发作类型、既往服药情况、依从性等，根据具体情况制定相应的护理计划。

2. 心理护理　通常癫痫的治疗过程漫长，患者不仅要承受癫痫发作造成的伤痛和不适，还要负担沉重的经济压力。而手术虽然理论上可以减少甚至消除癫痫发作，但同时也存在巨大的风险。因此术前做好宣教，解除患者及其家属的心理顾虑尤为重要。首先要消除患者的陌生感和孤独感，主管医生及主管护士要与患者及其家属多沟通，用通俗易懂的话语为患者及其家属讲解手术的相关知识，可通过讲述成功的手术案例及达到的预期效果，来树立患者对手术的信心，缓解他们的焦虑情绪及紧张恐惧心理，积极配合治疗及护理。

3. 安全护理　首先强调必须有家属陪同，并告知家属陪同的必要性及重要性。其次病房要保持安静，灯光柔和，床旁上好床栏，并在床栏安上防护棉，床头柜周围要粘防撞条，床头柜上禁止放热水壶、剪刀、水果刀等物品，避免患者癫痫发作坠床及跌撞发生意外。另外，病房常规备好压舌板、开口器、吸氧装置、镇静药物等。对于颞叶、额叶癫痫患者表现人格改变、固执易激惹时，应避免刺激，语气柔和，建立良好的护患关系，消除抵触情绪。

4. 术前准备

（1）完善术前检查：术前应进行严格的术前评估，包括病史、脑电图检查、影像学检查（癫痫序列 MRI、头颅 PET）、影像融合处理等。完善三大常规（血、大小便）、肝肾功能、凝血功能、血型、交叉配血及输血八项检验、心电图、胸部 X 线片等检查。如需用到抗生素，应询问患者有无过敏史，并进行皮试。

（2）术区备皮：常规术前一天剃光头，避免刮损头皮，如有破损，应及时用碘剂进行消毒，防止感染，手术当天应再次剃头及消毒。对于置入电极拔除手术，因患者头部有电极置入术口及电极线，备皮时应妥善固定，保护好外露的电极线，防止刮断。全脑备皮后用消毒纱布擦拭头部 2~3 次，再进行换药包扎。

（3）术前指导：首先告知患者及其家属准备好大小便器、卫生垫，指导练习床上排便。如手术需要进行术中唤醒，应在手术前一日为患者留置导尿，让患者适应，其余手术可在手术室导尿。其次指导患者进行床上踝泵运动，术后患者卧床，踝泵运动可以促进血液循环，消除下肢肿胀，预防下肢深静脉血栓，同时可以通过增强肌肉活动，避免肌肉萎缩。

（4）术前宣教：告知患者手术前 12 小时禁食、8 小时禁饮。夜间保持病房环境安静、舒适，促使患者睡前放松。针对失眠严重及焦虑难以入睡的患者，可适当给予助眠药物。术前常规不可以停药，术晨以一小口水送服药。入手术室前换好病号服，不穿内衣、内裤。身上的贵重物品（包括手机、钱包、戒指、项链等）应交予家属保管，不能取下的物品应做好防护措施，并在手术交接单上做好记录。检查患者有无牙齿松动及义齿，牙齿松动者应与手术室护士做好交接并记录，义齿则需取出交予患者家属保管。女性患者应注意月经周期，可提前进行药物干预，如手术当天月经来潮，则应立即告知医护人员取消手术。注意保暖，定时监测体温变化，如有发热则手术改期。

二、术后护理

1. 保持呼吸道通畅 术后麻醉未醒时，患者取平卧位，头偏向一侧，给予低流量吸氧。留置气管插管的患者，如出现不耐受插管或咳嗽反射剧烈时，及时通知医生拔除气管插管，拔管前吸干净导管内痰液，拔管时吸除口咽部的分泌物，拔管后注意观察呼吸频率和幅度，监测血氧饱和度变化。若拔除气管插管后，患者出现舌后坠引起呼吸不畅、血氧饱和度下降，可予口中放置口咽通气管，将肩部抬高，头稍后仰，打开气道，听诊肺部及气管内有痰鸣音时，及时吸痰。清醒患者有痰不能排出时，可予氧气雾化吸入，叩背，协助患者半坐位或坐位，指导深呼吸之后用力咳嗽，以利痰液的咳出。

2. 采取合适的卧位 患者麻醉未清醒时予以平卧，头偏向一侧，一侧颅骨缺损时予以头偏向健侧，如心率、血压稳定可予以健侧卧位，使口腔内分泌物流出。心率增快、血压偏低的休克患者取头低位或中凹位，生命体征未平稳前，避免翻动患者；麻醉清醒后取头高位，床头抬高 15°～30°，以患者感觉舒适为度，以减少脑血液的回流，预防脑水肿；护理上协助患者每 2 小时更换体位一次，取平卧位和健侧卧位交替更换，勿使术口受压。大脑半球切除术后严格予以健侧卧位，可给予枕后垫 1.5kg 左右米枕，防止头向术侧偏转。

3. 保持体温和循环的稳定

（1）患者因术中脑组织暴露过久或大量输液输血，尤其小儿还存在体温调节中枢功能不健全的因素，全身麻醉术后常出现体温过低、寒战，甚至体温不升，术后应每小时测量体温一次，体温过低时，加垫被和盖被保暖，输注液体使用电子加温器加温，体温不升时，及时使用电热毯或暖风机复温；患者体温过高超过 38.5℃，无寒战者可予物理降温，1 小时后复测，体温仍增高，报告医生予以药物对症处理。保持室温恒定，避免体温随室温高低而变化。

（2）患者全身麻醉术后容易出现循环功能障碍，术后密切监测心率、血压、中心静脉压是否平稳，观察出入量是否平衡，根据每小时摄入量、尿量、中心静脉压、血压、心率、皮肤温度和颜色，调节补液的速度，防止补液不足或补液过量。术后麻醉苏醒期间，若患者出现心率增快、血压升高，应尽早报告医生，给予静脉用药维持正常循环，防止心律失常或血压波动引起术后出血。

4. 生命体征的观察 患者术后回病房时，立即测血压、心率、呼吸、血氧饱和度，观察瞳孔对光反射，判断意识，向麻醉师了解术中出入量及出血量，详细做好记录；患者麻醉清醒前每 15～30 分钟测量血压、呼吸、心率一次，同时观察意识、瞳孔及肢体活动变化；手术后 6 小时内，每小时观察意识、瞳孔，测量血压、呼吸、心率一次；术后 6 小时复查头颅 CT 无出血征象，改为每 2 小时观察一次。护理上如发现患者瞳孔不等大、血压偏高、脉压增大、心率呼吸减慢等库欣反应，提示患者可能出现术后血肿或脑水肿，应及时报告医生，配合医生迅速处理，防止脑疝的发生。大脑半球切除术后，密切观察呼吸频率、节律和深浅度有无异常，每次观察呼吸至少 1 分钟，警惕脑干移位引起呼吸骤停。

5. 并发症的观察

（1）常见并发症的观察：开颅手术术程长，脑组织长时间暴露，又因手术牵拉、吸引等原因，术后可能出现颅内血肿、脑水肿、颅内感染、癫痫等并发症。

1）颅内血肿：术后24小时内每1～2小时观察意识、瞳孔、心率、呼吸、血压一次，注意言语及肢体活动情况，及时发现病情变化。护理过程中，患者出现异常兴奋、躁动、剧烈头痛、恶心呕吐、库欣反应等颅内高压症状，意识水平下降，此为脑疝的先兆，提示颅内有血肿，应配合医生迅速给予脱水、降颅压处理，快速完善手术前准备，防止脑疝的发生。当患者一侧瞳孔散大，对光反射消失，对侧肢体偏瘫，病理征阳性提示小脑幕切迹疝的发生，此时迅速开颅清除颅内血肿，对患者康复是可逆的。如患者出现呼吸节律、深度异常，表现为呼吸深慢甚至呼吸骤停，双侧瞳孔散大、对光反射消失，则提示枕骨大孔疝的发生，患者的预后往往极差。

2）脑水肿：多于术后48～72小时达高峰，7天左右消退，严重脑水肿时，患者表现为意识淡漠、精神疲倦，一侧瞳孔增大、对光反射减弱，面部及眼睑部肿胀，头痛，恶心呕吐，食欲减退，甚至烦躁不安，应严密观察病情，及时汇报医生，按医嘱尽早调整脱水药物的使用。

3）颅内感染：术野的暴露、术后引流液反流、头皮下积液未及时抽吸等多种原因均可引起颅内感染。如患者出现持续高热，药物或物理降温效果不佳，同时出现剧烈头痛、脑膜刺激征，提示有颅内感染的可能。尽早做腰椎穿刺，送检脑脊液常规、生化和细菌培养，配合医生每日行腰椎穿刺引流脑脊液或放置腰大池引流。

4）癫痫：因手术创伤、出血及炎症的刺激，患者术后早期仍有癫痫发作的可能，若出现癫痫发作应尽快控制，避免因缺氧进一步加重脑水肿，同时评估发作类型是否与术前相同，评估包括如何起始、肢体动作变化，有无意识改变及伴随症状等，以便医生准确地掌握病情。

5）术口感染：保持术口不受压，保持头部引流管不扭曲、不打折，避免因引流不畅导致引流液由术口渗出，保持术口敷料不受体液污染，按要求每1～2天换药一次，注意观察术口有无红、肿、热、痛等表现，术口有无皮下隆起、波动感等，避免术口感染的发生。

（2）不同手术方式并发症的观察

1）脑皮质切除术后的观察：脑皮质切除，脑功能区受损后可出现短暂语言障碍、感觉异常、视野缺失，额叶手术可能引起运动性失语及精神异常，术后注意观察功能障碍的程度，并详细记录。

2）颞叶或颞叶内侧结构切除术后的观察：颞叶内侧结构切除，若不慎累及大动脉，导致血管痉挛或栓塞，可出现暂时性或永久性的对侧偏瘫、同侧偏盲；若出现血肿，可损伤内囊，导致意识改变；若累及优势半球的语言中枢，可出现失语；若损伤动眼及滑车神经，可出现眼球活动受限、复视等；手术部分切除海马，可出现记忆缺损和精神情感障碍。

3）大脑半球切除术后的观察：大脑半球切除手术，脑组织损伤大，术后6～24小时易发生颅内血肿，同时手术切除部分半球，使脑内形成极大的空腔，术后应警惕急性脑干移位的发生，保留的部分半球空腔内填充入生理盐水，加上脑脊液和血液的渗出，有颅内感染的可能，并观察有无梗阻性脑积水的发生。予患者保持健侧卧位。

4）胼胝体切开术后的观察：胼胝体切开导致双侧大脑半球运动功能和感觉联系中断，患者出现裂脑综合征，表现为非优势侧手对语言命令无反应或对优势侧手起相反的作用，此综合征可缓慢好转，少数人完全丧失日常生活能力。急性失连接综合征可发生于所有胼胝体切开患者，原因与大脑半球内侧面受牵拉或脑功能区之间失联合相关，临床可表现为缄默、左侧失用、左侧视野缺损或左侧忽略、左侧肢体乏力、失语、尿失禁等。

5）迷走神经刺激术后的观察：由于迷走神经受到电刺激，患者出现声音嘶哑、咽痛、咳嗽、气短、恶心、耳鸣等，随时间延长可减轻或消失；注意术侧颈部和腋下勿过度伸展，避免术口裂开或愈合不良。术后禁忌行磁共振检查和放射治疗。定期更换刺激发生器的电池，一般4～5年更换一次。

6）颅内电极置入术后的观察：电极置入术后，排除继发性颅内血肿和严重脑水肿的可能，可于术后72小时后进行视频脑电图活动的记录，应连续监测，以记录到2次以上自发的惯常发作为止。记录过程中避免电流、通信信号干扰。妥善固定外露电极，与记录电极连接要紧密，防止因牵拉使电极脱出。专人守护，床旁备好急救器械、药物和约束衣、约束手（脚）腕带，癫痫发作时医护人员立即到场，保证患者安全。

6. 引流管的护理　护理上做到保持管道引流通畅，妥善固定，细心观察，每班倾倒，每班交接记录。

（1）脑室引流管：①引流管的末端悬挂于高出侧脑室平面10～15cm处，注意观察每小时的引流情况，观察引流管内水柱是否随呼吸、咳嗽波动，一般以每小时引流10～15ml为宜，每日引流量控制在300～500ml。②注意观察引流液的颜色变化，术后脑脊液颜色的变化规律一般为暗红色血性→淡红色血性→橙黄色→淡黄色；若出现脑脊液变浑浊呈毛玻璃状或有絮状物时，提示发生颅内感染，应及时向医生汇报、配合治疗。③引流管内无液体引出时，考虑是颅内压力过低、引流管管口黏附在脑室壁或小血块堵塞管道所致，可将引流袋放置低于侧脑室15～20cm，若管道内有液体引流，则提示引流管无堵塞，如仍无液体引流，可配合医生轻轻旋转引流管，使引流管口不黏附于脑室壁；调整后若引流通畅，提示引流管未堵塞。如若以上两种方法处理后仍无液体引流，考虑引流管堵塞，需要拔除引流管后重新置管。④注意搬动患者、翻身前妥善固定引流管，转运、搬动患者或更换引流袋时用止血钳夹闭引流管，防止引流液反流。⑤术后一般引流3～5天，最多不超过7天，拔管前先夹闭引流管1～2天，观察患者无头痛、恶心呕吐、血压升高等颅内高压表现方可拔管。

（2）残腔引流管：①外接引流袋用别针固定于头旁枕边，高度与手术残腔保持一致或略低于术腔，若引流袋放置过低，易导致引流过速，引起脑组织移位造成血管破裂出血，手术当日引流量控制在250～300ml。②术后24～48小时后，可根据前一日的引流量逐渐放低引流袋，使残腔内液体充分引出。③若引流液为淡黄色，可能为引流的脑脊液，应尽早拔除引流管，以免形成脑脊液漏，一般残腔引流管术后3～4天拔除。④防止患者因体位改变，如翻身、坐位时牵扯引流管导致引流管脱出，保持引流管不扭曲、打折。

（3）硬膜外引流管：①引流管保持与术口同一水平或略低于术口水平，使用负压引流管时，置负压引流球于患者枕旁，保持负压引流球呈负压状态，所给负压根据医嘱或每小时引流量调整，每日引流量保持在250～300ml。②负压球内引流量达到100ml时，用止血钳夹闭引流管前端，在无菌操作下打开负压球尾孔，倾倒引流液。③若每小时引流液达100ml或以上，颜色淡红或淡黄色，其中可能混有脑脊液，负压球无须继续给予负压。一般术后24～48小时拔除引流管。

（4）硬膜下引流管：①术后保持去枕平卧位，如有硬膜下积血或积液，予头低脚高位，以达到体位引流的目的，引流袋用绳子固定于低于术腔20～30cm处，术后引流液颜色变化由暗红色血性→淡红色血性→橙黄色→淡黄色，每班倾倒，每日引流量保持在250～300ml。②患者翻身、进食时夹闭引流管，避免因头部抬高导致引流过速，体位恢复时方可开放引流管。③注意观察引流液颜色、量的变化，若引流液呈淡红或淡黄色，每小时引流量达100ml以上，考虑其中混有脑脊液，可根据医嘱调高引流袋高度。引流管一般留置3～4天拔除。

（5）腰大池引流管：①引流袋置于高出脑脊髓平面10～15cm处，用绳子固定，控制引流液2～4滴/分，≤10ml/h，250～300ml/d，根据医嘱及每小时引流量调整引流高度。②保持引流管通畅，勿扭曲、打折，搬动或翻身时先夹闭引流管，防止逆流，妥善固定，避免牵拉脱出。③观察置管处皮肤有无红、肿、热、痛，有无渗液；保持置管处敷料干洁，如有污染应及时更换。④观察引流液性质、颜色变化，引流液浑浊呈毛玻璃状或中间混有絮状物，提示颅内感染。⑤对高热或颅内感染者，每日留取脑脊液送检，必要时做细菌培养，以便医生及时调整用药。⑥每班及时倾倒引流袋内液体，防止袋内液面过高导致反流；引流袋内无液体流出时，可放低引流袋10～15cm，更换体位，若仍无液体流出，考虑管腔堵塞，可配合医生用2～3ml生理盐水冲洗管腔。⑦引流管一般留置7～10天，或根据患者体温及脑脊液检验结果拔管。拔管前夹闭引流管24小时，患者无头晕头痛、恶心呕吐、发热等方可拔管。⑧拔管后患者仍需卧床1～2天，如置管口有渗液，予患者俯卧，无渗液时方可下床活动。

7. 使用抗癫痫药的护理　术后6小时，患者麻醉清醒，无恶心呕吐，送服常规抗癫痫药；术后72小时内，按照20～30mg/（kg·d）持续静脉泵入丙戊酸钠，用药期间，观察患者神志、精神状态、进食情况。

8. 饮食护理　麻醉清醒后无恶心呕吐，即可进全流饮食，如米汤、肉汁等，以促进胃肠功能的快速恢复，胃肠道反应严重者，进食前可注射止呕药物，或给予姜汁加吴茱萸粉调匀敷神阙、关元、合谷穴，3次/日，30分钟/次；术后第一天进食半流饮食，如小米粥、南瓜粥等，少量多餐，以高热量为主，逐步过渡至普通饮食。饮食中可预防性地补充含钙、镁、锌丰富的食物，如全谷类、肉类及乳制品。饮食宜清淡，忌油腻，避免过饱或饥饿。

9. 基础护理

（1）术后卧床期间，为患者做口腔护理，早晚用生理盐水或银荷漱口液清洁口腔，指导患者三餐后用温开水漱口，预防口腔炎的发生，并增进食欲。

（2）协助患者翻身，对意识不清的患者，每2小时为患者翻身叩背一次，注意保护骶尾部、髋部、肩部、后枕部等易受压部位的皮肤，防止压疮的发生；患者卧床期间，每日做雾化吸入2～3次，指导患者做腹式呼吸和有效咳嗽，预防肺炎的发生。

（3）留置深静脉插管的患者，保持深静脉插管妥善固定、补液通畅，保护穿刺部位无污染，定期换药，有渗血、渗液时及时更换敷料，防止感染，病情稳定时，应尽早拔除，防止静脉血栓的发生。

（4）留置导尿的患者，保持引流通畅，可用 3M 敷料在大腿内侧对尿管进行二次固定，避免翻身时牵拉尿管，引起尿道损伤，鼓励患者多喝水，早晚做好尿道清洁，防止尿路感染。

（5）鼓励患者术后早期活动，病情不允许下床时，可在床上活动，特别应加强下肢的活动，如桥式运动及下肢屈曲、伸展、外旋、内收运动，防止下肢静脉血栓形成。

三、术后康复锻炼

癫痫术后患者可能会出现不同种类、不同程度的功能障碍，如偏瘫、失语、吞咽障碍、认知障碍、情感障碍等，有的独立存在，有的合并存在，造成患者日常生活活动能力的下降，使生活质量下降，也使患者及其家属对手术的认可程度降低，因此及时有效的康复锻炼尤为重要。

1. 肢体功能锻炼 研究证明，早期系统的康复锻炼可促进神经元的再生和修复，使中枢神经系统功能重建，发挥大脑的可塑性。因此术后 7～14 天待患者生命体征平稳，可根据患者的功能残存障碍情况及损伤程度制定康复锻炼计划。早期开始进行以 Bobath 疗法为主的康复治疗。Bobath 技术依据人体正常的发育过程，诱导患者逐步学会正常运动的感觉及动作模式，学会如何控制姿势、维持平衡，训练其翻正反应、平衡反应及其他保护性反应的出现。具体可先进行床上肢体功能锻炼，卧床时保持肢体的摆放、维持关节活动度，床上体位转移训练，被动关节活动幅度按正常关节活动度进行小范围到大范围的屈伸运动，以诱发患者肢体做主动运动。进入稳定期后，按照关节活动度由小到大做屈伸抗阻运动，加轻微阻力，进行床椅转移训练及站立训练。待患者协调功能接近正常时，可进行上肢功能训练、上下楼梯训练，以提高患者精细动作及独立完成日常生活活动的能力。辅助以中医针灸、推拿及神经肌肉电刺激疗法，促进颅脑外伤神经功能和肢体运动功能的尽早恢复，缩短康复治疗时间，最大程度提高患者的日常生活能力和生活质量。

2. 言语治疗 当大脑优势半球皮质的语言中枢受损引起语言功能的减退或丧失，主要表现为缺失语言理解能力及表达能力，这不仅影响患者的情绪，加重其心理负担，影响患者日常生活活动能力及社会适应能力，因此需进行积极干预。参照受损语言模式、失语类型及程度确定训练任务及治疗计划，可从听觉、视觉、触觉等多途径输入刺激，引出和强化患者的正确反应，反复刺激并逐步增加和控制任务难度。具体治疗包括：①口形及声音的训练：先教会患者通过口形及声音控制自己的唇舌发音，注意纠正发音不清及鼻音过重现象；②发音肌肉训练：采用模仿法进行发音器官的基础训练，重点指导患者练习舌及口腔肌肉的协调运动；③口语训练：主要锻炼患者对日常常用口语的表达，以"说"为中心，进行反复的学习和锻炼；④理解和识别训练：取出一些图片和对应的实物，让患者指出与之相对应的另一方，由易到难，逐渐增加难度。在进行言语康复训练时，要遵循越早越好、由少到多、由单音到双音、由简到繁、循序渐进、持之以恒的原则，充分肯定患者的成绩，调动其积极性和求治欲望，由被动训练发展到主动训练，达到康复目标。

3. 认知障碍训练 利用智力游戏、图片法、记忆法、运算法训练患者的注意力和半侧空间失认；利用日期和地点练习患者时间和空间的定向力；利用拼凑图案、画图，训练半侧空间失认和结构性失用；利用图片、日常生活活动记忆训练记忆能力；利用数字游戏或作业等综合练习训练计算力；利用数字排列训练、物品分类训练等训练综合分析能力。

四、出院指导

1. 用药指导 术后应严格按医嘱服药，不漏服、不少服药。服药过程中注意自我观察，有无感觉不适（如疲乏、掉发、皮疹等），若出现不良反应应及时就诊，调整药物。常规服药 2～3 年，若无发作，可根据脑电图情况，遵医嘱逐步减药至停药。

2. 健康宣教

（1）锻炼：出院后坚持锻炼，可进行适当有氧运动，如打太极拳、散步等，尽量避免剧烈运动，如踢足球、打篮球等。

（2）饮食：根据患者的身体情况制定合理的膳食计划，减少兴奋性、刺激性食物的摄入，如烟、酒、咖啡、功能性饮料、辣椒等。可进食高蛋白、高维生素食物。

（3）生活：养成合理、规律的作息习惯，保证充足的睡眠时间，不熬夜。控制手机、电脑等的使用时间，不长时间玩游戏。不看惊悚、恐怖书籍及影视节目。不玩高空、刺激的机动游戏（如蹦极、坐过山车等），不开车及游泳等。

（4）工作：身体状况稳定后可逐步回归社会，选择工作环境应尽量轻松，不能进行高空及水下作业。

3. 定期随访 对出院患者可通过电话或微信等方式定期随访，术后半年应进行一次脑电图检查，如无发作可每半年至一年检查一次脑电图，若仍然有发作或发作增多则应及时就诊。

（李雅青 曹 红 李艳娟 刘丽丽 温丽芳）

参 考 文 献

梁奕添. 2012. 外伤性后癫痫研究进展[J]. 右江医学，（4）：580-582.

王立阳. 2005. 脑外伤后继发性癫痫 67 例临床分析[J].神经疾病与精神卫生，5（6）：448-449.

赵岚青，于航，赵传胜. 2018. 卒中后早期痫性发作危险因素分析及卒中急性期治疗对早期痫性发作的影响[J]. 国际神经病学神经外科学杂志，45（5）：486-491.